精准心理治疗

多维匹配模型的理论与实践

张小远　　刘　玎　　周社刚　　著
　　　　　侯艳飞　　胡俊武

科学出版社

北　京

内 容 简 介

本书在梳理心理治疗从经验实践到循证实践演进脉络的基础上，提出了精准心理治疗的"多维匹配模型"，围绕解决来访者"是否适合心理干预""适合何种心理疗法""适合哪位心理治疗师"3个核心问题，展开了理论构建、工具研制、实证研究和实践应用的系统研究。目前，该模型已成为全球范围内率先进入临床实践的精准心理治疗理论模型之一，它可以帮助心理治疗师在了解自己的干预特点和工作风格的基础上，选择与自己干预取向和治疗风格等相匹配的来访者，在治疗过程中，也可以基于来访者特征选择更有针对性的干预方法和互动方式，从而改进治疗体验，提升治疗效果，实现最佳治疗。

本书适合心理学、精神医学专业人员与学生参考和使用。

图书在版编目（CIP）数据

精准心理治疗：多维匹配模型的理论与实践 / 张小远等著 . -- 北京：科学出版社，2024.6. -- ISBN 978-7-03-078918-1

Ⅰ．R749.055

中国国家版本馆 CIP 数据核字第 2024TG7530 号

责任编辑：丁慧颖 / 责任校对：张小霞
责任印制：肖　兴 / 封面设计：龙　岩

科 学 出 版 社 出版
北京东黄城根北街 16 号
邮政编码：100717
http://www.sciencep.com

北京中科印刷有限公司印刷
科学出版社发行　各地新华书店经销
*

2024 年 6 月第 一 版　开本：787 × 1092　1/16
2024 年 6 月第一次印刷　印张：19 1/2
字数：460 000
定价：118.00 元
（如有印装质量问题，我社负责调换）

前　言

一、初心

本人学医出身，深知医学的所有方法和手段都在试图消除患者的痛苦，现代医学的发展对于处理身体的病痛已日臻完善。然而，在处理心理痛苦方面传统的医疗模式却是无力的。自1993年起，我开始心理咨询与治疗的研究和临床实践，尝试另一种处理痛苦的方法。同时，我对心理咨询与治疗本身的反思从未停歇：心理治疗的过程是否有其客观规律？治疗效果是否应该有科学评价？所有存在心理痛苦或患有心理障碍的人都适合接受心理治疗吗？这么多心理治疗流派和方法，是否都有效，对谁有效、对谁无效？站在医生的视角，这些都是当时的心理治疗未能解决的问题。

经过10年的观察、研究和比较，我发现问题的根源在于心理治疗的规范化、个性化不足，这主要表现为以下几点：①对于特定患者适合药物治疗还是心理治疗，仅凭经验选择，缺乏科学依据；②心理治疗师多处于"全科医生"地位，一种疗法"包治百病"，治疗方法的选择缺乏循证证据；③不能把患者特征和疗法特点紧密结合，为患者选择合适的心理治疗方法及合适的心理治疗师，患者-心理治疗师不匹配的现象时常发生；④治疗效果缺乏客观评估，治疗过程缺乏监管。这些都可能贻误治疗时机，增加治疗成本，影响治疗体验和治疗效果，甚至损害患者利益。换言之，我们需要考虑心理治疗的真实有效性和科学匹配度。

既然有问题，就要去研究，尝试去解决，这便是编写本书的初心。自2014年起，我带领课题组的博士、硕士研究生和博士后一头扎进精准心理治疗这一当时学界几乎无人关注的领域。该领域就像一块无人开垦的荒野，从哪里入手，用什么方法，都没有太多经验，我们唯一可以确定的是这里一定有值得挖掘的宝藏。10年过去了，耕耘带来了收获。我们建立了精准心理治疗的"多维匹配模型"，并实现向临床的应用转化，开设了我国首家精准心理治疗门诊。本书作为对这10年的总结，也自然成形，融入应对患者痛苦的知识浪潮之中，开启它的新使命。

二、精准心理治疗

心理治疗的发展分为经验实践、循证实践和精准实践3个阶段。心理治疗发展的第一阶段是经验实践，其特点是理论驱动，同一理论和方法适用于所有问题、所有人群。从科学角度来看，经验实践存在很多问题，它太依赖治疗师的个人经验及对某种疗法的信念，不重视对治疗效果的科学检验。另外，一种方法的适应证是什么，禁忌证是什么，对谁有效，以及为何有效，经验实践均没有说明。原理不清，所以疗效不稳定，容易滋生一些无效，甚至有害的心理治疗方法。目前，我国的心理咨询与治疗的总体水平处于此阶段。

随着临床医学循证实践发展，治疗方法需要实证检验、治疗效果需要客观评估、治疗过程需要问责监管已成为当代临床医学的共同信念。受循证医学的影响，一度出现了药物治疗全面取代心理治疗的态势，经验心理治疗面临生存挑战。20世纪90年代美国心理学会启动"循证心理治疗"运动，1995年美国心理学会（APA）实施实证支持疗法传播计划（EST），2005年APA出台有关心理学的循证实践政策（EBP），强调针对具体心理障碍，寻找实证证据，基于证据实施心理治疗。循证实践自然是心理治疗的一大进步，解决了经验实践"一医治百病"的单一理论驱动的问题，避免了无用和有害的治疗。但是，循证实践并非心理治疗的"完美形态"。在西方国家，循证实践的推广并没有达到预期效果，许多心理治疗师的治疗决策并不基于临床研究的最新证据，而是自身的临床经验，尤其是人文模式心理治疗师对此始终报以排斥的态度。这是因为循证心理治疗也存在着局限性：它可以告诉我们某一类心理障碍有最佳证据支持的疗法是什么，但它无法回答对于一个具体的患者最合适的干预是什么？换言之，循证实践难以实现个性化治疗。

2011年美国科学院出版《走向精准医学》，2015年奥巴马提出"精准医学"计划，标志着精准医学时代的到来。精准医学从最佳证据到精准匹配，本质是实现个体化医疗。在精准实践的模式下，心理健康研究者开展了精准精神医学（precision psychiatry）、精准心理健康（precision mental health）的研究，2017年，由Meinlschmidt首次提出了精准心理治疗（precision psychotherapy）的概念，要求"在合适的时间为合适的人提供合适的心理疗法"，即实现心理治疗与求助者之间的匹配。这便是我们从2014年开始试图研究和解决的难题。

三、理论探索

现代医学是实证科学，现代心理学也日趋实证化，但就心理治疗而言，理论模型同样重要，而经由实证支持的有临床指导意义的理论模型更具有价值。因为正处于学科发展的年轻时代，成熟的理论在精准心理治疗领域并不多见，更多的是零散的、片面的与治疗匹配或个性化治疗有关的研究。有学者研究如何基于患者的生物学数据进行精准治疗，也有学者探讨如何基于患者的心理社会学数据进行匹配干预，这些研究多属于单指标的相关研究，但由于匹配特征多样，指标零散，它们无法整合，无法指导复杂决策，很难进入临床实践。

在比较了这些研究后，我们发现现有精准心理治疗从理论模型、临床转化和文化适应等方面存在以下不足：①重医学模式下的任务匹配，忽略人文模式下的关系匹配；②匹配内容多样，缺乏整合性的统一框架；③缺乏本土化，难以满足当前中国社会发展需要。所以我们要探索一种新的模式，尝试从理论和实践两方面推动精准心理治疗在我国的发展。

理论的建构总是从假设开始。我们有4个基本假设：①没有一个治疗方法适合于所有来访者，也没有一个治疗师能治好所有来访者；②心理治疗是当事人与治疗师的双向互动过程，互动的媒介是各种治疗方法，当事人、治疗师、治疗方法构成了心理治疗的基本元素，它们之间存在匹配关系；③影响心理治疗效果的因素很多，其中匹配是最重要的因素，它是精准心理治疗的核心和本质，只有实现当事人、治疗师、治疗方法之间的良好匹配才能实现最佳治疗；④多维匹配是实现当事人、治疗师、治疗方法之间的良好匹配的有效途径，它比单维匹配更精准，机器学习方法可解决多维匹配指标整合等技术难题。从现有的实证研究和我们的临床实践来看，这4个假设是成立的，所以可以得出一个结论：心理治疗没有最好的，只有最合适的。在这个基础上，我们提出了精准心理治疗的多维匹配模型，认为精准心理治疗无论从理论上还是实践上，最重要的是要解决3个问题，做出3个核心决策：来访者"是否适合心理干预""适合何种心理疗法""适合哪位心理治疗师"。

精准心理治疗的多维匹配模型是以循证心理治疗为基础，因为它依然遵循循证实践的理念，强调临床证据的获得、评价与使用，但我们的模型试图在"实证"的基础上进一步回答"对于有特殊问题的具体个人来说，什么样的治疗，由谁来治疗，在什么情况下最有效"。本书的所有内容都是围绕这个模型进行阐述、实证与应用。

四、研究与实践

我们所做的不仅仅是建构理论模型，理论的意义在于指导实践，同时理论也需要接受实证检验。这10年来，我们围绕精准心理治疗的研究主持国家自然科学基金、教育部人文社科项目等多项课题，相关研究成果发表在国际临床心理学顶级期刊，自主研发精准心理治疗评估工具7套，其中5套获国家发明专利。我们在2019年第二十二届全国心理学学术会议上牵头组织了"心理治疗规范化的探索：循证与精准心理治疗"专题研讨会，并在2022年首届循证心理学学术论坛暨第四届中国循证社会科学联盟学术年会组织了"精准心理治疗多维匹配模型：一种循证的个性化实践"专题研讨会。在这两次研讨会中，我们的研究方向和成果均受到与会代表的充分肯定和高度评价。此外，从2018年起，"精准心理治疗的理论与实践"也成为南方医科大学心理学专业研究生的选修课程，学生有机会系统了解精准心理治疗和我们的研究成果。

精准心理治疗的发展尚在起步阶段，所以能够直接进入临床应用的研究成果并不多。目前，经检索发现只有美国帕洛阿尔托大学Larry E. Beutler研究团队的"系统治疗选择模型"（systematic treatment selection）和美国宾夕法尼亚大学Robert DeRabeis研究团队的"个人优势指数模型"（personalized advantage index）在临床工作中得到应用。2016年，我们在南方医科大学心理健康中心试行心理咨询与治疗分诊匹配模式1年，结果发现，匹配度高的来访者咨询满意度更高，与咨询师的工作同盟更好。2020年开始，我们在南方医科大学珠江医院正式运行精准心理治疗模式，推出我国首个精准心理治疗门诊，通过使用有自主知识产权的精准心理治疗评估工具对患者进行评估，为患者选择不同流派及不同治疗风格的心理治疗师。同时，指导心理治疗师选择有循证证据的、匹配患者的治疗方法与技术，提高心理治疗的效率与效果。另外，对每次心理治疗的效果进行第三方的科学评价并及时反馈，以便调整治疗方案或治疗师。从目前的数据来看，与常规的门诊患者相比，精准心理治疗门诊的患者与治疗师的治疗关系更好、治愈率更高。由此看来，本书所要讨论和呈现的多维匹配模型是全球范围内率先进入临床实践的精准心理治疗理论模型之一。

有研究结果的验证、临床实践的检验，现在我们有底气做出这样的判断：精准心理治疗多维匹配模型有助于解决当前心理咨询与治疗不规范的问题。一方面，多维匹配模型可以帮助治疗师在了解自己的干预特点和工作风格的基础上，选择与自己干预取向和治疗风格等相匹配的来访者，在治疗过程中，也可以基于来访者特征选择更有针对性的干预方法和互动方式，从而提高任务匹配度和关系匹配度，改进治疗体验，降低脱落率，避免因治疗不匹配贻误治疗时机，提升治疗效果。另一方面，多维匹配模型可以帮助心理健康服务机构围绕最佳治疗进行科学管理，在准确评估来访者和治疗师特征的基础上，实现来访者需求与机构现有治疗师最佳对接，同时对治疗过程和效果全程监测，在必要时调整治疗师，实现机构现有资源效益最大化。

五、关于本书

本书是精准心理治疗多维匹配模型研究和实践的主要成果总结。全书分为5篇15章，从溯源创新、理论构建、工具研制、实证研究到实践应用，全面阐述了精准心理治疗多维匹配模型的理论、方法及应用。其中张小远负责精准心理治疗多匹配模型研究的构思、设计，以及对具体研究和实践的指导；侯艳飞主要探索"来访者是否合适心理干预"这一问题，并以心理咨询适宜性为突破口；刘玎主要探索"来访者适合何种心理疗法"这一问题，并以咨询师心理咨询干预取向和来访者问题解决风格之间的匹配来尝试回答；周社刚主要探索"来访者适合哪位心理治疗师"这一问题，并以咨询师的咨询风格和来访者的咨询风格偏好之间的匹配来解决；胡俊武主要应用精准心理治疗多维匹配模型开展临床工作，积累了大量的实践经验和案例。此外，刘玎梳理了精准心理治疗的历史发展，刘玎、周社刚参与了多维匹配模型的构建工作。目前，本课题组正在进行基于机器学习的多维指标整合和反馈式实践的研究和临床应用，相信这些研究成果，将进一步完善精准心理治疗多维匹配模型。

六、关于本书中"心理咨询"与"心理治疗"概念使用的说明

我国精神卫生法对心理咨询与心理治疗进行了明确区分，但在西方国家及大量研究文献中，心理咨询与心理治疗并未严格区分，常并列使用。考虑国情和研究历史，为在研究术语上尽可能保持一致，本书做如下处理：对于在社会与学校咨询机构所从事的干预活动及研究，统一使用"心理咨询"；对于在医疗机构针对病患群体所从事的干预活动及研究，统一使用"心理治疗"。本书中的"心理咨询适宜性""心理咨询干预取向"及"心理咨询风格"等概念是在心理咨询机构开展的研究中形成的，但其内涵及相关工具同样适用于心理治疗。

感谢彭飞、周颖、赵久波、曾海宽、杨文登、杨家平、谢昭明、高婷婷、刘欢欢、赵嘉颖、邹来泉、杜青芸、杨雪岭、陈晓宇、张敏婷、滕姗等参与了本课题的相关研究；感谢华南师范大学心理学院范方教授及各位专家同道对本课题研究给予的大力支持和无私帮助；感谢所有参与本课题研究的来访者及患者的信任和配合；感谢南方医科大学博士研究生孙熙原、张欣，硕士研究生李咏晖、张磊对本书进行认真仔细校对。

本书源于我从医生的视角对心理治疗的循证审视，从科学哲学的视角对心理学的范式判断，从起心动念到现在开花结果，"十年磨一剑""今日把示君"。如果本书能引

发读者的一些思考，能吸引对治疗匹配和精准干预感兴趣的同道，能够让专业人员和普通大众都重视心理治疗的规范化和个性化，那就实现了本书的使命。本书必然是不完美的，纰漏之处还请读者朋友不吝赐教。

南方医科大学珠江医院精准心理诊疗中心

2024年5月于广州

目　录

第一篇　溯源创新

第二篇　理论构建

第三篇　工具研制

第四篇　实　证　研　究

第五篇　实践应用

第一篇
溯源创新

　　本篇包含2章。第一章追根溯源，梳理心理治疗从经验实践到循证实践再到精准实践的演进脉络，明确精准心理治疗在心理治疗专业化和科学化发展过程中的历史定位，辨名析理，从而对精准心理治疗的定义、内涵与特征做出完整而清晰的陈述。第二章基于我国国情和本土文化创新，分析现有精准心理治疗的工作模式的成果与不足，进一步构建精准心理治疗多维匹配模型，尝试解决当前精准心理治疗模式所存在的问题，以期指导精准心理治疗的本土化研究和实践应用，在精准心理治疗当代思潮中开辟新方向。

第一章
精准心理治疗的历史发展与内涵

　　心理治疗是深受生物医学理念和方法影响的心理学实践领域，其工作对象通常是有心理障碍的患者群体，这导致人们自然用医学的眼光看待心理治疗，用医学的标准来衡量心理治疗，用医学的手段来实施心理治疗，也用医学的发展来要求心理治疗。循证心理治疗的出现与传播就是最为典型的例子，这场在世纪之交席卷全球的循证实践运动明确表达了心理学实践要在生物医学领域寻求合法地位的专业诉求。随着人类基因组计划的提前完成，当生物医学从循证医学进一步发展到精准医学（Collins & Varmus, 2015），在精准实践从肿瘤治疗延伸至健康乃至其他社会科学领域时（Cook et al., 2018; Posner, 2018），以心理治疗为主要形式的心理学实践是否也应走向"精准化"？任何一种新概念的提出，都应有其历史根源和哲学基础，并对应现有概念难以解释的现象或现有方法难以解决的问题，否则无异于昙花一现的口号或仅是商业化意图的趋附。因此，本章试图梳理心理治疗的发展脉络，从心理治疗专业化和科学化发展过程明确精准心理治疗的历史定位和专业定位。

第一节　心理治疗发展的早期阶段：理论驱动与经验实践

　　精准医学也称个性化医学（personalized medicine），是指根据患者的个体特征与需要为其量身定制治疗，即"在正确的时间对正确的患者进行正确的治疗"（Chow et al., 2018）。个性化实践可以直接追溯到医学发展的源头。公元前5000年开始的阿育吠陀医学体系便提出人的身体类型和体质不同，故每个人的疾病发生、对环境及治疗的反应都有其个体特性，这几乎代表了当前"精准医学"的核心概念（Iqbal, 2017）。在公元前5世纪，希波克拉底将阿尔克米翁（Alcmaeon）的体液学说和埃佩多克勒斯（Epedocles）的四元素概念加以整合，提出疾病是4种体液之间的不平衡与失调带来的结果，并且强调个体特征在决定疾病预后和治疗中的重要作用，"知道得病的是什么人要比知道此人得了什么病更加重要"。19世纪生理学家克劳德·纳德（Claude Bernard）在《实验医学导论》中指出，"医生绝不是一般意义上生命体的医生……而是人类个体的医生，更是处于特定疾病状态的个体的医生，这种疾病是患者特有的，并形成了他的特异性"。在医学中，个性化的目标从未被动摇过，在同一时期医学并没有被分割成不同的学派，而是由身体功能的基本原则指导临床实践。

　　与医学发展不同的是，在心理治疗的早期阶段，研究者与实践者关注的焦点并非个性化干预，而是不同理论范式之间的竞争与斗争。此时不同治疗系统之间就像兄弟姐妹间战斗一样，在"教条吃教条"（dogma eat dogma）的环境中争夺注意力（Larson，1980），各学派之间斗争之激烈近乎辱骂。1953年，艾森克（Eysenck）站在行为主义的立场写道"精神分析作为一种自成体系的系统，声称它提供了一种关于人性的科学观点，但它已经死了，尽管经过防腐处理的尸体仍有可能向其信徒展示"。1964年，科赫（Koch）宣称，"我很高兴地说，我们所听到的可称得上是行为主义临死前的那些喋喋不休，但这将是一个更有尊严的声明，我愿意赞助，因为死亡至少是一个有尊严的过程"（Koch，1964）。1969年，温尼科特（Winnicott）评论了一篇关于对有行为问题的儿童应用反应塑造的文章，他声明行为疗法是对高等类人猿的侮辱，甚至是对猫的侮辱，"我想扼杀行为疗法。它的天真应该会达到目的。如果没有，那么一定会有一场战争"。

这是心理治疗发展的大理论时代（David et al.，2018），无论精神分析、行为主义还是人本主义，都对人的心理现象、人格发展、病理心理的原因及治疗方法构建了一整套完整的体系。直到20世纪60年代，大多数心理动力学、行为主义和人本主义治疗师都有2个共同的信念：他们的理论取向代表了一种理解和治疗心理问题的无可争议的方法，没有什么也不需要从其他心理治疗系统中学习（Castonguay & Goldfried，1994）。秉持某一理论学派的治疗师，会根据该学派的理论对患者进行概念化，实施相应的治疗程序，心理治疗在某种程度上成为彰显自身学派的正确性和正当性的实践活动，同一套理论和相应的治疗程序适用于所有患者的所有问题，Kiesler（1966）称此为"一致性神话"。

在科学发展史上，成熟的学科在同一时期通常以一种范式为典型，心理治疗发展初期的学派之争，在本质上反映了心理科学对于统一范式的潜在追求。然而，由于心理学的学科形态尚在"前范式"阶段，以及其研究对象的多层次属性，导致心理治疗在很长一段时间必然处于多范式并存状态（张小远，2000）。其实在心理治疗发展的早期阶段，已有学者意识到单一理论或方法的局限性。早在1919年，弗洛伊德就引入精神分析性心理治疗（psychoanalytic psychotherapy）作为经典分析（classical analysis）的替代方法，因为他认识到经典分析方法缺乏普遍适用性，而且许多患者不具备必要的心理学头脑（Liff，1992）。荣格也提出要根据患者的年龄水平选择不同的分析理论，因为"弗洛伊德和阿德勒的倾向是让当事人适应、正常化，这两种学派在年轻人身上的适用性都很好，但根据经验，年纪较长的当事人就没这么顺利"，不仅如此，治疗师还应考虑将当事人的类型作为治疗选择的标记，如"一个适合运用阿德勒心理学的类型来治疗的当事人，也就是价值需求未获得结果的当事人，却根据弗洛伊德的观点来为当事人治疗，我认为这是一项医疗疏失；而硬把阿德勒的观点强加在功成名就的人身上，也同样是个严重的误解"。这些思考意味着心理治疗师已经注意到根据患者的个人特征选择或调整干预的必要性，但考虑到当时各学派正处于范式竞争之中，所以也不难理解为何早期的个性化治疗探索仅限于大理论系统内部，尚未扩展至不同系统之间的选择，更未成为系统的研究主题。

与个性化干预相反，这一时期的治疗师关注的焦点不是如何根据个体调整干预方案，这在生物医学中是非常自然的处理，而是投身于攻击其他理论派系和维护自身派系的活动当中。理论是否成立，无法证伪，理论驱动的治疗是否有效，由带有偏倚的经验、信仰、成功个案和临床轶事来支持，这自然导致临床实践者在自己特定的理论框架内进行操作，经常会忽视差异化的干预。从这个角度来看，最初的心理治疗，并非个性化治疗，而是一医治百病。虽然在这一时期很多天才创见被提出，很多方法被创建，是心理治疗百花齐放、百家争鸣的蓬勃发展时期，但由于理论驱动而忽略实践的个体化，因经验实践而忽略干预过程的循证化，对于深受心理疾病之苦的来访者而言，这却是一个无法得到疗效保证，也无法得到妥善护理的特殊时代。

第二节　从经验实践到循证实践：因应时代精神的循证心理治疗运动

任何科学都不是在真空地带独立发生的，它必然受到社会和时代的影响，这种来自科学团体外部的力量在某种程度上甚至可以对其发展产生决定性的作用。例如，第二次世界大战就极大地影响了心理学的发展，为心理学家实施心理治疗提供了动力。当时间推移至20世纪80年代，社会环境与医疗管理制度的变革促使心理治疗从传统的经验实践进一步自我进化。彼时注重问责和费用控制的管理医疗模式在西方国家兴起，政府和民众强烈要求加强对医生的监督，让医生严格遵循最佳证据进行治疗，以提高医疗效率，控制医疗费用，减少医疗浪费。管理医疗的盛行也促进了1992年循证医学的诞生。人们注意到在医学实践、医学教育和公共健康政策中，循证对于科学决策的重要价值（Cook et al.，2017）。循证实践成为临床医学的主流方向，并作为一种公共理念被广泛传播（Tanenbaum，2003）。生物医学的管理医疗革命和循证实践运动很快波及精神健康服务领域。当第三方开始承担治疗费用后，对心理治疗过程进行问责和监督的强烈需求也随之而来，因为政策制订者、知情消费者和保险公司都要求确凿的治疗效果证据。若无证据支持，心理治疗师会失去声望、顾客和收入。为了在已然成型的管理医疗系统中取得合法地位，抵抗来自药物治疗的竞争（杨文登，张小远，2017），心理治疗必须进一步证明自己是有严格科学基础的实践活动，并且可以为公共精神卫生带来明确而有效的贡献，心理治疗的循证化成为这一阶段的发展主题和工作重点。

1992年，美国心理学会第十二分会（临床心理学分会）成立专门工作组，集中探讨心理治疗的科学化和标准化，并试图确定有效心理治疗的判定标准，以应对管理医疗及药物治疗的挑战。第十二分会的工作最终汇总并在1995年以名为"培训与传播实证有效的心理治疗"的报告发布，心理治疗领域的循证实践运动正式启动。在这一时期，心理治疗的循证实践主要集中于确定并传播"实证支持治疗"（emprically supported treatment，EST），即"针对特定的患者而明确指定的、已经由控制性研究证实了疗效的心理治疗"（Chambless & Hollon，1998）。"培训与传播实证有效的心理治疗"仿效药物治疗的证据评价体系，专门制订对研究证据的评价标准。此后，临床心理学分会又于1996年、1998年发表了2个更新文件，共提供了16个"制订完善治疗"和55个"可能有效治疗"（Woody & Sanderson，1998），以此指导临床工作者在实践中根据患者的特定问题选择实证支持的治疗方法。

实证支持治疗（EST）在某种程度上是心理治疗为了能够在现代医疗经济背景下获

取合法地位所进行的必然改革的产物，一经提出便得到联邦财政资助和管理医疗相关部门的积极响应，从而缓解了心理治疗行业所面临的巨大危机（Roth & Fonagy，1995）。然而EST的出现同时也中断了心理治疗内部的整合运动和个性化干预尝试（Glass & Arnkoff，1996）。EST清单所汇编的是各种单一理论取向的"纯"形式治疗，这将导致培训项目只教授此类疗法，保险公司只支付这些疗法的费用，从业者只能应用这些疗法（Norcross & Goldfried，2005）。EST要求为不同的心理障碍选择最佳证据支持的治疗方法，改变了过往心理治疗"一医治百病"的单一理论驱动下的经验实践模式，但也因此出现了针对同一障碍统一使用手册化的标准治疗，这种"一刀切"式实践"只见病，不见人"，忽略了患者的主体性和治疗师的灵活性，更与个性化干预的目标相背离。此外，研究者也质疑随机对照试验（RCT）能否作为心理治疗评价的"金标准"，批评它过度强调治疗技术，忽略了对治疗效果影响更大的患者因素和关系因素（Wampold，2001），远离了真实的治疗情境（Weisz et al.，2013）。由于以上问题和争论，EST清单并未得到所有治疗师的支持与认同，EST的学习与传播存在实际困难（Stewart et al.，2012）。

　　针对EST在推广过程中所遭受的各方批评，美国心理学会于2005年成立联合工作组，集中探讨与EST相关的循证心理治疗等问题，并出台"心理学中的循证实践"文件，试图从理念和实践两方面解决EST的自身缺陷，发展出更为成熟的循证心理治疗形态。心理学循证实践（evidence-based practice，EBP）遵循Sackett等（1996）提出的循证医学定义，强调在患者的文化、个体特征和个人偏好的背景下，将现有的最佳研究证据和临床经验相结合，做出最妥善的临床决策和干预。它试图从以下三个方面解决EST存在的问题：①扩展证据来源，最佳研究证据根据不同的临床问题而有所变化，而且证据来源更加多元化。②尊重专业人员的临床经验，强调治疗师的经验和专业技能在最优化治疗结局的过程中具有重要的地位。③充分考虑患者的独特性，明确指出任何心理治疗的有效性都受到每个患者的特征的影响，尤其是文化因素和个人偏好。EBP提出要把患者、治疗师、研究者同时考虑进来，产生一个相对平衡的决策，从而缓解EST的僵化刻板的形式。不仅如此，EBP通过提出一个循证决策的操作性流程，指导临床工作者如何从确定问题到对证据的搜寻和评价，并结合三方信息进行妥善的临床决策，以及如何对治疗过程进行测量监督，在实践水平上指导循证心理治疗，从而扩展治疗师的选择范围，给予治疗师一定的灵活性。

　　EBP的出现令循证理念在心理治疗领域更顺利地传播，不同取向和来自不同的阵营的研究者与治疗师无法反驳循证理念的正当性。究其本质，EBP其实是一种妥协和整合的努力。它依然强调基于最佳证据实施干预，从而满足了政策制订者和管理者的要求，但同时它也缓和了EST对证据和治疗过程过于严格的要求，接纳不同类型的研究证据，并且重视患者本身特点，试图平息研究者和从业者对EST的怀疑与排斥，为循证实践的发展扫平障碍。然而EBP并没有完全解决心理学循证实践所固有的问题，尤其是在从最佳证据向最佳治疗的转向上，如何从更多源的研究证据中找到最佳证据，如何将证据与患者多种特征相结合，怎样的决策对患者才最有利，EBP无法给出明确的实践指导。自EBP提出以来，其传播与实施并不理想。在临床实践训练项目中，EST的比重越来越小。在北美，Woody等（2005）的调查发现，循证疗法的训练与督导在10年中不增反降。在英国，只有20%的从业者接受了CBT训练（Stallard et al.，2007），而CBT在EST中的占比达90%以上。种种数据表明，循证治疗并没有以非常快的速度进入训练或日常实践中，事实上，其在某种程度上可能正在失去优势（Weisz & Gray，2008）。即便参与了EBP相关培训，也不足以产生治疗师对治疗手册和特定疗法的依从性、能力和技能的改变（Perepletchikova & Kazdin，2005）。许多临床医生的治疗决策并不基于临床研究的最新水平（Stewart et al.，2012），如Addis和Krasnow（2000）对891名心理学家进行调查，发现47%的人在临床实践中从未使用过循证治疗手册，而私人执业的心理学家更多地根据临床经验来指导治疗决策，而不是研究证据（Stewart & Chambless，2007）。研究者曾经乐观估计这个时代对基于科学标准的心理治疗更加有利，但事实上EBP正在面临发展困境（Gaudiano & Miller，2013）。

第三节 从循证实践到精准实践：突破循证心理治疗困境

当心理治疗多学派并存多元范式形态已成定局，这意味着每一种心理治疗方法都有价值，"大家都是赢家"（Wampold，2012），此时摆在心理治疗研究者和实践者面前最为迫切的问题，自然是如何为患者选择最佳治疗。EST试图确定针对特定心理障碍具有最佳证据的疗法是什么，但它无法回答个体患者最合适的干预是什么。EBP在EST的基础上建议将最佳证据、患者特征和临床工作者的经验相结合，但如何将最佳证据适用于个体患者，EBP缺少明确的操作指南。循证心理治疗面临的困境之一在于仅根据来访者的问题进行诊断难以做出最佳治疗决策。

难以个体化的问题并非循证心理治疗独有，循证医学同样面临这种难题。循证实践在本质上服务于公共卫生理念，即在最大程度上保证患者群体的权益，这使得其重视证据的普遍性，而忽略了普遍性证据与患者个体性之间的巨大矛盾。不仅如此，通过群体研究所获得的证据难以解决临床工作中针对个体患者临床决策所面临的特殊问题。有批评者指出循证医学通常从人群或大队列中收集数据，从中得出平均值以提供适用于整体人群的治疗建议，这是一种"一刀切"式的临床实践（Collins & Varmus，2015）。一般来说，在循证实践的证据中离群值基本上被忽略（Beckmann & Lew，2016），当患者在某些条件下处于循证医学的平均估计范围之外时，他们可能对推荐的循证干预反应不佳（Chow et al.，2018）。此外，循证实践过分强调统计学分析的效力，降低了疾病的深层机制和临床共识的权重，其证据容易被有偏倚的数据左右，如研究者的理论取向可以预测研究结论，而且同一批研究的元分析可能得出截然相反的研究结论（Wampold & Bhati，2004）。鉴于循证实践的局限性，生物医学和临床心理学界均意识到基于群体水平研究的证据只能反映某方法的平均治疗效果，并不适用于所有患者，所以应该关注循证医学模式所忽略的群体水平之外的"异常值"（Schork，2015），尽可能为每个特定的个体选择最佳的治疗方法（Fraguas et al.，2017）。

生物医学首先实现了在循证基础上向精准实践的转变。随着2003年人类基因组计划的完成，医学研究人员已经能够在分子水平上研究个体的基因组成如何影响疾病的表达，以此指导和改善诊断与治疗（Ginsburg & Willard，2009）。这意味着临床医学的重点将转向通过将基因组学、蛋白组学、表观遗传学等最新的基础研究与临床相结合，寻找疾病的驱动因子和影响预后的根本因素，从而克服循证实践在证据获取及应用过程中的某些缺陷，实现对疾病的精准预防及治疗。2015年，奥巴马宣布启动精准医学项目，临床医学实现从循证实践向精准实践转型，从此迈入新的发展阶段。生物医学领域的精准实践主要针对肿瘤治疗，但很快被广泛应用于其他类型的疾病诊疗中。心血管疾病、传染病及移植医学的治疗都开始向精准实践发展（Ginsburg & Willard，2009）。如果精准实践在方法学上可以克服循证实践的局限性，实现群体证据在个体患者上的应用，这对于正在面临循证实践困境的心理治疗而言无疑提供了一条全新的破局思路。研究者开始根据精准医学的理念对心理治疗的精准实践进行探索，提出要在适当的时间为适当的人或目标群体尽可能充分地识别和选择适当的心理治疗干预措施，这一过程即精准心理治疗（precision psychotherapy）。

精准医学的近期目标是实现肿瘤疾病的个性化预防与治疗，其长期目标则是将精确医学扩展到健康和医疗保健的方方面面，以实现全民健康这一远大理想（Collins & Varmus，2015），这也意味着当精准医学的目标从肿瘤等重大疾病扩展至整体健康领域时，必然会对解决心理健康问题的心理学实践提出同样的精准化要求（Insel，2009；Simon & Perlis，2010）。美国国立精神卫生研究所（NIMH）在2009年发起"研究领域标准"（Research Domain Criteria，RDoC）项目，提出要围绕行为维度和相关神经生物学维度对精神障碍进行研究，而不是按照传统的障碍类别进行研究（Kozak & Cuthbert，2016），从而为精神疾病的精准医疗提供信息，使其取得像在肿瘤学和心脏病学那样的治疗结果（Insel & Cuthbert，2009；Insel et al.，2010）。NIMH在近期的战略计划中也进一步呼吁心理健康研究人员"扩大和深化个性化干预研究"，增加对差异性研究的重视（Insel，2014）。心理治疗的精准化发展正是研究者对这场医疗保健革命所做出的积极回应（Duffy，2016）。

精准心理治疗并非取代循证实践，相反，精准心理治疗必须以循证实践为基础，在本质上是循证的个性化实践（evidence-based personalized practice）（Ng & Weisz，2016）。循证实践在不同的专业领域具有不同的含义。在公共卫生领域，循证实践通常代表了由联邦政府或专业组织所发布的实践指南，其基础是对每项实践建议的证据水平或质量的系统审查，如实证支持疗法清单（Chambless & Ollendick，2001）。这种自上而下的EST模式指定了对特定疾病或问题的最佳研究支持疗法，是一种与个性化干预截然不同的"一刀切"模式。但在具体临床工作中，循证实践强调"认真、明智、审慎地运用在临床研究中得到的最佳科学证据来诊治患者"（Sackett et al.，1996），这种EBP模式以"三脚凳"的模式将最佳研究证据、实践者的临床经验和患者因素同时纳入临床决策过程，以确定针对单个患者的最佳处理。由此可见，心理学循证实践已经为个性化实践预留空间。只是心理学循证实践还是将EST作为重要组成部分，其证据依然以群体水平的队列研究和RCT研究为主，而且尽管呼吁临床决策应考虑患者的价值观、偏好、特征和环境，但目前的循证实践在操作层面仅涉及尊重患者偏好及鼓励患者共同参与决策。精准心理治疗在个性化干预部分与循证实践形成互补。精准实践依然遵循循证实践的理念，强调临床证据的获得、评价与使用，但精准心理治疗所需要的证据是在"什么有用"的基础上进一步回答"对于这个有特殊问题的人来说，什么样的治疗，由谁来治疗，在什么情况下最有效"（Paul，1967），根据患者对特异性疾病的易感性、特异性疗法和预后的反应进行亚群分类，按照各亚群的独特性给予相应的干预，在众多实证支持的可选方法和治疗策略中做出最佳选择，实现个性化治疗。精准心理治疗在将证据和研究数据应用于个体患者的临床决策上具有更强的针对性，更侧重证据应用于个体患者的特殊性。因此，精准心理治疗是对循证实践的进一步具体化和升华，在循证实践的基础上克服其局限性，实现临床决策的新飞跃。

第四节　精准心理治疗的内涵

心理健康问题是生物－心理－社会多元机制的产物，生物医学中的精准实践概念并不能完全套用于心理治疗。不仅如此，作为循证医学的进一步发展，精准医学本身也存在概念分歧。有学者坚持精准医学的狭义定义，认为精准医学的本质在于以基因组学和分子生物学等遗传关联研究为基础的重大疾病的精准干预，其他学者则从更广义的角度界定精准实践，更强调精准医学有别于"一刀切"的个性化诊疗思维。定义之间的分歧将导致精准实践的科学研究与临床应用呈现多向度发展，但当精准医学理念进入心理健康领域后，其概念的不清晰反而会对精准心理治疗的发展形成阻碍。因此，有必要对精准心理治疗的定义进行全面梳理，分析其核心特征，准确把握精准心理治疗的内涵，为精准心理治疗的研究与实践构建相对一致的概念框架。

一、精准心理治疗的定义

2015年，奥巴马在美国国情咨文中提出"精准医学计划"，引发全世界对"精准医疗"的关注。"精准医疗"是综合考量个体基因、环境及生活方式等信息的新兴疾病治疗和预防方法，主要目标在于制订个性化的治疗方案。精准医疗对医学诊断、治疗、研究均产生了重大影响，精神医学和心理健康领域也概莫能外。美国国立卫生研究院的RDoC项目是精准医疗理念在精神医学和心理健康领域应用的典型体现。RDoC项目将精神心理障碍的病理机制划分为从细胞分子到心理社会的多层次因素，然后通过跨越不同因素的关键模块来对精神心理障碍重新分类，最终获得新的分类诊断标准。随着精准医疗在精神医学和心理健康领域的影响不断扩大，一些学者提出了精准精神医学（precision psychiatry）和精准心理健康（precision mental health）的概念。

Vieta（2015）较早对个体化治疗在精神医学领域的应用进行思考，并提出精准精神医学的概念。Perna等（2018）也意识到精准医疗在精神医学领域有着广阔发展前景，他们认为精准精神医学不仅仅包括个体化治疗，还包括精准预测，识别高危个体和及时预防。精准精神医学通过考虑每个患者的个体特征（如遗传学和表观遗传学、生理学、内分泌学、心理学、脑成像和医学共病），确定导致易患精神疾病和诊断准确性的因素，以提高治疗干预效果和减少不良影响。该定义全面反映了基因组学、生物标志物检测等技术对精神医学的影响，体现了精准医疗的本质特征。

Bickman等（2016）提出精准心理健康的概念。他认为精准心理健康是一种预防和干预的方法，该方法基于对初始评估、持续监测和个性化反馈信息的密切关注，来获得对任何特定个体的需求、偏好和预后可能性的准确理解，精准心理健康根据最新的科学证据调整相应的干预和支持。作为一种数据驱动的临床决策，精准心理健康建立在7种类型的心理社会数据库之上，即个体数据（个体当前问题的描述、精神病学诊断及遗传学、个人发展、社会文化因素等）、目标和风险数据（治疗的结果和风险）、服务偏好数据（治疗选择）、干预数据（治疗剂量强度、疗程时限等）、进展数据（不同干预的预期发展过程）、机制数据（不同干预方法和效果的作用机制）及情景数据（家庭功能等影响治疗效果的个体外因素）。在这一概念中，精准心理健康带有明显的数据驱动特征，体现了循证心理治疗中对来访者特征、最佳证据和临床决策者三个要素的重视，整合实证研究的数据库成为联结三个要素、助力临床决策的关键。

Meinlschmidt 和 Tegethoff（2017）提出了精准心理治疗的概念，他们认为精准心理治疗是基于精准医学，采集遗传学数据和脑成像信息，使用通信技术并通过机器学习等新型分析技术，加强现有心理治疗方法的特异性和适配性，从而实现"在合适的时间为合适的人提供合适的心理疗法"。该定义强调了心理治疗中来访者-治疗方法匹配的重要性，并说明了实现匹配的技术和方法。不过，该概念仍然属于"精准医学"的范畴，侧重不同疗法之间的比较和选择，忽视了心理治疗咨访互动和其他要素之间的关系。

总体来看，尽管不同学者对精准心理实践的定义略有差别，但无论是精准精神医学、精准心理健康，还是精准心理治疗，都包含了以下核心元素：在工作目标方面均强调了最佳治疗，在治疗实施方面均强调了治疗决策，而在治疗选择方面均强调了循证治疗。最佳治疗致力于治疗效益最大化的实现，其重要内容则是对心理治疗各成分要素的同等重视，这无疑受到心理治疗中整合主义趋势的影响。整合主义突破了"一种疗法，包治百病"的局限，以更为包容的态度对待不同流派理论、不同治疗方法和不同干预技术。当治疗师面对众多治疗方法、技术时，如何选择或整合就成为问题，这就如同战争中如何实现不同武器、军种的协同作战，治疗决策的重要性在临床实践中就凸显出来。心理治疗中的循证实践运动则为治疗决策的依据提供了支撑，随着大量心理治疗过程效果实证研究的涌现，治疗选择的参考视角更为广阔，证据也更为丰富，而精准医学领域精神心理问题生理机制研究的进展、大数据技术的兴起让选择的依据更为有力。

二、精准心理治疗的特征

（一）以最佳治疗为目标

人们对心理问题的治疗进行了长时间的尝试和探索，在积累宝贵经验的同时，各种无效治疗甚至有害治疗也屡屡出现。例如，从头顶开洞、巫术驱魔，到烟熏阴道、放蛇恐吓，再到放血治疗、麦斯麦术，这些是极其"不科学"的治疗方式即使到了21世纪，人们对心理问题的了解和认识比以往更为进步和科学，各种奇异治疗也会层出不穷，认为某种心理治疗方法可以治愈所有问题、适合所有来访者的"迷信"式信仰还时不时涌现。不过，无论是研究者还是临床心理治疗师，为求助者寻求有效治疗和最佳治疗的努力一直未曾停止。而这一目标和心理治疗效果研究息息相关。

1952年，Eysenck提出来访者的症状改善和心理治疗无关，引发人们对心理治疗效果的关注。大量临床试验被用来检验心理治疗的效果。试验证实了心理治疗的有效性，但在哪种方法效果更好上产生争议。Smith和Glass认为不同方法的效果几乎没有差别，即"渡渡鸟"效应（Dodo bird verdict）。不过，一些学者认为"渡渡鸟"效应基于临床随机对照研究，通过治疗效果的平均数来反映不同疗法的总体效果，掩盖了不同个体对各种疗法的不同反应。研究发现对于特定问题，一些治疗方法比其他方法效果更好。人们对心理治疗效果的关注开始转向何种疗法对某类特殊问题或某类特殊人群更有效，即选择最佳治疗方法。精准心理治疗是这一传统精神追求的延续，通过"精准"实现最佳治疗，对于特定来访者来说，意味着采取最佳的干预方式并找到最佳实施者，而对于特定治疗师来说，意味着对最适宜的来访者采取最有效的干预方式。这也印证了"好的治疗，是在合适的时间遇到合适的人"。

（二）以匹配治疗为核心

在研究何种疗法对哪些问题哪些人群疗效更好，以追求最佳治疗的过程时，两种思潮对其产生了明显影响。一种是循证心理治疗思想。在心理治疗发展早期，各流派均宣称自己的方法是最佳治疗方法。药物治疗兴起后，药物治疗和心理治疗的效果之争成为心理问题最佳治疗方法需要解决的重要问题。循证心理治疗的兴起和发展则为解决这些争端提供了思路和方法，也直接导致最佳治疗研究的兴起。循证心理治疗发展早期的EST阶段，更为关注对于某种心理障碍哪种治疗方法效果更好，一些研究比较了不同治疗方法对同一心理障碍的疗效差异，这形成了选择最佳治疗的第一种思路，即特定问题来访者—治疗方法的匹配。然而，该思路"只见病，不见人"等缺点饱受批评。EBP阶段应运而生，该阶段鼓励治疗师在意识到来访者的特征、文化与偏好的情况下，将最好的研究证据与治疗师的专业技能整合起来，指导心理治疗的具体实践。一些学者研究了来访者特征、文化、偏好对不同方法疗效差异的调节作用，为选择合适的治疗方法寻找指标，这形成了选择最佳治疗的第二种思路，即不同特征来访者—治疗方法的匹配。然而，一些学者认为上述两种思路无法对所有治疗方法进行比较，其研究使用的随机临床试验方法不能反映心理治疗过程的特点。受整合主义和折衷主义心理治疗思想的影响，他们提出选择最佳治疗就是要识别不同特征来访者适合的不同治疗风格或治疗策略，这就形成了选择最佳治疗的第三种思路，即不同特征来访者—治疗策略的匹配，系统治疗选择理论是其典型代表成果。整合主义思想对寻求最佳治疗的影响开始显现。

Rosenzweig在发现"渡渡鸟"效应的同时，提出鉴于理论上相互对立的技术都取得了成功，这些成功应归因于这些技术背后"潜在的共同因素"，这成为整合主义运动的理论肇始。此后，整合主义运动表现出4种发展趋势：主张来访者在不同发展阶段应采用不同技术的理论整合主义，注重不同流派技术可综合使用的技术折衷主义，寻找不同流派背后共同内容和类型的共同要素论及将不同技术融入一种流派的同化模型。在这些研究的推动下，不同干预技术之间的对立或壁垒被打破，技术的相互借鉴和整合顺理成章，跨理论的治疗概念、策略或原则被提出，来访者因素、治疗师因素、咨访互动因素、治疗情景因素之间的关系对治疗效果的影响引发重视。Lambert（1992）在综合分析大量理论与实证研究基础上，认为治疗外因素如来访者的适应机能、动机水平、信任能力等约占整个结局变异的40%，共同要素如共情、热情、接受、鼓励等约占30%，技术因素如生物反馈、系统脱敏约占15%，来访者期望约占剩下的15%。既然不同要素均对治疗效果产生影响，其匹配程度就是实现最佳治疗的关键。Beutler和Clarkin（2006）认为来访者因素、治疗师因素、治疗情景因素、治疗关系因素的匹配程度比单一因素对治疗效果有更大的解释效力。

正是基于这些发现，研究人员认为没有一个治疗方法适合所有来访者，也没有一个治疗师能治好所有来访者，心理咨询与治疗本质是当事人和咨询或治疗师的双向互动，这一双向互动的媒介则是各种治疗方法和技术，来访者、咨询或治疗师、咨询或治疗方法与技术构成了心理咨询与治疗的基本元素，来访者、治疗方法、治疗师之间存在匹配关系。良好的匹配关系才能实现最佳治疗。精准心理治疗通过寻找心理治疗中影响来访者、治疗方法和治疗师匹配的指标和因素，为来访者选择最佳治疗提供依据。

（三）以多维心理评估和诊断为前提

在医学领域，诊断明确才能恰当施治。但当医学这一基本原则运用到精神卫生领域时，却面临更为复杂的情景。精神心理问题在诊断和治疗时面临着三大挑战，即同一障碍异质性很大、共病现象多、缺乏精神病理方面的具体性。现有精神心理问题诊断标准主要针对症状诊断，缺乏病因诊断和病理诊断等，如DSM-5、ICD-10或CCMD-3。这既容易导致误诊漏诊，影响诊断准确性，也限制了人们对精神心理问题发生发展规律的认识，影响恰当治疗措施的选择。如何全面、科学、深入评估心理问题的发生发展，成为心理治疗能够获得"准确靶点"、提高干预效果的关键。

随着学科发展、科技进步，人们对精神心理问题发生发展影响因素和机制的研究不断取得进步。尤其是最近几年，对大脑活动的选择性干预技术不断发展，经颅磁刺激、转基因和基因敲除技术等方法的使用，提供了改变神经元兴奋的新方法，脑电图、事件相关电位、脑磁图、微透析、单光子发射计算机断层成像、正电子发射断层成像、功能磁共振成像等技术增强了人们观察和记录神经活动的方法手段，从基因、分子、细胞、信号通路、神经环路、脑网络、行为多角度多层面描绘心理问题和精神疾病病理细节特征和关联成为可能，人们对各种心理问题的神经生物学机制研究成果迅速增加，成为心理问题研究的一个重要方向和趋势。精准医学的兴起源于人们对于一些疾病能从分子层面认识、检测、诊断，当前心理问题的神经生物学机制研究、整合模型的提出和研究等为心理问题的多维评估和诊断提供了可能性，RDoC项目即为对精神心理问题多维诊断的尝试。这方面的丰富成果让人们对深入了解精神心理问题亚型、提高诊断准确率提供了希望，并且在药物治疗和心理治疗的选择方面也可以更为精准地为患者匹配最佳治疗手段。另外，人们对精神心理问题发生机制的探索及心理治疗理论中个案概念化理论等均加深了对心理问题原因的解释，并且通过众多研究开始找到对心理治疗个体化选择有重要指导意义的心理维度特征。

精准心理治疗利用神经生物学、认知神经科学、心理学、医学、社会学、行为科学等学科知识和技术，对当事人进行生理、心理、社会功能等方面的全面评估，实现症状诊断、人格诊断、病因诊断和心理病理学诊断，从而为选择最佳治疗方法和最佳治疗方案提供依据。

（四）以指导临床实践为指向

心理健康诊断和精准心理治疗思想的提出源于对当前心理问题治疗中存在问题的总结和反思，以指导心理问题的治疗和干预为最终指向。作为一种理念，它认为没有一种疗法能够"包治百病"，也没有一个治疗师能实现"全科治疗"，根据当事人特征选择适宜的治疗方法和治疗师才能实现最佳治疗，而只有一个具体的操作框架才能将其付诸实施。这一操作框架表现为首先对当事人进行多维评估和诊断，确定当事人是否需要干预；假如需要干预，是药物干预还是心理干预；如果是药物干预，需转入现有医疗体系进行治疗，现有指南、手册和循证研究结果为最佳治疗提供依据；如果是心理干预，需要选择什么样的方法；确定方法之后，需要选择什么样的治疗师。对这些问题的回答，为形成治疗方法提供了具体框架，确保临床实践有章可循、有法可依。

（五）以反馈式实践为路径

精准实践的标准操作是在治疗开始前便根据患者的相关特征预先指定治疗方法及标准治疗的修正方案，然而所有临床实践者都知道心理治疗过程的复杂性及现有测量技术和决策算法的有限性，预先安排的治疗方案在真正的实施过程中必然会出现各种变化，如果不能对治疗过程中的变化有足够的敏感度和做出适宜的响应，精准实践依然是"实验室的产物"。因此最合理的做法是对心理治疗每次会谈的过程与结果进行连续测量，及时反馈给临床实践者、患者及组织管理者，从而及时侦测可能脱离预设治疗轨道的患者，指导临床实践者做出适时调整。通过测量反馈，治疗目标与实际进展之间的直观差异可以引发认知失调，从而驱动治疗师做出动态调整（Scheier & Carver，2003），不仅如此，反馈还可以提高患者对困难的洞察力，促进其治疗依从和治疗参与（Miller et al.，2015）。这种通过连续治疗结果测量与反馈以指导实践的方法，是实现精准心理治疗最为重要的一个环节（Bickman et al.，2016）。

心理治疗的连续监测和反馈不仅可以采集大量个体水平的症状、治疗过程和治疗结果数据，有利于构建个体内部与病理学和治疗反应相关的时间序列模型，指导个性化干预，还能向群体水平的数据库开放接口，连接电子健康系统，结合正在全球范围内进行的精神疾病遗传学和影像学大数据库建设工程，搭建应用于心理健康领域的精准实践与研究数据网络。随着智能移动设备在数据采集与反馈技术上的快速迭代，机器学习等聚焦于精准识别与预测的新一代统计技术及云存储和云计算等数据处理技术的不断突破，嵌套于日常治疗实践并可以连通相关循证数据网络的反馈式实践系统将极大推动心理治疗的精准化发展。

总之，从历史发展来看，精准心理治疗是心理治疗循证化发展与健康领域的精准实践相结合的必然趋势，而完整意义上的精准心理治疗应该是基于对初始评估和持续监控等个性化反馈信息的密切关注，获得对患者的需要、偏好及预后可能性的准确理解，进一步根据最新的科学证据来实施和调整心理健康的预防与干预的实践科学。

第二章

精准心理治疗的多维匹配模型

心理治疗理论和技术发展过程中，对最佳治疗的追求和实现一直是伴随科学研究和临床实践的重要指导精神。大理论时代各个心理治疗流派百花齐放，百家争鸣，这为选择合适的治疗方法提供了条件，因为当不同的流派都获得了治疗有效的证据后，研究重心自然转变为对于特定来访者来说哪种治疗效果最好。不同治疗流派相互对话、寻求最佳治疗要素，以及精神障碍和心理问题神经生理机制研究方法的创新，都为精准心理治疗的发展奠定了重要的工作思路和研究基础。在追求最佳治疗方面，精准心理治疗同早期的探索和努力一脉相承，在此领域产生了丰富的研究成果。然而，任何临床领域都需要解决如何将基础研究有效转化为应用实践这一核心问题，心理治疗因其作用机制复杂，影响因素多样，在实现精准干预的研究转化上将面临诸如文化适应、决策指标冲突等方面的挑战。精准心理治疗需要有可以衔接科学研究与临床实践的工作模型，方能在统一框架下使用个性化干预的研究证据，整合不同治疗形式和治疗策略，并为未来研究指明方向。

因此，基于第一章对精准心理治疗的发展历史和概念内涵所进行的系统研究，本章将进一步梳理现有精准心理治疗工作模式的成果与不足，构建精准心理治疗多维匹配模型，尝试解决当前精准心理治疗模式所存在的问题，并对我国心理治疗现实的需求与困境进行分析，指导精准心理治疗的本土化研究和实践应用。

第一节　精准心理治疗的主要工作模式及其不足

当前学界多以"个性化治疗""处方式治疗"来代指精准治疗，其本质在于根据求助者的个体特征，开展差别化干预（Collins & Varmus，2015）。为实现精准化和个体化的服务目标，需要找到最合适的心理治疗师为求助者实施最合适的干预，即咨访匹配（Fernandes et al.，2017）。可以说，治疗匹配是精准心理治疗的核心，因为没有一个治疗方法适合所有来访者，也没有一个治疗师能治好所有来访者，只有实现当事人、咨询或治疗师、咨询或治疗方法与技术之间的良好匹配才能实现最佳治疗。精准心理治疗正是通过寻找心理治疗中影响来访者、治疗方法和治疗师匹配的指标和因素，为特定来访者实施个性化干预。

一、实现匹配：精准心理治疗的主要模式

目前致力于咨访匹配的精准干预既包括药物治疗匹配（为患者选择最合适的药物），

也包括心理治疗匹配（为患者选择最合适的心理治疗方法或策略）。

药物治疗匹配可视为精准医学总体发展的一个分支，主要依赖基因组学、蛋白质组学、免疫标记等研究技术的发展。精准药物治疗选择主要集中于生物学研究领域，如去甲肾上腺素转运蛋白基因 *SL6A2* 的变异提示患者更适合应用文拉法辛；具有地塞米松抑制异常反应（DST）的患者，更适合应用去甲肾上腺素和血清素类抗抑郁药物。此外，特定的心理社会学特征也会影响药物选择，如对于18岁以下患者，氟西汀的治疗效果和自杀风险规避优于文拉法辛。综合相关研究，有30余种患者特征涉及精准药物匹配，其中包括生物学特征、社会人口学特征、临床特征和心理特征。根据各种决策指标对抑郁障碍患者实施精准用药是未来研究和临床工作的发展趋势，英国、美国等国家正在将该内容纳入权威治疗指南。

心理治疗匹配主要集中于个性化心理治疗选择研究。研究者试图找到可以根据来访者特征选择最合适疗法及最合适治疗师的核心指标，实现治疗师和来访者之间的最佳匹配。从历史发展脉络来看，心理治疗匹配有3种模式：①特定问题-治疗方法匹配；②来访者特征-治疗方法匹配；③来访者特征-治疗风格与策略匹配。

特定问题-治疗方法匹配是精准心理治疗发展的最初阶段，其目的在于寻找适合群体水平的心理治疗方法。在实证支持心理治疗（EST）的影响下，该模式认为应该针对不同的心理障碍选择不同的治疗方法。该模式通过比较不同治疗方法对同一心理障碍的疗效为选择适宜的治疗方法提供依据。一些研究已发现不同治疗方法在抑郁障碍、焦虑障碍、强迫障碍、进食障碍、双相障碍、边缘型人格障碍等心理障碍治疗中存在疗效差异。例如，对于抑郁障碍和焦虑障碍这两种最常见的临床综合征，Tolin（2010）比较了认知行为治疗和人际心理治疗（interpersonal therapy）、心理动力学治疗（psychodynamic therapy）、支持性治疗（supportive therapy）等方法的治疗效果，发现在治疗抑郁障碍和焦虑障碍时，认知行为治疗效果更好。从近几年发展趋势来看，特定问题-治疗方法匹配所涵盖的心理障碍和治疗方法类别越来越多，为治疗师和来访者提供了更多选择。但心理治疗方法多达400余种，基于随机对照试验方法的特定问题-治疗方法匹配不能对所有方法进行一一比较。此外，同一心理障碍的来访者特征、文化、偏好各不相同，以特定问题为依据选择治疗方法，忽视了这些来访者特征对治疗的影响，导致这种匹配容易变成"没有来访者的治疗"。

与特定问题-治疗方法匹配不同，来访者特征-治疗方法匹配模式认为来访者特殊的文化、偏好和心理学特征会对治疗过程和结果产生重要影响，是选择治疗方法的重要参考因素。目前已发现来访者的依恋风格、应对方式、行为改变阶段等特征可影响不同疗法的干预效果，如依恋回避型抑郁障碍患者更适合应用认知行为治疗（CBT），使用内化应对方式的抑郁障碍患者应匹配精神分析疗法。因此，第二种匹配模式主要通过识别调节治疗效果的来访者特征、文化背景因素及治疗偏好，为个性化干预提供依据。这些依据主要包括来访者社会人口学特征、临床特征、心理特征、文化背景及偏好等。

随着整合-折衷主义心理治疗运动的发展，当前精准心理治疗开始将焦点投向来访者特征-治疗风格与策略匹配。这种工作模式超越传统治疗匹配对治疗流派或治疗方法的严格划分，试图找到不同治疗方法背后的共同的干预策略和治疗师的工作风格，以构建求助者特征与特定治疗风格和策略之间的匹配模型，用来指导临床决策形成治疗方案，综合众多因素为来访者选择最合适的治疗模块并加以有机组合（Nguyen et al.，2007）。例如，Beutler和Clarkin（2014）构建的系统治疗选择模型（STS）认为外化应对方式的来访者，需要匹配以症状为焦点的治疗策略，内化应对方式的来访者，则适合以领悟为焦点的治疗；高阻抗来访者应匹配非指导性治疗风格，而指导性治疗风格对低阻抗来访者的治疗效果更好。在这种精准治疗模式中，来访者特征主要是与治疗效果紧密相关，并且反映了不同治疗风格治疗效果的来访者变量；治疗风格与策略是由一组干预方法不同但目的、特征却很相似的治疗技术组成，具有跨流派的特征。对于不同特征的来访者，需要匹配不同的治疗风格与策略。

现有精准心理治疗模式聚焦于咨访匹配，不仅关注心理障碍的症状表现，还要考察来访者社会人口学特征、临床特征、心理特征对治疗的影响，更全面反映心理治疗的实际过程，是个性化治疗的必然要求，也是精准心理治疗早期探索和实践努力的重要成果，本书第三至第五章将对这些研究成果进行系统综述。尽管前期探索硕果累累，但在研究变量、研究方法、研究结论的传播和执行等多方面也面临诸多挑战，尤其是在我国当前社会文化背景下考虑精准心理治疗的研究与应用时，更应谨慎，否则极易出现不分场合、不分对象、不检查现有模式的内在问题便简单套用的削足适履现象，有违精准心理治疗真正面向每个独立个体的个性化干预精神。

二、现有精准心理治疗模式的不足

面对一个特定的来访者，循证治疗无法对"该来访者最适合哪一种干预方式"给出明确、具体的结论。精准心理治疗作为循证实践的进一步发展，正在为个性化干预寻找科学指引，但目前主要的精准实践模式各有其优缺点：①针对来访者的特定问题选择干预方法，这是循证心理治疗个性化的初步尝试，即根据已有研究证据，为特定心理问题选择支持证据最充分的心理干预方法，但这种匹配模式局限于可确诊的心理障碍，不能用于更广泛的求询者，而且可选的治疗方法有限，其实际应用价值不高；②根据来访者特征选择最合适的治疗方法，这种匹配模式基于大量实证研究，因此确保了选择评估的科学性，但该方法所涉及的来访者特征包含人口学特征、临床特征和心理特征，其数量庞杂，不同使用者评估的角度也很零散，应用该方法进行干预匹配时很难做出一致的结论，也极大影响了该方法的实用性；③根据来访者特征匹配治疗风格与策略，这与心理治疗的整合主义发展趋势一致，在转化应用方面要优于前两种模式，但现有研究只关注治疗结果，缺乏对治疗过程、改变机制的进一步探讨，所以难以在实践工作中灵活处理不同治疗风格和治疗策略与来访者之间的动态协调。总结起来，现有精准心理治疗在工作原理、临床转化和文化适应等方面存在以下不足。

（一）重医学模式下的任务匹配，忽略人文模式下的关系匹配

就目前的研究来看，基于精准实践理念的心理治疗可以看作是精准医学在精神健康领域的分支。在决策信息的采集上，由于心理治疗要处理的问题受到生理因素、心理及社会因素的多重影响，在实现精准实践的过程中，它不仅像精准医学那样收集患者的基因组学、蛋白组学、表观遗传学等基础生物学信息，同时也将个体的人格、偏好等因素作为亚群划分和个性化治疗的重要依据；在研究方法上，心理治疗的精准实践主要通过

对随机对照试验中的患者特征的调节效应分析，试图找到影响患者对不同疗法反应差异的重要分组变量。这种模式的精准心理治疗依然属于医学模式下的实践。

心理学领域的科学主义和人文主义之争由来已久，难以调和，这种冲突也导致心理治疗领域出现了医学模式和人文模式两大阵营（Barlow，2006）。医学模式心理治疗依赖于心理病理和心理干预的医学假设，将心理治疗中的诊断与治疗等同于类似躯体疾病的诊断与治疗。这种假设将心理治疗等同于一种"药物"，或一种类似于安慰剂的控制组环境，或一种经过手册化加以标准和规范的操作流程。过于重视治疗的客观性和技术性，忽略了来访者的主观性、治疗过程的流动性及治疗关系。心理治疗的过程变成像医生一样开具药方的过程。人文模式心理治疗继承了精神分析、人本存在主义治疗的人文主义传统，强调来访者和治疗师之间的关系是心理治疗起效的核心因素，并且认为来访者才是主体和改变的核心，注重来访者个性化的主观体验和叙事建构。人文模式认为心理治疗在本质上是来访者和治疗师在一种特殊的人际交互过程中实现治疗目标，即使当前最佳证据协助确定了治疗方法，在实施治疗的过程中，也会因治疗师和来访者的个体差异或环境、文化等复杂因素的影响，导致治疗过程并非完全确定、可控，充满了变化。由于治疗过程和治疗机制的本质差异，使得心理治疗的循证实践不能完全照搬循证医学的既定要求和操作方法。也正因如此，基于人文模式的心理治疗研究者和实践者对基于医学模式的循证心理治疗始终持以排斥的态度。

基于精准医学理念的心理治疗，在方法学上克服了循证实践的局限性，从群体水平的循证实践发展为个体水平的精准实践，但这种方式的心理治疗在本质上依然是典型的医学模式心理治疗，它同样要面对来自人文模式心理治疗的质疑与否定。如果不能得到人文模式心理治疗支持者的肯定，其发展依然无法突破循证心理治疗的困境。因此，在解决了循证实践的方法学局限后，心理治疗要突破的另一个困境应该是如何在精准实践的框架下实现医学模式与非医学模式心理治疗的整合。

心理治疗是治疗师使用心理学理论与方法，在相互信任的治疗关系中协助来访者解决心理问题的过程，因此指向精准实践的咨访匹配可归结为2个关键问题：①治疗师所使用的方法及其经验和专长领域是否适合解决来访者的特殊心理问题，即任务匹配；②治疗师的工作风格、人际风格和人格特点能否与特定来访者建立最佳治疗关系，即关系匹配。医学模式的精准心理实践主要集中于任务匹配，无论是基于特定问题还是基于当事人特征的匹配模式，都是在试图解决"何种方法最适合个体来访者"这一关键问题。如果缺乏良好的治疗关系，再合适的治疗方法也难以发挥作用，而人文模式心理治疗恰好可以为关系匹配提供实证支持与实践指导。因此，精准心理治疗需要在现有任务匹配工作的基础上，增加基于人文模式的关系匹配研究与实践探索，综合考虑在治疗关系和治疗任务上的个性化干预，实现最佳治疗效果。

（二）匹配内容多样，缺乏整合性的统一框架

已有的精准干预模式尽管都以个性化和最佳治疗为目标，且都追求患者与治疗之间的最佳匹配，但在匹配内容上存在巨大差异。以抑郁障碍为例，当前抑郁障碍的个性化干预研究跨生物医学和心理学两大学科：精准药物选择要解决的是特定患者最适合的抗抑郁药物是什么，最佳剂量是多少，分子生物学结果和脑影像学特征是决策的主要

依据；精准心理治疗则要解决该患者适合哪种心理治疗方法或治疗风格。但对于同一患者，药物治疗和心理治疗之间应该如何选择，患者更适合单一治疗还是联合治疗？由于匹配研究领域分散，很难对此做出科学回答。

不仅如此，心理治疗的个性化选择本身也存在内容和角度上的不同。有些研究致力于为特定来访者选择某个学派的治疗方法，有些精准治疗模式则聚焦于治疗师的治疗风格和干预策略的个性化选择，还有些研究者会关注治疗师本身与求助者之间的匹配程度。随着心理治疗整合主义的蓬勃发展，当代大多数心理治疗师早已打破过往学派之间的藩篱，不仅在专业学习时同时学习多个学派的治疗技术，在实践过程中也会根据来访者的特征和治疗的不同阶段使用多种治疗方法与策略。这也意味着临床实践的精准干预要比实验室研究更为复杂，临床工作者很难在不同治疗方法之间做出非此即彼的唯一选择。但如果综合考虑多种治疗方法、治疗策略、治疗师的特征，那这些因素的匹配与心理治疗过程和效果之间又有什么联系？过往研究所支持的不同匹配决策之间是否存在某种内在关系？特定求助者更适合药物治疗还是心理治疗，适合认知行为治疗还是心理动力学治疗，适合男性治疗师还是女性治疗师治疗，治疗师的年龄、经验、人格特征是否也会影响其治疗效果？致力于精准心理治疗的工作者需要一个统一的框架来理解以上问题，否则现有精准治疗模式和研究成果无法完整有效地应用于临床实践。

本章在前一部分提出精准心理治疗应该实现双重匹配（任务匹配与关系匹配），这在宏观上解决了医学模式与人文模式心理治疗的长久冲突，可以作为精准心理治疗的基础框架。但未来研究需要从宏观转入微观，进一步厘清各种个性化治疗选择之间的逻辑关系，以一种整合性的工作思路来精准适应复杂而动态变化的心理治疗过程。

（三）匹配特征多样，指标零散，无法指导复杂决策

现有的精准心理治疗模式将来访者特征和治疗方法均作为影响治疗效果的重要因素，但影响治疗效果的各类特征较多，这些特征既与治疗方法相互作用，彼此之间也相互影响，如偏好和人格密切相关（Hinrichs，2012），不同的来访者特征在治疗过程中的作用机制也较为复杂，如偏好既影响治疗选择，同时也有较强可塑性。当前的精准治疗模式涉及来访者特征、治疗师特征和干预方法三方面变量，有研究者统计过，它们之间的可能性选择组合高达150多万种，其评估所需要的人力、物力和时间均无法在现实中满足，因此有必要基于科学证据，从中选择最重要的选择变量，并且也要符合前文所提统一模型的内在逻辑。

不仅如此，使用特征-治疗交互作用研究范式所发现的对治疗效果具有调节作用的患者特征相对零散，而基于零散特征所进行的个性化治疗决策很可能出现冲突，当出现匹配指标之间的冲突时应如何选择？关系匹配和任务匹配对所有求助者而言是否同等重要？若治疗师的专长领域与求助者问题匹配，但却在工作风格上与求助者不一致，精准决策应偏向哪一方？同样以抑郁障碍为例，众多研究发现已婚的抑郁症患者更适合认知治疗，而单身（未婚或离异）的抑郁症患者更适合人际心理治疗，此外强迫型人格的抑郁障碍患者更适合人际心理治疗，而回避型人格的患者更适合认知治疗。基于以上指标和匹配原则，如果一位患抑郁症的已婚来访者但却表现出典型的强迫型人格特征，治疗师该如何为其选择最佳治疗方法？从科学研究转化为临床实践，精准心理治疗仍面临诸

多挑战。到目前为止，仅见国外2个研究团队的精准心理治疗模型已真正进入临床实践：美国帕洛阿尔托大学的Larry E. Beutler团队和美国宾夕法尼亚大学的Robert DeRubeis团队。Beutler（2014）的系统治疗选择模型（systematic treatment selection）从技术折衷主义出发，基于研究综述，总结与个性化心理治疗最为密切的来访者特征和心理治疗特征，并基于实证支持的匹配原则来辅助治疗决策（如根据来访者不同的人际阻抗水平匹配选择相应的治疗师指导性水平），该模式具有跨理论流派和跨问题诊断的整合优势，但更多地聚焦于治疗师的治疗风格，忽略了其他重要的临床要素。DeRubeis建立个人优势指数（personalized advantage index）模型，提出根据患者抑郁严重程度、焦虑敏感性、外向性、心理治疗需求构建个人优势指数，以此预测哪种心理疗法效果更好，辅助临床选择（DeRubeis et al.，2014）。PAI模型使用高级统计学方法，使用精算决策来取代人工决策，进一步提高了精准心理治疗的决策精度，但该模型目前仅限于抑郁障碍和焦虑障碍，且所供选择的方法也多为CBT和IPT等，对更为复杂多变的临床实践环境的适用性有限。

综上所述，心理咨询与治疗过程受多方因素影响，咨访匹配指标之间存在复杂的相互关系（Hinrichs，2012），现有精准心理治疗的研究结果与工作模式只聚焦于部分匹配特征，只能产生单一决策，无法处理决策冲突。若要解决这一问题，精准心理治疗需要在统一框架的基础之上，利用科学方法找到对治疗匹配有稳定且重要作用的特征变量，确定不同特征的工作权重，最终实现多指标组合决策。

（四）缺乏本土化，难以满足当前中国社会发展需要

作为一种增进人们心理健康素质和生活福祉的实践活动，人们的现实需求是心理治疗活动产生和发展的基本动力，特定的社会文化背景则是推动心理治疗职业发展的隐形力量。精准心理治疗的发展与西方特殊的医疗管理模式休戚相关。第三方保险付费制度和精神障碍药物治疗的发展迫使心理治疗在西方发达国家加速循证实践的推广和管理，循证实践向精准干预的跨越进一步推动心理治疗向精准实践发展。精准心理治疗的稳步发展也有赖于西方国家已经具备相对完善的心理治疗专业训练、认证和管理制度。

相较而言，心理治疗在中国起步较晚，但改革开放以来，中国社会的快速发展和巨大变化，对人们的生活和心理产生了复杂而深刻的影响，心理治疗的需求急速增加，心理治疗行业获得较快发展，心理治疗师队伍规模不断扩大，心理治疗服务模式的探索也不断推进。然而，受制于心理治疗基础薄弱、研究较少等诸多因素，中国心理治疗的发展也存在"鱼龙混杂""泥沙俱下"等问题，其主要包括：①资源利用效率低，公众对心理治疗专业缺乏信任和基本指引。据保守估计，我国大概有1.9亿人在一生中需要接受心理咨询或治疗，心理健康服务潜在需求大，但实际得到治疗的人数却非常少。1990年，中国2560万例抑郁症患者中仅有5%得到治疗。公众对寻找心理治疗和坚持心理治疗也缺乏信心。引发这种现象的重要因素之一在于相关知识普及不足，"看医生"还是寻求"心理治疗师"的帮助、选择"药物治疗"还是"心理治疗"等问题对于缺乏信息指引的老百姓而言成为一个选择难题。帮助人们判断是否需要接受心理治疗、如何寻找适宜治疗师成为中国心理治疗发展亟待解决的现实问题。②管理不规范。我国目前的医疗机构、学校和社会机构等在提供心理健康服务，不同部门及不同专业背景的工作人员同时参与专业工作。鉴于心理问题发病和治疗涉及生理-心理-社会因素的多重性，不

同服务体系的服务对象和服务内容相互有重叠，甚至出现"错乱"或空缺的极端现象，而且相关心理健康服务均存在不恰当、不规范、不匹配的管理问题，如干预效果缺乏评估、咨访权利缺乏保障和个案进展缺乏跟踪等。管理不规范既损害了来访者利益，降低治疗效果，又影响治疗师的成长和发展，还浪费卫生资源，造成诸多负面影响。促进心理治疗行业规范化发展成为来访者、治疗师、心理治疗机构和社会各界的共识和呼声。③专业人员操作不规范。我国心理治疗师队伍规模正在快速扩张，心理咨询和治疗工作队伍数量不断增加，但心理治疗师专业水平参差不齐。目前我国心理咨询师和心理治疗师的培养、培训体系尚不完善，心理咨询培训以短期非学历教育为主，存在专业学历教育不足。尽管近些年来，我国各种心理咨询与治疗方法培训逐步兴起，一定程度上弥补了专业技能培训缺乏的问题，但侧重于理论和技能，对效果评估、循证证据的推广和执行等介绍较少，专业知识不全面，对实际咨询产生了多种不利影响。受训不规范将导致临床实践中的操作不规范，如缺乏心理健康诊断意识，诊断概念笼统，影响个体化治疗策略的形成。另外，心理咨询或治疗师多处于"全科医生"地位，一种疗法"包治百病"，确定转介"全凭经验"，既不科学，不能把来访者特征和疗法特点紧密结合，又容易贻误治疗时机，造成医源性伤害。

现有精准心理治疗模式是在西方相对完备的专业体系下发展而来，其研究成果和实践方式已经隐含了伦理监管、资质认证和保险支付等前提条件。这也意味着在我国发展精准心理治疗需要构建适合我国实情的工作模式，并且能够应对当前我国心理治疗行业所存在的资源利用效率低、管理不规范和专业操作不规范等现实问题，在这一纷乱复杂的领域，如何实现最佳治疗，将成为在我国实施精准心理治疗实践的重要需求。

当前主流心理治疗理论主要源于西方，本土化是中国文化背景下心理治疗发展所面临的一个重要而不可避免的话题，精准心理治疗亦是如此。然而现有精准心理治疗模式中用于个性化干预的测量工具均为国外研究者针对西方文化背景的被试者所研发的，其是否适用于我国咨询者还需要验证，而西方文化背景下的匹配原则也不一定完全适合中国文化背景，如指导性治疗风格对西方个人主义文化和东方集体主义文化的求助者可能有不同的匹配权重。

总之，我国应尽快实施本土化精准心理治疗研究，既要汲取精准心理治疗早期探索与努力所取得的成果，在此基础上进一步重视任务匹配和关系匹配相结合，将不同治疗匹配内容纳入统一框架，解决多指标组合决策等科学问题，又在工作和管理方式上回应当下中国心理治疗发展的现实需求和时代特征。如此产生的相关研究成果可以在信息层面上协助来访者选择适合自己的治疗方式和治疗师；精准治疗基于过程测量的反馈式实践模式可以规范心理健康服务管理；精准心理治疗在来访者是否适合心理治疗、适合什么样的治疗、适合哪个治疗师等系列问题上的探索，也能为我国心理工作者的临床决策提供科学依据，从而更清楚评估来访者的心理问题，让心理治疗师向专科化发展，实现咨访匹配。

第二节 精准心理治疗多维匹配模型的建构

精准心理治疗是心理健康服务从循证实践走向个性化实践的重要发展方向，尽管目前已有众多研究者从不同角度探讨了精准心理治疗的实现模式，但总体上这些模式存在视角单一、缺乏整合等问题，故而难以有效转化为临床实践，其与我国国情和文化的适配性也需进一步检验。基于此，笔者提出一个全新的、整合的精准心理治疗多维匹配模型，尝试从理论和实践两方面推动精准心理治疗在我国的发展。

任何模型的构建都需要有一套基本原则或假设作为支撑。精准心理治疗多维匹配模型的假设或原则来自于临床实践与实证研究共同支持。

假设1：没有一个治疗方法适合于所有来访者，也没有一个治疗师能治好所有来访者。

假设2：心理治疗是来访者与治疗师的双向互动过程，互动的媒介是各种治疗方法，当事人、治疗师、治疗方法构成了心理治疗的基本元素，它们之间存在匹配关系。

假设3：影响心理治疗效果的因素很多，其中匹配是最重要的因素，是精准心理治疗的核心和本质，只有实现来访者、治疗师、治疗方法之间的良好匹配才能实现最佳治疗。

假设4：多维匹配是实现来访者、治疗师、治疗方法之间良好匹配的有效途径，它比单维匹配更精准，机器学习方法可解决多维匹配指标整合等技术难题。

以上假设共同表明并不存在最好的心理治疗，只有最合适的。咨访匹配便是精准心理治疗的核心。因此，本模型所定义的精准心理治疗，是以咨访匹配为核心目标，基于来访者的多维特征，通过临床试验与大数据机器学习等方法为其选择最佳干预，从而实现治疗效率与治疗效果的最大化的循证个性化实践。

精准心理治疗的本质是在全面评估心理治疗过程效果及其影响因素的基础上，实现心理治疗诸多要素的最佳匹配，为治疗决策提供指导。精准心理治疗多维匹配模型试图实现过往研究者所忽略的任务匹配与关系匹配之间的整合，突破现有模式的单一匹配视角，从多维度来实现个性化干预（图2-1）。

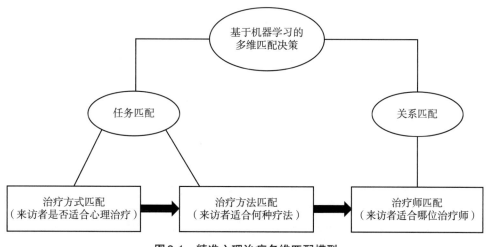

图2-1　精准心理治疗多维匹配模型

在内容上，来访者、治疗师、治疗方法是心理治疗的基本要素，从治疗决策的制订和管理角度来看，精准心理治疗的过程可分解为来访者"是否适合心理干预""适合何种心理疗法""适合哪位心理治疗师"三个核心匹配问题。精准心理治疗多维匹配模型即基于对来访者、治疗师、治疗方法特征的全面评估，通过预测不同治疗模式、不同心理疗法及不同治疗师对特定来访者的治疗效果，依次回答来访者"是否适合心理干预""适合何种心理疗法""适合哪位心理治疗师"三个核心匹配问题，实现任务匹配与关系匹配的整合。

在实践上，本模型根据治疗方式匹配、治疗方法匹配和治疗师匹配三者之间的内在逻辑顺序，使用机器学习来综合不同的匹配特征，解决多个匹配指标在权重、冲突等方面的决策难题，达到精算决策。此外，本模型也纳入精准心理治疗对反馈式实践的要求，在多维匹配的基础上通过动态评估与个性化调整，进一步实现精准心理治疗在干预过程中的效果。

精准心理治疗多维匹配模型基于我国国情，在本土化工具的研制基础上，有机解决心理治疗中的多维匹配问题，与本书第一章所总结的精准心理治疗关键特征及要求保持一致，即以最佳治疗为目标、匹配治疗为核心、多维心理评估为前提、指导临床实践为指向，并以反馈式实践为路径，而且也突破了现有精准心理治疗模式在视角单一、缺乏整合、难以转化实践等方面的局限性，是真正意义上实现科学研究与临床实践相统一的综合模型。本书后续章节将分别介绍该模型各个维度的实证研究结果及临床实践应用，以下重点说明本模型的主要内容。

一、治疗方式的匹配：来访者是否适宜心理治疗

面对前来寻求帮助的来访者，确定来访者是否适合心理干预是精准心理治疗需要解决的首要问题，也是多维匹配模型需要解决的第一个核心问题。对于心理问题，药物治疗、心理治疗是普遍使用的干预方法，除此之外，物理疗法、中医治疗在我国也较为常见。选择适合来访者的治疗方法，才能保证治疗效果。然而，在现实中治疗方式的选择却未必客观、科学，多数情况下，治疗方式的选择凭医师的主观经验或来访者的求助意愿。这既可能延误病情，也可能影响治疗的进展。现有实证研究支持不同来访者应该采用不同的治疗方式。人际心理治疗与药物治疗效果比较发现，轻度抑郁症患者采用人际心理治疗效果更好，而中-重度患者采用药物治疗效果更好。McGrath 等（2013）则发现右前岛叶代谢水平低于个体全脑平均代谢水平者采用认知行为治疗比药物治疗效果好，反之，右前岛叶代谢水平高者采用药物治疗效果更好。在精准心理治疗框架下，选择恰当的治疗方式意味着需要确定哪些来访者更为适合心理治疗。

确定来访者是否适合心理治疗常通过两种思路来评估。第一种思路是基于心理治疗与药物治疗等其他治疗方式疗效的比较研究。现有研究发现，对于具有某些特征的来访者，心理治疗比药物治疗或其他治疗方法干预效果更好，这些特征成为心理治疗方式选择的指标。然而，对所有治疗方式进行一一比较效益不佳，限制其结果使用。第二种思路则是基于心理治疗效果研究。临床经验和实证研究都发现，在心理治疗中，一些来访者似乎更容易获得较好的治疗效果、较少的不良反应，即不同来访者的心理治疗适宜性不同。其实，弗洛伊德最早对哪些来访者适合精神分析进行了探讨。之后，许多学者基

于心理治疗各个流派特征提出了心理治疗适宜性指标，编制测量工具。然而，面对心理治疗整合主义趋势，基于特定心理治疗流派适宜性的研究指标过于零散，未能反映心理治疗共同要素的作用和贡献。

多维匹配模型从跨理论视角出发，通过梳理影响治疗过程和效果的共同要素及不同流派所共有的治疗适宜性指标，进一步澄清、界定跨理论的心理治疗适宜性概念，明确其结构和指标，编制评估工具，研究其影响治疗过程和治疗效果的作用机制，最终形成评估的指标体系。在临床实践中，面对前来寻求帮助的来访者，首先进行心理治疗适宜性特征评估，选择那些采用心理治疗效果可能更好的来访者进行施治，从而回答来访者是否适合心理干预这一问题。

二、心理治疗方法匹配：来访者适合哪种心理疗法

选择适宜心理治疗的来访者之后，明确与来访者匹配的治疗方法成为精准心理治疗多维匹配模型需要解决的第二个问题。多维匹配模型作为一种精准心理治疗模型，继承了心理治疗个性化的循证实践精神，其主要表现便是重视精准心理治疗医学模式中对于任务匹配的关注。在这一领域的早期探索中，EST模式着眼于专病专治，但其远离真实治疗情景，"只见疾病，不见患者"，因忽略来访者主体性和治疗师灵活性等缺点而饱受诟病。EBP策略将更多的来访者特征和治疗师因素纳入治疗决策考虑，但依然无法对个体水平的治疗方法匹配给出明确操作指南。如何对各种方法进行统一评估成为研究和临床实践急需解决的问题，也是多维匹配模型在选择适合来访者的治疗方法时需要解决的重点问题。

多维匹配模型在评估治疗方法时，受到整合主义思潮的启发。整合主义思潮认为不同治疗理论和方法均有一定的合理性，不同治疗方法背后可能有共同的"活性成分"。Goldfried曾将心理治疗方法依据抽象水平分为三个层次：理论模型、干预策略和具体技术。与心理治疗过程效果关联最强的可能是干预策略。Beulter也尝试通过跨理论模型的治疗策略或治疗原则为实现治疗方法和来访者匹配提供指导。多维匹配模型认为各种治疗方法之间虽然存在理论上的分歧，其内在的作用机制和采取的干预技术仍具有较高的重叠性。如果从更基本的层面去重新审视特定流派中的有效治疗技术，可以把这些治疗技术理解为某种基本的干预取向所表现出的一种特殊形式，这为评估不同治疗方法提供了基本的指标。

多维匹配模型通过对实际心理治疗过程进行内容分析，抽取总结心理治疗的基本干预取向，界定干预取向的定义和结构，明确不同心理治疗方法的干预取向特征，编制评估干预取向的工具，研究来访者特征和不同干预取向交互作用对治疗效果的影响和作用机制，发现心理治疗干预取向和来访者特征匹配的一般原则、规律和机制，最终形成评估来访者与不同干预取向的指标体系。在临床实践中，一方面对来访者特征进行系统评估，另一方面对不同治疗师的心理治疗方法进行干预取向评估，最终形成基于来访者特征的干预取向推荐清单，从而回答来访者适合何种疗法的问题。

三、心理治疗师的匹配：哪一个治疗师最合适

确定与来访者匹配的心理治疗方法后，选择合适的心理治疗师是多维匹配模型需要

解决的第三个问题。在临床实践中，一个来访者对两个相同治疗取向的治疗师的工作评价和实际反应常出现差异，同一个治疗师，对同类问题的不同来访者的工作效果也各不相同。在一个心理治疗培训工作坊中，同样的方法和技术，不同治疗师使用时的具体表现并不一致，通常带有强烈的个人烙印。对于特定来访者来说，即使确定了适宜的干预取向，到底该选择哪一位治疗师也常常让人困惑。多维匹配模型认为选择适应来访者特定的治疗师，是实现最佳治疗需要考虑的重要问题。

心理治疗是来访者和治疗师双向互动的过程，来访者和治疗师是这一过程的主体。对这一互动而言，因为治疗师使用特殊的"专业技能"而与一般的劝慰、说服明显不同。当然，从广义角度来说，专业技能隶属于治疗师变量中的特异性因素，毕竟专业技能只有通过治疗师才能得以展现。不过，专业技能因其较强的理论框架和技术原则，与治疗师变量中的非特异性因素，如社会人口学变量、人格特征、人际互动特征等明显不同，将其与治疗师变量分开，有助于更好地厘清它们在心理治疗中的不同作用。在很长一段时间，专业技能因其凸显心理治疗的专业性而受到更多关注。反映在心理治疗研究中，治疗方法的效果受到更多验证，EST只关注问题和心理治疗方法，使得心理治疗研究只见问题和方法，不见来访者和治疗师，这一点也使其遭受激烈批评。Lambert（1992）的研究表明，来访者因素和咨访关系因素对治疗效果的解释程度远高于治疗方法。Sandell等（2011）研究发现治疗师变量能解释9%的治疗效果变异。来访者和治疗师变量被认为对心理治疗效果能够产生重要影响。EBP即显示了对来访者特征和治疗师经验的重视。对治疗过程–效果的研究则显示，工作同盟作为有效治疗的传送带，其本身对治疗效果有积极作用，其他因素也通过工作同盟对治疗效果产生影响。从咨访互动的关系视角来看，特定来访者与特定治疗师的匹配是心理治疗顺利进行的重要保障。Beutler（1991）把175项来访者特质和40项治疗师特质作为治疗有效性的潜在预测变量，结果发现来访者和治疗师之间不同的匹配对结果的解释高于任何单一的变量。总体来看，不仅仅来访者变量、治疗师变量对心理治疗效果有显著预测，两者的匹配程度对心理治疗过程和治疗结果均会产生显著影响。在确定合适的干预取向后，选择与来访者特征匹配的心理治疗师，实现咨访匹配，成为完成精准心理治疗的重要任务。

多维匹配模型通过对治疗师实际治疗行为特征进行分析，厘清干预取向和治疗风格的区别，澄清心理治疗风格的概念定义和结构，编制评估工具，研究其与来访者特征、偏好等交互作用对心理治疗过程和效果的影响和作用机制，发现咨访匹配的一般原理和规律，形成评估来访者与不同治疗风格的指标体系。在临床实践中，一方面对影响治疗师行为的来访者特征进行评估，另一方面建立心理治疗师库，对不同治疗师的治疗风格进行评估，最终形成基于来访者特征的治疗风格推荐清单，从而回答来访者适合哪个心理治疗师。

四、匹配决策方案：基于机器学习的多维匹配决策

通过前面三步，多维匹配模型对来访者、治疗方法和治疗师的特征进行全面系统评估，为形成最终匹配治疗方案奠定了基础。然而，在确定心理治疗适宜性指标、来访者–干预取向匹配指标和来访者–治疗师匹配指标过程中，形成的指标依然较多，再考虑到现有研究发现的影响心理治疗适宜性、心理治疗方法和治疗师选择的指标，指标数

量庞大、类别零散，不同指标之间的关系并不清晰，不同指标对心理治疗效果的贡献亦不相同，这将导致在临床上难以实现精准匹配。经典的RCT研究和传统的统计学技术在可行性和预测精度等方面也无法满足此类研究的技术要求。如何科学地简洁地提出关键匹配指标，是最终实现精准心理治疗的难题。

近年来大量研究表明，基于大数据的机器学习技术较传统数据分析方法更擅长从高维度数据中自动发掘内在的复杂结构或逻辑关系（LeCun et al.，2015），可解决临床自动化诊断、疗效预测、治疗方法选择等难点（Huys et al.，2016），为发展精准诊疗和个性化服务提供了强有力的工具支持（Bzdok et al.，2017）。Huibers等（2015）尝试使用机器学习技术计算11种来访者特征在不同心理治疗方法选择上的权重及个人优势指数，其结果可准确预测抑郁症患者更适合何种疗法。这提示机器学习方法有望攻克多指标组合解决咨访匹配的难点，通过计算不同指标的权重，优化匹配算法，从数据出发，为心理健康服务提供重要的决策指导。

多维匹配模型首先通过对心理治疗适宜性指标及关于来访者、治疗方法、治疗师匹配选择的影响指标进行系统梳理分析，形成影响精准心理治疗的指标体系；然后建立多中心临床试验数据库，对相关指标和治疗效果进行追踪评估；最后，通过机器学习建立决策模型，确定影响心理治疗效果的指标及其权重。在临床实践中，多维匹配模型在完成来访者、干预取向、治疗师相关评估后，通过机器学习多维匹配模型预测治疗效果，在此基础上形成多维匹配方案，确定由哪位治疗师实施何种心理治疗。在实际治疗过程中，多维匹配模型注重对来访者实际治疗效果的监测评估，如果治疗效果良好则顺利结案，如果治疗效果不佳，则重新进行评估，最终为来访者选择适宜的治疗方法、干预取向和治疗师。

第三节　精准心理治疗多维匹配模型的意义

精准心理治疗多维匹配模型通过对治疗要素进行最佳匹配，重新回归个体化心理治疗，这为进一步深入了解心理治疗机制提供了新视角，也为指导心理治疗临床实践提供了新方案。

一、理论意义

（一）围绕心理治疗要素匹配进行评估，丰富心理评估的维度和内涵

评估是形成心理治疗方案的前提，是检测心理治疗效果的重要方法。心理治疗评估不仅仅是收集来访者问题发生发展的信息，更是形成来访者心理问题发生发展的线索，进而构建假设，为心理治疗决策提供依据。心理治疗评估面临的困境是涉及来访者的各类信息众多，不同治疗方法的信息评估重点不同，面对特定来访者，哪些信息更有价值，或者这些信息对形成治疗决策究竟发挥怎样的作用，对后续心理治疗有何特殊意义。多维匹配模型围绕治疗要素匹配，倡导从症状、人格、生理机制、行为等多个角度收集资料，为理解心理干预的作用"靶点"提供了更多参考信息，通过对来访者信息的

整合，预测其与其他心理治疗的关系，将来访者特征、干预取向、治疗师特征间的相互作用作为分析基点，形成"多维评估"，丰富了心理信息评估的理解角度，而且直接和心理治疗机制联系，能为临床决策提供更有用的依据。

（二）深化对心理治疗中来访者变量、干预取向变量、治疗师变量等诸要素的认识，尤其是其对治疗过程和治疗结果的影响

面对"渡渡鸟"效应，心理治疗中究竟哪些因素在发挥治疗作用，其作用机制如何成为人们思考的主要问题，研究者开始尝试建立各种不局限于特定理论流派的对心理治疗普遍适用的跨理论过程-效果模型。回归心理治疗基本过程，从参与主体来看，来访者变量、治疗师变量和咨访关系变量是影响治疗过程和效果的基本变量，从治疗工作内容来看，干预取向变量和治疗策略变量是影响治疗过程和效果的主要变量。多维匹配模型将来访者变量、干预取向变量、治疗师变量及其交互作用作为心理治疗的基本成分，研究其对心理治疗过程和效果的影响，可以识别影响心理治疗效果的"活性成分"，了解影响这些"活性成分"的因素及其相互之间的关系，形成跨理论的概念框架，为各个流派建立讨论交流和相互借鉴的体系，避免各个理论流派之间的隔离和成见，促进心理治疗理论的丰富和完善，还可以以来访者的改变过程和改变机制为基点，整合相关的心理治疗变量和成分，更好呈现咨访互动过程，深化人们对心理治疗作用机制的理解，为提高治疗效果找到"靶点"。

（三）提供一种心理治疗决策模型，丰富心理治疗理论研究

当不同心理治疗流派和方法有效性均得到证实后，如何相互借鉴、采取最佳治疗方法便成为一个决策问题。越来越多的治疗师倾向于认同整合主义，但如何整合却缺乏理论指导，即缺乏决策模型。在心理治疗早期，家长式决策模式较为盛行，心理问题的评估、诊断、解释，治疗方案的选择、实施等多由治疗师主导，这既与其专业权威地位有关，也受其较为专一的技能结构所限，还因为心理治疗中缺乏过程信息反馈，决策依据有限。精准心理治疗中所谓的"精准""最佳""匹配"，便意味着需要提供一种决策模型指导临床实践。首先，多维匹配模型将决策分为"是否适合心理治疗""适合哪种治疗取向""适合哪位心理治疗师"三个环节，提供了整体性的操作化决策框架。其次，多维匹配模型将咨访互动作为心理治疗的基本单元，诸多"活性成分"的发现和相互关系的澄清，既尊重了来访者-治疗师的决策主体地位，也可以动态呈现实际心理治疗过程中咨访互动的具体过程，细化心理治疗每个单元中的决策过程。最后，多维匹配模型将咨访匹配情况的监测和评估贯穿心理治疗整个过程，收集相关数据，为治疗决策提供了详尽动态的反馈信息，为形成有效决策提供依据。

二、实践意义

（一）指导治疗师临床实践，提升心理治疗效果

对于治疗师而言，如何选择适合自己干预取向和工作特点的来访者是临床实践面临的急迫问题。由于缺乏科学理论的指导，现实实践中治疗方法的选择多凭经验判断，缺

乏科学依据，"一种疗法、包治百病"的现象时有发生，导致来访者找不到合适的治疗师，容易贻误治疗时机，而治疗师又遇不到合适的来访者，影响治疗效果，甚至造成医源性伤害。多维匹配模型可以帮助治疗师在了解自己的干预特点和工作风格的基础上，选择与自己干预取向和治疗风格等相匹配的来访者，在治疗过程中，也可以基于来访者特征选择更有针对性的干预方法和互动方式，从而提高任务匹配度和关系匹配度，减少来访者对治疗师的抱怨（Cummings et al.，2009），改进治疗体验，降低脱落率，避免因治疗不匹配贻误治疗时机，提升治疗效果。

（二）指导心理健康服务机构科学管理，提高资源使用效益

当前心理健康服务机构快速发展，如何开展规范化管理是心理健康服务机构面临的难题。管理不规范损害来访者利益，降低治疗效果，影响治疗师的成长和发展，浪费卫生资源，造成诸多负面影响。多维匹配模型可以帮助心理健康服务机构围绕最佳治疗开展业务管理，在准确评估来访者和治疗师特征的基础上，实现来访者需求与机构现有治疗师最佳对接，同时对治疗过程和效果全程监测，及时反馈给来访者和治疗师，指导治疗方案的调整和完善，保证来访者权益，实现机构现有资源效益最大化。

（三）指导督导师培训督导，提升督导针对性

督导是提升治疗师胜任力，保证治疗效果的重要措施。督导师工作的一个难题是如何全面评估治疗师的工作特点，采取更有针对性的督导方案。多维匹配模型采取跨理论视角，通过干预取向来评估治疗师的工作方法，帮助督导师澄清治疗师在具体工作中的干预策略，以及干预策略同来访者特征的匹配程度，从而指导督导师帮助治疗师调整完善干预取向。多维匹配模型通过对咨访互动特征的把握，在督导中可用于描述咨访互动的特征，并分析其对治疗过程的影响，从而指导督导师帮助治疗师调整工作风格。

第二篇
理 论 构 建

　　本书第一篇基于精准心理治疗的发展现状和我国国情，从科学实践角度提出精准心理治疗多维匹配模型，将精准心理治疗的过程分解为来访者"是否适合心理干预""适合何种心理疗法""适合哪位心理治疗师"三个核心决策问题。在此基础上，本篇将进一步进行理论构建研究，以心理咨询适宜性来解决来访者是否适合心理干预的问题，以心理咨询干预取向来解决心理治疗方法匹配问题，以心理咨询风格与心理咨询风格偏好来解决来访者-治疗师的关系匹配问题，通过文献调研、专家访谈和质性研究等方法对相关概念进行梳理、界定，并确定其理论结构，为后续评估工具的研制和实证研究提供概念支持。

第三章

心理咨询适宜性：选择治疗形式的新角度

心理治疗是治疗精神障碍的有效循证治疗方法，且深受患者青睐（McHugh et al.，2013），但心理治疗服务供应有限（Weil，2015）。精神障碍循证治疗研究发现，不同的干预方式（药物治疗、心理治疗等）在群体水平上对患者效果相当（Cuijpers et al.，2016），故如何在现有干预方式中为患者选择更合适的干预方式（是心理治疗还是药物治疗）是有效提高精神障碍治疗效果、改善治疗结局的重要研究和临床思路（Fisher & Bosley，2015；Kessler et al.，2017），也有助于辅助心理治疗专业人员更好地在成本控制的大背景下提供基于证据和成本效益的服务（Hamilton & Dobson，2002）。心理治疗选择研究不仅有助于深化有关心理治疗作用机制的研究，还可以帮助患者、患者家属预估心理治疗的效果，在心理治疗与其他干预方式（如药物治疗）间做出科学选择，减少治疗伤害（杨雪岭等，2017），对我国心理健康服务的规范化和科学化发展具有重要的理论价值和现实意义。

第一节　心理治疗选择的研究背景

一、基于心理治疗与药物治疗疗效比较的心理治疗选择

心理治疗和药物治疗是治疗精神障碍的常用治疗方法，且整体疗效相当（Vittengl et al.，2016）。但两者的作用机制、治疗环境等存在较大不同。基于此，有研究者假设，通过比较心理治疗与药物治疗对患者的治疗效果，能够找到接受心理治疗比接受药物治疗效果更好的患者，为患者选择心理治疗提供证据（Kamenov et al.，2017；Lee et al.，2016；Furukawa et al.，2018）。

（一）哪类问题在心理治疗中比在药物治疗中更有效？

针对同一疾病诊断的患者（如抑郁障碍），研究者试图通过将其随机分配到心理治疗、药物治疗等不同干预方式治疗中，并追踪比较患者在不同干预方式中的治疗效果，为患者心理治疗选择提供循证依据。

基于患者问题的心理治疗选择的研究假设为心理治疗、药物治疗、物理治疗等不同干预方式对不同病症的适宜程度存在差异，而使用不同方式对同一病症进行干预时，其效果、效率、成本和潜在的副作用也不相同，因此有的病症更适合心理治疗，有的病症更适合药物治疗。基于患者问题的心理治疗选择的研究致力于比较心理治疗与药物治疗

的相对疗效，为特定问题患者选择心理治疗，对有证据显示心理治疗疗效优于药物治疗的患者实施心理治疗。

为特定心理问题选择心理治疗的理念主要受到循证实践的影响。在精神医学领域，越来越多的研究证据显示，对于轻度抑郁障碍患者，可单独使用心理治疗，心理治疗尤其适用于不愿或不能采用药物治疗的患者（李凌江，马辛，2015）。对于惊恐障碍、社交焦虑障碍、广泛性焦虑障碍患者，可根据患者的意愿选择心理治疗或药物治疗（吴文源，2010）。《中国双相障碍防治指南》（第二版）显示，对于双相障碍患者，不推荐单独使用心理治疗（于欣，方贻儒，2015）。

基于患者问题的心理治疗选择试图科学地回答哪些类型的心理障碍采用心理治疗的效果优于药物治疗，以此作为心理治疗选择的依据。基于患者问题的心理治疗选择的研究思路难以有效贯彻，其根本问题在于依据严格随机对照研究基础上产生的证据很难做出最佳选择决策，即没有对个体水平的心理治疗选择给出明确的操作指南（杨文登等，2017）。一方面，研究逐渐发现，对于相同疾病诊断的患者而言，心理治疗与药物治疗之间不存在显著的效果差异（Cuijpers et al.，2020）。另一方面，在循证证据指导的临床实践中，心理治疗的总体有效率不超过60%，即近40%的患者治疗无效或部分有效（Ollendick，2014）。这说明仅依据患者的特定诊断进行心理治疗选择，可能并不能有效指导心理治疗选择。

因此，研究者和临床工作者开始将关注的重点从"心理治疗比药物治疗对哪类问题更有效"转向"心理治疗比药物治疗对谁有效"（Zilcha-Mano，2019）。研究者开始尝试对干预对象进行亚群划分，结合研究证据，综合考虑患者特征与干预方式之间的交互作用，寻找影响药物与心理治疗相对效果的调节变量，指导临床专业人员根据患者的具体情况选择和运用心理治疗或药物治疗，获得更大化的治疗效果（侯艳飞等，2018）。

（二）谁在心理治疗中比在药物治疗中效果更优？

根据患者特征选择心理治疗或药物治疗的研究假设是，虽然大部分研究发现心理治疗与药物治疗的平均效果没有显著差异，但这并不意味着对于一位特定的患者，心理治疗与药物治疗可以产生同样的效果。基于以上假设，研究者将患者特征作为调节变量，考察不同患者特征是否影响心理与药物治疗的相对效果，提出可以根据患者特征选择心理治疗，即"心理治疗比药物治疗对谁更有效"。

研究者通过系统的文献综述，发现现有可能在心理治疗与药物治疗之间起调节作用的患者特征分为四大类别，分别是社会人口学特征、临床特征、心理学特征及生物学特征（侯艳飞等，2018），可指导特定特征的患者进行心理治疗选择。

在社会人口学特征方面，研究发现患者心理治疗选择需考虑其婚姻状态、发病原因、早年创伤等特征。已婚人群对心理治疗的反应好于药物治疗，可能是因为心理治疗通过人际关系起效，已婚个体可能会有更好的人际关系支持其进行心理治疗（Fournier et al.，2009）。抑郁症的发病原因也影响患者对心理治疗的反应，如果患者发病是因为生活中发生了很多事情，采用心理治疗的效果比药物治疗效果更明显（Fournier et al.，2009）。有早年创伤经历的患者，也更能通过精神分析等心理治疗方法，解决一些深层次的问题，心理治疗效果更优（Nemeroff et al.，2003）。上述社会人口学特征对心理治疗选择的指导作用与临床经验一致，需引起重视。

在临床特征方面，针对抑郁症患者的研究发现，症状严重程度、功能受损程度、发作次数均影响患者对心理治疗与药物治疗的反应，患者症状较轻、功能受损低、首次抑郁发作，宜选择受心理治疗；反之适宜选择药物治疗（Menchetti et al.，2014）。症状亚型也是影响患者对心理治疗反应的重要临床特征。研究发现，非内源性抑郁、发病与社会心理因素有关、无明显生物学症状的抑郁症患者在心理治疗中的反应佳，宜选择心理治疗（Parker et al.，2013）。共病也是一项重要的心理治疗选择指标，存在共病人格障碍、焦虑障碍时，患者的病情更严重、更复杂，药物治疗起效更快，不宜选择心理治疗（Fournier et al.，2008；Siddique et al.，2012）。这表明对于同一诊断类别的患者，不同临床特征者对心理治疗的反应可能不同，患者临床特征可影响心理治疗反应，故在选择心理治疗时应将相关临床特征纳入决策系统。

在心理特征方面，偏好、神经质人格具有较好的心理治疗决策指导作用。关于偏好研究得到的一致结论是，偏好心理治疗的患者选择心理治疗的效果显著优于非偏好心理治疗采用心理治疗的患者（Dunlop et al.，2012；Huijbers et al.，2016；Iacoviello et al.，2007；Leykin et al.，2007；Moradveisi et al.，2014）。研究者推测这可能是因为心理治疗有一定程度的安慰剂效应。所以，目前循证医学也非常强调尊重患者的偏好。Bagby等（2008）采用大五人格量表测患者的人格特质，发现高神经质的患者采用药物治疗的效果显著优于心理治疗，故高神经质患者不太适合选择心理治疗。

在生物学特征方面，借助精准医学的发展，研究者也找到了指导心理治疗选择的生物学证据。研究发现，在抑郁症的药物与心理疗法选择中，有2项生物学标志物，主要是脑影像学指标。当患者岛叶代谢低、大脑区域间具有阳性连通性时，更有可能用心理治疗实现症状缓解，宜选择心理治疗；相反，患者岛叶代谢高、大脑区域间具有阴性或缺失连接性，更有可能从药物中获益，不宜选择心理治疗（Dunlop et al.，2015；Dunlop et al.，2017；McGrath et al.，2013）。生物学指标使得基于患者特征的心理治疗选择更高效、更精准。

基于患者特征的心理治疗选择试图科学回答具有相同疾病诊断的患者，谁更适合采用心理治疗，以此作为心理治疗选择的依据。以往研究从社会人口学特征、临床特征、心理学特征及生物学特征四个方面探索了有可能指导心理治疗选择的患者特征。基于患者特征选择心理治疗面临的最大困境在于，目前涉及指导心理治疗选择的患者特征数目繁多，特征之间的关系是什么，其影响心理治疗选择的机制是什么，当特征之间冲突时又该如何选择？如当患者发病与心理社会因素有关，但又具有高神经质、情绪不稳、岛叶代谢高的特点，该如何选择？现有研究无法给予明确回答，无法直接应用于临床实践。

近期，也有学者尝试提取指向心理治疗的特征集合和指向药物治疗的特征集合，构建心理治疗与药物治疗选择模型。目前解决抑郁障碍药物治疗和心理治疗选择存在2种范式。一种是Beutler团队研制的系统治疗选择模型（systematic treatment selection，STS），该模型从既往研究中筛选整理治疗选择最核心的患者指标和治疗师指标，并提出临床工作者在治疗抑郁障碍时可以遵循的18项治疗选择原则，指导治疗师在药物治疗与心理治疗2种干预方式中进行选择，还进一步协助治疗师根据患者特征选择合适的心理治疗方法（Beutler et al., 2006；Beutler et al., 2016）。例如，对于功能损害严重的抑郁障碍患者，STS 建议采用药物治疗；对于内化应对方式的抑郁障碍患者，STS 推荐采用领悟取向的心理动力学疗法。另一种治疗选择模型是由 DeRubeis 团队开发的个人优势指数（personalized advantage index，PAI），该团队通过数据驱动的研究方法，使用 7 种决策指标构建回归模型，计算药物治疗与认知行为疗法对特定患者的个人优势指数，以此预测不同方法对患者的治疗效果，指导疗法选择（DeRubeis et al., 2014）。

STS 模型可以更全面地指导治疗选择，在做出选择之后，进一步指导专业人员在心理治疗方法中进行选择，但该模型只提供陈述性的选择原则，无法提供精确、清晰的决策意见；基于 PAI 的抑郁障碍治疗选择，可以通过数据和算法提供直接而精确的选择意见，但其适用范围狭窄（只适用于药物治疗和一种心理疗法的比较），不能总体比较患者在药物治疗和心理治疗上的个人优势，也无法像 STS 那样进一步指导不同药物或不同心理疗法的选择。当前心理治疗方法达 400 多种，药物的种类更为繁多，现有随机对照研究无法穷尽比较所有心理治疗方法与其他干预方式（如各种不同的药物）的治疗效果，从而为患者提供"终极选择"。

（三）小结

将心理治疗与其他循证支持的干预方式（如药物治疗）进行比较，从中选择可能在心理治疗中产生最佳反应的特定疾病类型或特定特征的患者，对其实施心理治疗，优化治疗效果，研究者找到了影响心理治疗与药物治疗疗效的诸多证据，对于患者心理治疗的选择具有较大指导作用。但该研究也存在局限性。例如，经循证有效的干预方式众多（心理治疗、药物治疗、物理治疗等），每种干预方式的治疗方法种类繁多。如心理治疗包括 400 多种不同的方法，而不同方法的治疗取向、治疗风格大不相同，药物的种类更为众多。研究者难以在随机对照研究中穷尽各种心理治疗方法与所有其他干预方式比较，更不可能在随机对照研究中将所有患者特征的调节效应进行逐一比较和分析。未来需要采用更科学的研究设计，对常用心理治疗方法与其他干预方式（如药物治疗）的具体情况（如治疗抑郁障碍的某种具体药物西酞普兰）进行比较，对心理治疗与药物治疗疗效可能具有调节作用的更多患者特征进行探索，以寻找更多有效的支持证据，进一步为基于心理治疗与药物治疗疗效比较提供更优的指导。

二、基于共同要素视角的心理治疗选择

鉴于患者因素对心理治疗的重大影响，心理治疗领域的研究者们试图探究究竟哪些个体在心理治疗中的反应更好，有哪些特征的个体在心理治疗中效果和效率更优，这便是基于共同要素视角的心理治疗预后与心理治疗选择。基于共同要素视角的心理治疗选择的研究假设是，患者因素对心理治疗的整体预后有影响，有某些特征的患者在心理治疗后的治疗效果更好，有另一些特征的患者在心理治疗后的预后更差（Bergin & Garfield，1994；Lambert，1992；Wampold，2010）。研究者进行系统的文献梳理，发现基于共同要素视角的心理治疗选择指标主要如下。

（一）来访者因素影响心理治疗预后

目前，心理治疗的效果已经得到普遍的认可，学者普遍关注"是什么影响了心理治疗的效果"。Lambert（1992）回顾了此前40年的与心理治疗效果有关的实证研究，提出了影响深远的治疗效果四因素模型，并发现来访者和心理咨询外因素占治疗效果的40%，远高于其他3个因素，即关系（30%）、期望（15%）、模型或技术（15%）。此后的20年来，来访者在治疗效果中的决定性影响不断被强调。Bergin和Garfield（1994）提出"与其说是咨询师，不如说是来访者实现了改变过程。如果来访者不将治疗师的促进作用吸收、利用和坚持到底，那么什么也不会发生"。激进的治疗技术反对者Wampold（2010）甚至认为，87%的治疗效果是由来访者决定的。

来访者是影响治疗效果的主要决定因素。因来访者是多因素综合的复杂体，新的研究问题又被提出：来访者的什么因素决定了治疗效果，以及来访者为什么会影响治疗效果。众多关于"影响治疗效果的来访者因素"的实证研究为回答该问题提供了实证依据。

（二）基于共同要素的心理治疗选择

1.来访者单一特征要素指导心理治疗选择　早期的研究者尝试寻找影响心理治疗效果的来访者的社会人口环境因素。截至目前，研究发现仅来访者的文化特征对于治疗效果有影响。采用特定文化下的语言和隐喻等以适应来访者文化特征的治疗方法，对心理治疗的效果有中等程度的正向预测作用。其他社会人口学变量如年龄、性别、婚姻状况、受教育程度等均被证实不能预测心理治疗的效果。这意味着心理治疗是广泛适用的，同时也表明在个体人口学变量和治疗结果之间寻找简单的关系似乎是徒劳。所以，后续的研究者开始从研究来访者的年龄、性别这些简单的变量，转向更为复杂的心理学变量，以探究这些心理学变量对治疗效果的影响。

现有研究发现，来访者的问题诊断与心理治疗效果有关，也对心理治疗选择具有指导意义。诊断为精神分裂症和人格障碍的患者，采用心理治疗的方法获益较慢、较少；诊断为焦虑障碍和抑郁障碍的患者，采用心理治疗的方法获益相对较大，效果更好，更适合选择心理治疗。

来访者个人特征对治疗效果的预测一直是研究的热点和焦点。研究发现，来访者的动机、依恋类型、应对方式、心理感受性、情绪调节策略、自我批评-完美主义倾向、乐观倾向、偏好等均能预测心理治疗的效果，对心理治疗选择决策具有重要指导价值。

（1）治疗动机：来访者接受治疗前的咨询动机是预测心理治疗效果的重要因素，自主动机对心理治疗选择的指导作用较大。来访者治疗动机越高，来访者的动机自主水平越高，治疗效果越好。研究还发现采用动机性访谈技术挖掘和妥善处理来访者行为改变过程中的矛盾情感，提高来访者的改变意愿，治疗进程和治疗效果会得到显著改善。

（2）心理感受性：精神分析取向咨询最早重视来访者的心理感受性，在人本取向疗法中心理感受性通常被等同为觉察。来访者的心理感受性能够正向预测工作同盟、积极情绪和消极情绪表达，对其悲伤症状的缓解具有正向的预测作用，治疗效果更好。而心理感受性低的来访者在传统的心理动力学疗法和支持性治疗中的反应较差，在治疗中会激起治疗师的消极反应。

（3）依恋类型：低依恋焦虑和依恋回避者，即安全型依恋的来访者，能和治疗师建立安全的依恋关系，发展出更高的工作同盟，并且能识别对治疗师的负性移情，取得好的治疗效果。高依恋回避的个体倾向否认对心理治疗的需求，求助的可能性较低，且难以建立良好的治疗关系，治疗结束时整体效果较差；高依恋焦虑的个体，治疗效果欠佳。

（4）情绪调节方式：情绪调节是个体对正在经历或即将经历的情绪进行的有意识和无意识的修正与调整，其功能是维持内心平衡并促进人格整合与成长，主要包括认知重评和情绪抑制两种调节策略。最新研究发现认知重评不能预测治疗效果，情绪抑制则可预测心理治疗的效果，情绪抑制程度高的来访者心理治疗效果欠佳。

（5）建立关系的能力：来访者建立关系的能力显著正向预测治疗结局。精神分析取向常用客体关系质量代表来访者建立关系的能力。研究发现，客体关系质量对精神分析取向心理治疗的效果有显著的正向预测作用：咨询前客体关系质量越好的来访者，建立的早期工作同盟越好，取得的治疗效果就越好。Lindfors 等（2014）发现，客体关系质量差的来访者采用长程心理治疗比采用短程治疗的改善效果好，客体关系质量高者比客体关系质量低者在长程心理治疗中的获益更广泛、更全面。

（6）完美主义和气质性乐观：自我批评-完美主义程度高的来访者，心理治疗效果欠佳。Hawley 等（2006）跟踪来访者的完美主义程度对治疗过程的影响，发现随着来访者的完美主义程度的减少，来访者的获益增加。气质性乐观倾向低的来访者在短程心理治疗中的获益比长程心理治疗更快，而气质性乐观倾向高的个体在短程心理治疗与长程心理治疗中的获益相当，且最终在长程治疗中获益更大。

（7）防御方式：研究发现，成熟的防御方式对治疗结果有显著的正向预测作用。Laaksonen 等（2014）发现，与短程治疗相比，高频率使用不成熟防御方式的来访者在长程治疗以后症状改善程度更大，而低频率不成熟防御方式的来访者在短程治疗以后症状改善的速度更快。

（8）咨询期望与咨询偏好：Lambert（1992）认为，15%的治疗结果是由来访者的期望决定的。后续实证研究也发现来访者较高的心理治疗期望有助于建立良好的工作同盟，治疗效果较好（张瑞星等，2015）。来访者偏好心理疗法且获得心理治疗服务，即偏好一致时，会提升早期的参与性并降低脱落率，促进治疗关系的达成（Magnani et al.，2016），咨询效果会更好。这可能是因为偏好某种方法或取向的来访者对该方法或取向的认同和相信程度更高，更相信该方法能帮助到自己，期望与安慰剂效应提升了治疗效果。同时，偏好也可能与自己对问题起源或病因的认识有关，如偏好心理治疗方法的来访者更倾向于认为自己的问题属于心理问题，起源于心理因素，这样来访者更能得到有针对性的治疗，效果更好。

2.来访者共同特征及指导心理治疗选择

（1）来访者预期改变曲线模型：在前述群体特征预测群体平均治疗效果研究的基础上，找到了对平均水平的治疗效果具有影响作用的来访者因素。但是从个体水平看，对于某个特定来访者的治疗效果具有预测作用的因素有哪些、作用如何，是精准心理治疗的重要特点。Howard 等（1996）收集了上万来访者在咨询开始前的18个特征（含紊乱程度、问题时长、问题的表现形式、治疗态度等）和治疗效果的数据进行统计建模，构建来访者剖面图，用来预测参加心理治疗的来访者的改变轨迹。Lambert 等（2002）采用上万人的治疗前特征建立了预期改变曲线模型，除了能预测个体的改变曲线，还能将"易脱落或易恶化"的个案标记为"信号－警报"（signal-alarm）案例，并指导临床对这些个案提供心理治疗服务（Lambert & Shimokawa，2011）。为提高个体预测的精准性和简易性，Lutz 等（2011，2005）提出"最近邻居"预测法，根据来访者的特征为其寻找特征相似的"邻居"，利用"邻居"的治疗数据预测该来访者的治疗效果，该模型评估的来访者特征包括简式临床效果常规评估、抑郁程度、焦虑程度和人际问题状况。

（2）个体化优势线索模型：有研究者尝试创建特殊障碍患者的个体效果预测模型。例如，包含患者9个特征（抑郁基线程度、抑郁症的持续时间、年龄、智商、是否共病人格障碍、婚姻状态、职业状态、应激事件个数、既往药物治疗次数）的抑郁症个体化优势线索模型，预测其在药物与心理疗法中的相对优势反应。又如，预测抑郁障碍患者在认知行为疗法与人际疗法中的相对优势反应的个体化优势线索模型，包括抑郁发作次数、抑郁基线程度、绝望感、性别、年龄、婚姻状态、职业状态、治疗希望、痛苦、整体功能、心理过程（认知失调、人际问题、自尊、认知反应、冗思、归因方式）、生活事件个数等患者特征。研究者报告基于上述患者特征的个体化优势线索模型对个体心理治疗效果有一定的预测效力，可用于指导患者心理治疗选择，但研究纳入的样本量小，只适用于抑郁症患者群体。

（三）小结

通过回顾来访者因素对治疗效果的预测研究，发现来访者因素对治疗效果起到决定性作用。文献回顾找到了具有较稳定预测作用的来访者因素，回答了来访者的哪些因素会影响治疗效果。其中一部分因素是来访者普遍的特征，这些特征能增强来访者普遍的适应能力，如高安全依恋、低自我批评、低情绪抑制、高气质性乐观、成熟的应对方式、症状较轻。有的特征是来访者在心理治疗这一特殊情境中的状态，主要影响来访者参与心理治疗的质量，如治疗动机、心理感受性、治疗期望和偏好。同时研究表明，普遍特征和特殊状态程度高的个体，预后较好，更容易、更快从短程心理治疗中获益；而普遍特征和特殊状态程度低的个体，预后较差，获益较慢，需要更多次数、更长程的治疗才能有较好的获益。

基于共同要素视角的心理治疗选择研究，顺应心理治疗整合主义取向的发展趋势，且已经发现上述诸多预测心理治疗预后的患者变量。但是上述单一变量的预测效力有限。尽管有研究者尝试采用大数据，建立预测心理治疗效果的患者因素模型，如Howard 的心理治疗改变轨迹剖面图（Howard et al.，1996）、Lambert 的预期改变曲线模型（Lambert & Shimokawa，2011；Lambert et al.，2002）和 Lutz 的最近邻居预测模型（Lutz et al.，2011；Lutz et al.，2005），但模型均为数据驱动，缺乏相应的理论基础，难以理解、转化和应用，临床实践价值有限。故急需探索有理论支持、临床实践价值高的新的研究视角，并以此指导患者的心理治疗选择，提高心理治疗效果和效率，优化资源配置。

此外，通过比较前述基于心理治疗与其他干预方式进行比较的心理治疗选择研究视角与基于共同要素视角的心理治疗选择研究视角，研究者从上述2种不同研究假设和研究视角找到了某些共同的辅助心理治疗选择的患者特征，如治疗动机、治疗偏好。尽管上述2个研究视角均存在不足，难以真正解决心理治疗选择的重大难题，但上述共性特征的发现为进一步寻找患者心理治疗选择的证据提供了重要实证基础。

三、基于心理咨询适宜性视角的心理治疗选择

《现代汉语词典》对"适宜"（suitability）的定义是合适、相宜。合适指符合实际情况或客观要求；相宜指适合。心理咨询适宜性是指来访者符合心理咨询与治疗客观要求的情况。心理治疗的工作方式和作用机制与生物治疗、物理治疗有本质差异，心理治疗通过患者的倾诉、认知与领悟、训练与学习起效，患者适宜心理治疗的情况对其心理治疗的效果影响重大。从心理咨询适宜性视角研究心理治疗选择，能够综合心理治疗的理论基石和实证研究得到的影响心理治疗效果的患者疾病类型和患者特征因素证据，全面、系统、科学地为患者的心理治疗选择提供实证依据。

（一）精神分析取向心理咨询适宜性

早期的精神分析取向心理咨询适宜性主要是指长程精神分析的咨询适宜性。Freud创立精神分析取向时，便提出精神分析的来访者必须满足4个主要标准。该标准包含疾病诊断和来访者特征两个层面。Shands（1958）也提出，相对适合接受心理咨询的个体都有"基本可靠的自我"。判断是否有"基本可靠的自我"，通常是靠有经验的咨询师的直觉。从经验上看，某些个体随时准备好在咨询师的协助下解决问题，并接受咨询工作带来的痛苦，有些则不能。同时，Shands认为困难个案，即相对不适合接受心理咨询的来访者具有以下5个特点：①情感表达能力差；②关系建立困难；③未发展出在有情感意义的语境中使用代词"我"的能力或相关能力受损；④有奇怪的躯体感觉，常用隐喻表达；⑤在与治疗师的交谈中谈及过多的细节。

20世纪60～70年代，Malan（1976）、Sifneos（1972）和Davanloo（1978）逐渐意识到短程精神分析治疗的适宜性与长程治疗不同。Malan（1976）提出了短程焦点治疗适宜性的主要标准：①用情绪术语考虑其问题的良好能力；②容忍焦虑的能力；③来访者对自己问题的解释有良好的反应；④领悟动机。Sifneos（1972）界定了短程焦虑激发治疗的适宜性的主要标准：①特定的主诉；②表达感受的能力，与评估者互动的弹性；③在心理治疗中努力工作的动机；④高于平均水平的智商；⑤来访者生命中存在与他人的有意义的关系；⑥情绪危机。如果来访者满足上述6个标准中的3个以上，将会被提供第2次访谈，以商定治疗目标和评估动机。第三个系统性的综合性的精神分析治疗适宜性是由Davanloo（1978）提出的密集短期动力学心理咨询适宜性，主要包括与自我功能有关的7个方面：①自我的情感功能；②对解释的反应；③心理学头脑；④动机；⑤智商；⑥防御水平；⑦人际关系质量。Davanloo（1978）认为对实验性解释的良好反应是最重要的标准。对来访者痛苦原因及咨询适宜性的评估，通常需要1次以上的访谈才能完成。并且，Malan和Sifneos提出咨询适宜性评估通常需要2次他评访谈（Malan，1976；Sifneos，1972）。

1985年，美国APA协会制订了精神分析取向心理咨询适宜性，包括3个指标：足够的自我力量（如能忍受焦虑和治疗反复、冲动控制能力、现实检验能力、互动的灵活

性）、高心理学头脑（如自我暴露的意愿、心理联结能力、对实验性解释的工作能力）、高客体关系水平。

此后，不断有其他的学者探讨精神分析取向咨询适宜性，且开发了新的测评工具。Rosenbaum研制了"动力学评估访谈量表"（the dynamic assessment interview，DAI），包含以下条目：来访者动机、心理感受性、来访者忍受挫折的能力、自我观察的能力、共情的能力、表露和接纳感情的能力、来访者的吸引力、来访者对咨询的信心。此外，Baumann等（2001）还研制了"动力学过程能力量表"（the capacity for dynamic process scale，CDPS），包含洞察能力、情感能力和关系能力3个维度，共9个条目：内省、情感完整性、言语流畅性、洞察力、对问题的情感方面的觉察、对情感的分辨、对人际关系事件的分辨、能否建立积极关系、治疗性合作。Truant（1999）提出从建立关系的能力、来访者模式、对试验性干预的反应及反移情4个方面评估来访者短程咨询的适宜性标准。Brodaty等（1982）综合前人的适宜性量表，认为应从问题聚焦、动机、心理感受性、咨询师对来访者预后的乐观程度、情感表达能力和接受心理学解释6个方面评估个体的短程咨询适宜性。Sigal等（1999）尝试将教学医院中用于筛查来访者的39条标准的检查表进行主成分分析，得到短程咨询适宜性标准，包含情感可及性、人格稳定、关系稳定、对咨询的积极态度和创造性5个方面，该工具的信度较好。

领悟取向疗法的适宜性包含以下6个指标：①精神障碍的特点（环境因素对精神障碍的影响，上一年症状的变化程度）；②自我力量（面对困难能坚持，能容忍焦虑，能体验到消极情绪，能体验到积极情绪，有寻求替代性满足的倾向，能建立和维持情感联结，自信，有能力调整或改变环境，休闲内容与期望内容有关）；③观察到的精神状态（智商，能描述自己的情绪反应，能与访谈者建立信任关系，能承担合理的责任，态度严谨，能表达积极情绪，能表达消极情绪，能评估自己的症状能否用心理学解释）；④动机（想要消除症状，想要通过自己的努力获得改善）；⑤次级获益（重要他人对患者症状的态度）；⑥有治疗焦点（能利用心理动力学的概念形成有限的治疗焦点），并依据访谈结果将患者分为两类：适合（suitable）和不适合（not suitable）。量表的信度较好，结构效度较好，但对结果的预测力较差。

Valbak等（2003）还编制了"精神分裂症患者动力学治疗能力问卷"（the assessment of psychotic patients for dynamic psychotherapy，APPP），该问卷由治疗动机、注意、自我觉察、疾病领悟、对治疗师的信心、心理感受性等17个条目构成，问卷的信效度较好。

Laaksonen（2014）总结前人短程精神分析治疗的研究发现，短程治疗适宜性主要包括以下12个指标：①来访者有能力识别和定义关键问题，并在此基础上发展出界限分明的有焦点的治疗，且在访谈中与来访者之间达成一致；②情感的高度、可评估性和容忍性；③有能力参与到与访谈者的弹性互动和情感互动中；④现实的自我概念和良好的自我功能；⑤有能力对与治疗焦点有关的解释做出反应和阐释；⑥有良好的反思能力和洞察能力，对个人思想、感受和内在心理生活的良好表达能力；⑦对治疗、洞察和改变的有意识和无意识的动机；⑧中上的智商或问题解决能力；⑨防御机制的成熟性和弹性；⑩积极的应对方式和良好的认知能力；⑪人格中的积极方面；⑫建立关系的能力，主要反映在既往与重要他人的相互情感投入中。Laaksonen还编制了他评"心理咨询适宜性量表"（suitability for psychotherapy scale，SPS），测量来访者问题聚焦性、情感调节、互动的灵活性、与理想自我有关的自我概念、对尝试性解释的反应、反思能力和动机共7个方面的特征，该量表的信效度尚可。

Sifneos等（1972）界定的治疗适宜性标准得到了较多的应用。Høglend等（1992）采用量表总分对患者在长程动力学治疗中的效果进行预测，发现量表总分能够显著预测长程治疗的改变，并且其预测能力高于患者背景资料和诊断资料的预测能力，并发现问题聚焦、动机和卷入是最有力的预测变量。之后，Høglend等（1993）将Sifneos等的标准予以修订，采用有限制的治疗目标、动机、卷入和治疗前的人际关系质量4个维度对治疗效果进行预测（$N = 43$）。研究还发现适宜性与患者的诊断无关，且适宜性能直接预测症状改善情况和动力学变化情况；并且高适宜性的患者在短程聚焦疗法中的动力学改善效果更好，而低适宜性的个体在长程不太聚焦疗法中的效果更好。

Brodaty等采用问题聚焦等6个条目预测治疗效果（$N = 18$），发现6个条目相加得到的总分与症状改善程度有中等显著相关（$r = 0.41 \sim 0.55$）。Alpher等（1990）对25名接受治疗的患者进行研究分析，患者的动力学治疗过程能力量表（CDPS）总分越高，治疗后的症状越轻，功能改变越好，整体改变越多。

Valbak等（2004）对74名接受长程治疗的患者进行研究，结果发现DAI与早期的工作同盟相关（$r = 0.14 \sim 0.45$）。精神分裂症患者动力学治疗能力得分与工作同盟和卷入度高相关，且能够预测早期的治疗依从性，但对于后期的症状改善和社会功能改善没有预测作用。适宜性量表（SPS）的得分对短程心理动力学治疗结果有正向预测作用，是可靠的治疗开始前的适宜性测量工具。适宜性指数得分高者，似乎更易从短期治疗中获得充分的疗效，而适宜性指数得分低的患者似乎需要长期治疗或其他治疗。

（二）认知行为取向心理咨询适宜性

Safran等（1990）编制了"短程认知治疗适宜性量表"（suitability for short-term cognitive therapy rating scale，SSCT），并且开发了适宜性评估的他评访谈操作手册。该量表包含10个条目：①自动思维的可达性，或报告对问题情境想法的能力；②对情绪的觉察和区分，或过去和现在给不同情绪状态命名的能力，情绪整合能力；③接受改变的个人责任，或看到自己在康复过程中应承担的角色；④与认知原理的相容性，或看到认知行为治疗中关键任务的价值，如检查思想、情感和行为的关联，做家庭作业；⑤会谈中的同盟潜能；⑥会谈外的同盟潜能，或基于过去有意义关系史的治疗同盟的潜能；⑦问题的持续时间；⑧行动安全，或焦虑容忍能力；⑨保持专注的能力和解决问题的深度；⑩对心理治疗的乐观/悲观程度。SSCT具有结构效度、预测效度及合理的信度。之后，Safran还提出了人际聚焦的短程认知治疗适宜性，包括4个指标：①情感功能良好；②防御信息加工；③人际关系；④咨访关系。

Blenkiron（1999）提出认知行为取向咨询适宜性的指标：①识别和定义关键问题的能力；②聚焦行动，重视家庭作业；③通过识别和调整相关想法和行为来改善情绪的能力；④能建立好的咨访关系；⑤有聚焦于主要问题的清晰的咨询目标，人格完整；⑥在评估访谈中对认知行为咨询有积极反应；⑦对习惯性焦虑的暴露疗法及信念检测的行为试验反应良好。

与既往的他评访谈工具不同，McLellan（2016）编制了自评的"CBT适宜性量表"（CBT suitability scale，CBT-SUITS）。量表共13个条目，包含CBT原理、领悟洞察和行动性3个维度。该量表信效度较好，社区样本和大学生样本调查研究发现，CBT-SUITS与病理性症状无关或仅有微弱的负相关，与CBT信任度评估呈正相关，表明该量表测量了个体广泛的咨询适宜性，而不仅仅是症状。但是，未见该量表对咨询效果预测的研究。

在行为取向咨询中有一个清晰的咨询焦点，即单一的重要困扰，被认为是重要的适宜性因素。认知取向治疗适宜性多借鉴了短程心理动力学的适宜性指标，并在其中加入了认知相关的成分。

Bizzini等（1997）对96名年龄在19～90岁患者的研究发现，年轻患者的心理治疗适宜性更高。研究发现，SSCT量表均分与治疗师评价的治疗结果及患者（$N=42$）评价的治疗结果之间显著相关，与治疗后的症状呈负相关。他们还发现，低治疗适宜性的来访者，治疗同盟潜能较低。Myhr等（2007）对113名患者的研究发现，SSCT的情绪觉察和行动安全对结局的预测作用最大，2个同盟潜能（会谈中和会谈外证据）和应当自己对改变负责的接纳也能预测结局。Renaud（2014）对该量表进行探索性因素分析，发现其可分为2个维度：参与CBT过程的能力和对CBT过程的态度；且只有参与CBT过程的能力这一个维度可以显著预测患者症状改善程度。

（三）小结

回顾各取向心理咨询适宜性的发展历程，可发现关于心理咨询适宜性的研究最早可追溯到Freud首次介绍精神分析取向疗法并为其制订的精神分析取向咨询适宜性标准。随后，心理咨询适宜性扩展到其他取向疗法，如认知行为取向咨询、人际取向咨询。在拓展的过程中，补充了与各取向心理咨询相关的心理能力，如认知行为取向咨询适宜性的认知技巧、认同认知原理。

从咨询适宜性的指标看，一方面，各取向咨询适宜性"各自为营"，各有侧重，如精神分析取向咨询适宜性强调内在领悟，认知行为取向咨询适宜性强调理性思维，人际取向咨询适宜性强调人际关系。另一方面，也有一些指标出现在2种以上的咨询取向适宜性中，如改变动机、建立关系的能力、接受性（接受精神分析疗法对问题的解释或与认知取向疗法原理的相容性）、情感能力。这些有共性的、重叠的指标，对跨理论的咨询适宜性的界定具有重要的参考价值。同时，文献回顾还发现，有个别指标在多个工具中出现，如来访者容忍咨询反复、挫折和焦虑的能力和自我暴露水平。但在这些共性的指标之外，可能还有其他未被共同强调，但对于跨理论咨询适宜性很重要的指标。影响咨询效果的来访者因素研究，是对跨理论咨询适宜性研究起重要支撑作用的另一个研究领域。

第一，对现有心理咨询适宜性评估工具的系统回顾发现，目前尚无从跨理论的角度评估心理咨询适宜性的工具，尽管跨理论心理咨询在当前的整合取向心理咨询实践中至关重要。在现有的心理咨询适宜性评估工具中，只有9个工具经过严格的信度或效度检验：①短期焦虑心理治疗的选择标准（Barth et al.，1988）；②短程心理动力学治疗的选择标准（Høglend et al.，1992）；③领悟取向心理治疗的适宜性（Persson & Alstrom，

1983）；④动力学过程能力量表（Alpher et al.，1990）；⑤动力学评估访谈（Rosenbaum et al.，1997；Valbak et al.，2004）；⑥对精神病患者进行动力学心理治疗的评估（Valbak et al.，2003）；⑦短程心理治疗适宜性量表（Laaksonen et al.，2012）；⑧短程认知疗法的适宜性（Renaud et al.，2014；Safran et al.，1993）；⑨CBT适宜性量表（McLellan et al.，2016；McLellan et al.，2019）。

第二，即使是这些经过信效度检验的量表，也主要用于评估特定类型的心理咨询适宜性，如心理动力学治疗（Valbak et al.，2003）或认知行为治疗（McLellan et al.，2016）。心理治疗正逐渐走向整合（Fernández-Álvarez et al.，2016），心理治疗师不仅熟悉许多学派的理论和技术，而且倾向于以综合/折衷的方式进行实践，而不是只使用特定类型的心理治疗技术或特定学派的理论取向（Castonguay et al.，2015）。此外，"渡渡鸟"效应表明，不同类型的心理治疗的效果没有显著差异，共同因素（如文化适应）和患者的特征对心理治疗的过程及结果有重要影响（Rosenzweig，1936）。例如，患者的治疗前动机可以直接影响治疗过程（Schindler et al.，2013）。此外，患者期望影响工作同盟的质量，从而间接影响治疗效果（Vîslă et al.，2018）。因此，急需评估患者在整合-折衷主义心理治疗中的适宜性特征，这些特征促进了他们参与并愿意继续心理治疗的可能性。从跨理论的角度衡量心理咨询适宜性有助于估计患者的治疗时长，选择心理治疗或药物治疗，以及调整针对特定患者的干预策略。因此，从跨理论的角度研究患者的心理咨询适宜性，并在此背景下确定一种便捷、可行的心理咨询适宜性评估方法，是当前心理治疗实践的迫切需求。此外，上述各取向心理咨询适宜性的维度、内涵既存在差异，也存在重叠。例如，在9个被验证的量表中，有6个涉及患者的治疗动机特征。这表明，关于患者心理咨询适宜性的测量尚不够系统，还需进一步的理论和实证研究检验和确定影响患者心理治疗效果和效率的重要特征。另外，这些在多个取向的心理咨询适宜性工具中被提及的共同患者特征，为跨理论心理咨询适宜性工具的开发提供了借鉴和参考。

第三，现有的大多数区分取向的心理咨询适宜性测评工具（仅1个例外，即CBT-Suits），都由临床医生进行访谈的方式评估患者的适宜性。虽然临床医生评分是一种相对客观的方法，但评分员必须接受培训（例如，SPS的培训时间为60～100小时）（Laaksonen et al.，2012），而且访谈流程非常复杂（例如，2～3次访谈，每次DAI评估持续时间约为1小时）（Valbak et al.，2004）。另外，研究已经发现对治疗过程有一定预测力的患者自评特征，如自评心理治疗期望（Vîslă et al.，2018）和自评治疗动机（Pelletier et al.，1997）。尽管这些单一自评特征的预测力较为有限，但提示采用患者自评评估心理咨询适宜性是可以进行探索的研究领域，能够为临床患者心理治疗过程预判提供经济的（时间和成本）便捷的评估工具。

第四，现有评估工具的指标存在共性，也有诸多不同，对心理咨询适宜性的测量不够系统。各取向咨询适宜性虽各有侧重，也有一些指标在2种以上的取向心理咨询适宜性中均被强调，有个别指标在多个工具中出现，对跨理论咨询适宜性界定具有重要参考价值。在这些共性指标之外，可能还有其他对跨理论咨询适宜性很重要的指标。

在心理咨询中，精神分析取向、认知行为取向、人际取向均十分重视对来访者心理咨询适宜性的评估，并通过实证研究证实心理咨询适宜性对咨询效果的预测力。在当前心理咨询整合取向的发展趋势中，很难找到只使用单一咨询取向疗法的咨询师，咨询师会根据来访者的特点选择不同的方法、会在不同的咨询阶段采用不同的方法，故需要构建跨理论的心理咨询适宜性。国外各取向心理咨询适宜性研究中提取到的共性指标包括改变动机、建立关系的能力、对疗法原理的接受性、情感能力，以及影响咨询效果的来访者因素研究中提取的咨询动机、心理感受性、建立关系的能力，为跨理论心理咨询适宜性研究提供了重要基础。我国极少关注来访者心理咨询适宜性，忽视对来访者心理咨询适宜性的评估。

综上，在整合取向的发展趋势下，亟待构建跨理论的心理咨询适宜性，明确其概念和指标，开发评估工具，并探究跨理论心理咨询适宜性对咨询效果是否也存在预测作用，若有，则进一步明晰其作用机制。这将提升对跨理论心理咨询适宜性的认识，促进咨询实践的开展。具体来说，在理论上，明确跨理论心理咨询适宜性的概念和评估指标；在实践上，开发评估工具，帮助预判来访者在心理咨询中的获益程度和成功的可能性。这为来访者选择心理咨询或其他干预方法（如药物疗法）提供参考依据，也为各咨询机构的来访者-治疗师匹配提供决策依据，将咨询适宜性低的来访者分配给经验丰富的治疗师，减少来访者的早期脱落，减少新手治疗师的负性职业体验；也为治疗师的咨询实践提供指导。

第二节　心理咨询适宜性的理论构建

一、问题的提出

精神分析取向、认知行为取向、人际取向等主要咨询取向与流派均极为重视评估来访者在该取向的心理咨询适宜性，编制了各取向的心理咨询适宜性评估工具，检验了其对咨询效果的预测力，证实来访者在某取向的心理咨询适宜性高是其适应证，咨询效果好。该评估有助于提早判断来访者获益的程度及成功率，为咨询取向与方法的选择提供了决策依据，但文献梳理与整合也发现该领域的研究仍存在一些问题。

现有研究还停留在各取向的心理咨询适宜性阶段，缺少整合各取向咨询适宜性的探讨。而心理咨询的发展逐渐走向整合取向，在不同的咨询阶段，根据不同的咨询目标，咨询师会使用不同的咨询技术。这使得原有取向的咨询适宜性不再适用，亟待探究跨理论心理咨询适宜性。

二、心理咨询适宜性的概念和维度的界定

（一）研究目的

针对既往研究的不足，本研究梳理各取向咨询适宜性和影响咨询效果的来访者因素两大研究领域，界定跨理论心理咨询适宜性的概念和指标，为后续研制心理咨询适宜性自评工具，探究心理咨询适宜性对咨询效果的作用机制提供理论支持。

（二）研究对象与方法

1.文献调研法 是形成概念的常用方法。本研究主要围绕两大研究领域进行文献搜集和阅读：各取向心理咨询适宜性和影响咨询效果的来访者因素。通过搜集、鉴别、整理有关的论文、综述、图书及网页，形成有关"心理咨询适宜性"的概念和维度。本研究主要采用的文献搜索引擎或数据库包括PsychoInfo、EBSCO、Proquest、PubMed、台湾科学期刊数据库（TEPS）、中国知网数据库（CNKI）、万方数据库、台湾科学学位论文数据库（CETD）及Google Scholar等互联网资源。中文关键词包括"心理咨询/心理治疗""来访者""咨询适宜性""来访者选择""来访者因素/特征""咨询效果""咨询过程""咨询结局"；英文关键词包括"counseling/Psychotherapy""client""counseling/psychotherapy suitability""counseling/psychotherapy accessibility""client selection""client factors/characters""counseling effect""counseling/psychotherapy process""counseling/psychotherapy outcome"。采用主题词和关键词、自由词相结合的检索方式，不同数据库的检索策略稍有不同。同时，采用从参考文献中获取新文献的方法，补充收集文献。

2.专家讨论法 专家组的人员构成为男性4人（57.1%），女性3人（42.9%）；心理咨询工作年限6～25年，平均年限12.6年；博士学位者3人（42.9%），硕士学位者4人（57.1%）；正高职称1人（14.3%），副高职称1人（14.3%），中级职称5人（71.4%）。

专家讨论法主要通过会议的组织形式，让会议参加者在自由、畅所欲言的氛围中，交流观点、产生互动、激发灵感，从而产生更多的观点。该方法因其畅所欲言而激发讨论者建议建言、献计献策的积极性，因集体参与而能够使参与者相互借鉴，并不断地发生思想碰撞。

本研究采用的专家讨论法方式如下。请7位专家围坐在一起，首先向专家呈现通过文献调研法得到的各取向心理咨询适宜性的概念和维度，请专家对其逐一进行讨论、修改、删除无价值的内容或补充有价值的内容，做好会议记录。随后，研究者对记录资料进行整理，总结提炼出心理咨询适宜性的概念和维度。

（三）研究结果

1.跨理论心理咨询适宜性的概念 经过系统的文献梳理和整合，发现关于精神分析取向、认知行为取向等心理咨询适宜性的概念的探讨已有近百年的历史，但尚未形成统一的观点。学者Blenkiron和Ogrodniczuk的观点较为相似，采用形式论的观点，他们认为心理咨询适宜性是来访者满足心理咨询基本要求的程度（Ogrodniczuk et al.，2009；Blenkiron，1999）。Valbak认为心理咨询适宜性有广义与狭义之分，其界定的狭义的心理咨询适宜性与Laaksonen的观点相似，认为心理咨询适宜性是促进心理咨询过程中参与性与卷入性的心理特征（Valbak，2004；Laaksonen，2014）。

专家讨论认为，本研究的跨理论心理咨询适宜性宜采用实质论的视角，并将其界定为来访者拥有的促进心理咨询参与的心理特征。同时，专家讨论认为心理咨询适宜性具有如下特点：心理咨询适宜性是来访者在心理咨询这一特殊情境中的心理特征；心理咨询适宜性是来访者在心理咨询开始前拥有的特征；心理咨询适宜性关注的是人口社会学变量和病理学变量以外的心理资源和心理能力；心理咨询适宜性高的个体，在心理咨询中的参与性更高。

2.跨理论心理咨询适宜性的维度 通过对精神分析、认知行为等各取向心理咨询适宜性和影响咨询效果的来访者因素两大研究领域的系统文献检阅和整理，试图找到跨理论心理咨询适宜性的维度和指标。在各取向心理咨询适宜性研究领域，找到在2种以上的取向中共有的4个维度：咨询动机、关系能力、咨询认同、心理感受性。在影响咨询效果的来访者因素中，找到来访者在心理咨询这一特殊情境中的4个指标：咨询动机、心理感受性、咨询期望和咨询偏好。同时，文献回顾还发现，有个别指标在某一种取向中，反复多次被提及，但这些指标没有明显的取向印记，相反其更具有跨理论的普遍性特征，如来访者容忍咨询治疗反复、容忍挫折、容忍焦虑的能力，来访者的自我暴露水平，本研究提取出坚持性和开放性两个维度。故对两大研究领域进行综合整理，共得到8个维度指标：咨询动机、关系能力、咨询认同、心理感受性、咨询期望、咨询偏好、坚持性和开放性。

向专家呈现文献调研的结果，经专家细致讨论后达成一致意见，最终确立了跨理论心理咨询适宜性的5个维度（表3-1）。维度的设定有利于后续搜集和建立量表的条目，也有利于专家对条目进行系统讨论。

表3-1 跨理论心理咨询适宜性的维度

维度名称	概念
咨询动机	来访者参与心理咨询活动、做出改变的动力
咨询认同	来访者认同心理咨询对自己的帮助作用
开放性	来访者向咨询师分享自己的经验和观点
坚持性	来访者为达成改变目标而不懈努力的心理和行为特点
心理感受性	来访者对认知、情感、行为的兴趣和洞察感悟能力

（四）小结

经过文献调研及专家讨论，形成了跨理论心理咨询适宜性的概念，并确定了其包含的5个维度：咨询动机、咨询认同、开放性、坚持性和心理感受性。维度的确立有较好的理论基础，并经过专家反复、认真讨论，可以作为搜集并建立心理咨询适宜性原始条目池的基础，也有利于聚焦和明确研究内容，为本研究的后续工作奠定基础。

量表的编制以核心概念的界定为前提。本研究基于对各取向心理咨询适宜性及影响咨询效果的来访者因素两大研究领域的文献梳理及整合，并经专家讨论，确定了跨理论心理咨询适宜性的概念，即跨理论心理咨询适宜性是指来访者拥有的促进心理咨询参与的心理特征。与学者Valbak和Laaksonen一样，本研究在对心理咨询适宜性的概念进行界定时，采取实质论视角，认为心理咨询适宜性反映的是促进心理咨询过程参与性与卷入性的心理资源和心理能力，来访者心理咨询适宜性高，则其在心理咨询中的参与性和卷入性高（Valbak，2004；Laaksonen，2014）。同时，本研究明确了心理咨询适宜性的4

个特点：心理咨询适宜性是来访者在心理咨询这一特殊情境中、在心理咨询开始前拥有的特征，关注心理资源和心理能力，影响咨询参与性。核心概念界定清楚，概念的特点明确，有利于后续的量表编制。

结构是量表的基本框架。本研究在明确心理咨询适宜性的概念后，构建了心理咨询适宜性的5个理论维度，即咨询动机、咨询认同、开放性、坚持性和心理感受性，每个维度主要测量心理咨询适宜性的一个方面。咨询动机和咨询认同，更多地反映来访者参与心理咨询的准备性，前者指来访者参与心理咨询活动、做出改变的动力，后者指来访者认同心理咨询对自己的帮助作用。开放性是指来访者向治疗师分享自己的经验和观点。坚持性反映的是来访者能否在咨询遇到不确定、困难和阻碍时，能否坚持下去的能力。心理感受性是指来访者对认知、情感、行为的兴趣和洞察感悟能力。维度的确立有较好的理论基础，可以作为搜集并建立咨询适宜性原始条目池的基础。

本研究中心理咨询适宜性的维度，一方面来自精神分析、认知行为等取向心理咨询均极为重视的共同性指标：咨询动机、关系能力、咨询认同、心理感受性，另一方面来自对咨询效果有较稳定影响的来访者因素：咨询动机、心理感受性、咨询期望和咨询偏好。同时，文献回顾还发现，开放性和坚持性2个指标多次出现在精神分析取向中，但这2个指标没有明显的精神分析取向印记，相反其更具有跨理论的特征，本研究也将其提取出来。故通过对两大研究领域的文献进行综合整理，共得到咨询动机等8个维度指标。向专家呈现文献调研的结果，经专家多轮讨论达成共识，确立了跨理论心理咨询适宜性的5个维度：咨询动机、咨询认同、开放性、坚持性、心理感受性。维度的确立为条目构建提供理论基础。

第四章

心理咨询干预取向：治疗方法匹配的新思路

在心理治疗的早期阶段，大部分研究者和实务者持"唯方法论"，即认为治疗技术或方法是产生治疗效果的主要甚至是唯一原因，但该理念前后遭受了2次重大冲击。第一次冲击来源于Eysenck（1952）所提出的论断：来访者的症状改善和心理治疗无关，因为"75%的神经症患者无论其是否接受治疗，都会自然改善"，而且"接受了心理治疗反而会有更低的痊愈率"，该论断促使研究者开始重视心理治疗的效果评价与研究证据。当元分析技术及大量RCT研究证实了心理咨询与治疗的有效性后，众多对心理治疗方法的效果进行比较的研究均发现不同治疗方法之间的平均效果并无显著差异，这便是著名的"渡渡鸟"效应，这给唯方法论带来了更为致命的打击。心理治疗的实践者与研究者开始认识到，特殊的心理治疗方法和技术并非心理治疗起效的唯一因素，甚至也不是影响治疗效果的最主要因素。在解决"渡渡鸟"效应难题时，有研究者提出，之所以所有治疗方法同等有效，是因为过往研究没有考虑到来访者和治疗方法之间的匹配（Beutler et al.，2016），如果在个体水平上为来访者匹配更合适的治疗方法，则可能较随机分配的治疗具有更高的治疗效果。本章在梳理过往心理治疗方法匹配研究的基础上，提出基于心理咨询干预取向来解决方法匹配中的难点问题，并对心理咨询干预取向的概念、维度进行研究界定。

第一节　心理治疗方法匹配的研究背景

一、来访者-心理治疗方法匹配研究

心理治疗方法的匹配研究可分为2种主要的匹配方法：一种是根据来访者的特定问题匹配治疗方法，另一种则是根据来访者的特征匹配治疗方法。两者均以临床RCT研究为基础，尽管各自产生了一些有意义的研究结果，但都未能有效解决治疗方法的选择问题。

（一）来访者问题-治疗方法匹配："专病专治"模式

为特定心理问题匹配相应治疗方法的理念主要受到循证实践的影响。本书第一章已详细陈述循证心理治疗的发展过程和重要成果。这些成果以针对不同障碍的实证支持疗法清单的形式，指导临床工作者在实践中根据患者的特定问题选择实证支持的治疗方法。

在实证支持疗法清单中，抑郁障碍的"制订完善的治疗"包括行为疗法（Jacobson et al.，1996）、认知疗法和人际心理治疗，"可能有效的治疗"包括短程心理动力学治疗、自我控制治疗和社会问题解决治疗。广泛性焦虑障碍和惊恐障碍的认知行为治疗、广场恐怖障碍的暴露疗法、焦虑障碍的压力接种训练是"制订完善的治疗"，广泛性焦虑障碍和惊恐障碍的应用放松训练、社交恐惧的认知行为治疗、对动物恐惧的系统脱敏则是"可能有效的治疗"。暴露和反应预防是强迫障碍的"制订完善的治疗"，认知疗法和复发预防是"可能有效的治疗"。创伤相关障碍尚无指定完善的治疗方法，但EST清单将眼动脱敏和再加工治疗（EMDR）及创伤后应激障碍的暴露治疗、压力接种训练作为处理创伤相关障碍"可能有效的治疗"。

针对来访者的特定问题匹配最佳治疗方法的研究假设是，不同的心理治疗方法对不同病症的适宜程度存在差异，而使用不同疗法对同一病症进行干预时，其效果、效率、成本和潜在的副作用也各不相同，因此不同心理问题应该存在最优治疗方法。心理治疗研究需致力于寻找最适合特定心理问题的心理治疗方法，心理治疗实践则应根据实证研究证据选择最优疗法，实现"专病专治"。

但正如本书第一章所述，根据特定问题匹配最佳治疗方法的EST模式过分依赖手册化治疗、远离真实治疗情境、"只见疾病，不见患者"、忽略患者的主体性，治疗师缺乏灵活性，EST的学习与传播存在实际困难。尽管美国心理学会试图通过发布《心理学中的循证实践》和推行心理学循证实践（EBP）来解决EST中的缺陷，但受限于循证实践方法本身的局限性，EBP并没有完全解决来访者和治疗方法之间匹配的问题。研究者和临床工作者所要解决的问题并不是"什么方法有效"，而是"什么方法对谁有效"，因此有研究者开始尝试对心理咨询与治疗的对象进行亚群划分，结合研究证据，综合考虑患者特征与治疗方法之间的交互作用，寻找影响治疗效果的调节变量，可以指导治疗师根据患者的具体情况选择和运用恰当的治疗方法，做到"因人施治"，从而弥补实EST模式"只见疾病，不见患者"的先天缺陷，获得最大化的治疗效果。

（二）来访者特征–治疗方法匹配："因人施治"模式

根据来访者特征匹配咨询方法的研究假设是，虽然大部分研究均发现不同疗法的平均效果没有显著差异，这并不意味着对于一位特定的来访者，任何疗法都可以产生同样的效果。导致这种结果的可能原因在于，随机对照试验（RCT）研究范式将具有相同诊断的来访者随机分配给不同的治疗方法，这使得来访者的个人特征也相应随机化，也许具有某类特征的来访者更适合某种方法，但由于随机化分组，使得这种特征–疗法效应被冲淡，从而导致对于有相同诊断的来访者而言，总体上不同疗法之间不存在显著的效果差异（Newman et al.，2015；Carter et al.，2011）。基于以上考虑，大量研究者重新分析相关研究数据，将来访者特征作为调节变量，考察不同来访者特征是否影响疗法的效果，提出可以根据来访者的特征匹配治疗方法，即"因人施治"模式。

研究者将有可能在方法与效果之间起调节作用的来访者特征分为三大类别，分别是社会人口学特征、临床特征及心理学特征。研究通过识别调节治疗效果的来访者特征、文化背景因素及治疗偏好，为选择最佳治疗方法提供依据。

在社会人口学特征方面，来访者的婚姻状态可以影响认知疗法与人际心理疗法的效果，已婚人群对认知疗法的反应更好，离婚或分居者对人际心理疗法的反应更好（Sotsky et al.，2006），这一点也得到了 Barber 和 Muenz（1996）研究结果的支持。也有研究发现病程会影响抑郁症来访者对 CBT 和短程心理动力学治疗的反应，社会经济地位也可能影响不同疗法的治疗效果（Sue & Lam，2002）。Cuijpers 等（2016）对 41 项随机对照研究进行 meta 分析，调查 27 种患者特征及 6 种心理治疗方法，最后发现 3 种来访者特征可以调节治疗效果，其中 CBT 对 3 种成年抑郁症患者亚群体更加有效：老年人、共病成瘾障碍者及大学生来访者。然而 Driessen 等（2016）通过 meta 分析考察了来访者 12 类人口学特征对认知行为治疗和短程动力支持疗法在抑郁症治疗效果上的调节作用，结果未发现这些特征具有显著的调节效应。这意味着目前尚不能将来访者的社会人口学特征作为治疗方法选择的主要依据。

在临床特征方面，针对抑郁症患者的研究发现，症状严重、慢性抑郁、起病年龄早、发作次数多等临床特征与 CBT 效果不佳相关。功能不良认知高，完美主义及将抑郁归因于人际关系问题的患者对 CBT 的治疗反应不理想。研究者还发现慢性抑郁和内源性抑郁患者并不适合人际心理治疗，可见哪怕是患同一类心理障碍的患者，不同临床特征也会影响其对不同治疗方法的反应，故而在实施治疗方法匹配时应将相关临床特征纳入决策系统。

对 NIMH 的抑郁症治疗合作项目（TDCRP）的后续研究发现，抑郁症患者治疗前的严重程度可预测患者对不同疗法的反应。对于更为严重的患者，药物治疗的效果优于心理治疗。在人际心理治疗与认知行为治疗的比较中，初始抑郁症状严重的患者更适合人际心理治疗。研究者还发现社会功能损害和认知功能不良是治疗效果的显著调节变量，与治疗方法存在交互作用。患者治疗前的功能损害越严重，人际心理治疗的效果越不理想。患者的认知功能不良与认知行为治疗的不良效果有关，但也有研究者批评这种事后分析调节效应的研究缺乏足够的统计效力。

共病也是影响来访者对不同治疗方法反应的重要临床特征。如研究者发现，对于存在中重度抑郁问题的焦虑障碍患者，基于正念和接纳的疗法（如 MBSR 和 ACT）要优于 CBT（Arch & Ayers，2013；Wolitzky-Taylor et al.，2012）；对于轻度或无抑郁症状的焦虑障碍患者，CBT 优于 ACT 和 MBSR，而对焦虑程度低的抑郁障碍患者（Driessen et al.，2016），短程动力支持疗法的效果优于认知行为治疗。人格障碍与治疗方法之间的交互作用较为复杂，研究者倾向于认为共病人格障碍的抑郁症患者对 CBT 的反应要优于 IPT。因为 CBT 的结构化和指导性对共病人格障碍的患者有利，而存在人格障碍症状的患者可能难以领悟人际困难与其抑郁障碍之间的关系。

在心理特征方面，有研究者提出可以根据动机类型对心理障碍划分亚型，如反映成就动机的内射型抑郁和反映亲和动机的情感依附型抑郁，不同类型的患者可能适合不同的治疗方法，如 Marshall 等（2008）的研究发现，内射/自主型抑郁更适合 CBT，情感依附型抑郁更适合人际心理治疗。此外，也有研究者根据人格特征的差异考察其对治疗效果的调节作用，如 Barber 和 Muenz（1996）的研究发现，具有强迫型人格特征的抑郁症患者更适合人际心理治疗，而回避型人格的患者更适合 CBT。Joyce 等（2007）的研究也证实了这一点。还有大量研究结果将依恋回避作为疗法选择的一个重要指标，且大部分研究结果都表明高依恋回避者更适合 CBT（Newman et al.，2015），而高依恋焦虑患者对治疗效果有积极的预测作用。

以往研究从社会人口学特征、临床特征和心理学特征三个方面探索了有可能与治疗方法产生交互作用的来访者变量。总体来看，与EST已较为明确的证据和治疗方法选择清单不同，目前涉及来访者特征－治疗方法匹配的来访者特征数目繁多，这些特征之间的关系是什么，其影响治疗匹配的作用机制是什么，当出现特征变量之间的冲突时又该如何选择最匹配的治疗方法，现有研究无法做出明确回答，相关研究结果也不能直接应用于实践。

（三）小结

将心理治疗方法视为相互独立的"药物"，是上述2种治疗匹配研究最终未能成功的主要原因。"专病专治"的来访者问题－治疗方法匹配模式和"因人施治"的来访者特征－治疗方法匹配模式所匹配的对象都是相互独立的心理治疗方法，如认知行为治疗、心理动力学治疗、人际心理治疗等，这种研究范式存在以下几个问题：①目前存在400多种心理治疗方法，研究者不可能通过RCT研究来比较所有方法的疗效。如果将来访者的问题和来访者特征也纳入研究，则相应的组合高达150多万种，已有的RCT研究范式更无法将此付诸现实研究。②当决策的对象是冠以不同名称的治疗方法时，研究者和实践者都默认这些方法是彼此独立的不可分割的整体，各自具有不可替代的特点和疗效，然而事实上各治疗方法之间即使存在理论上的分歧，其内在的作用机制和采取的干预技术仍具有较高的重叠性。换而言之，不同的心理治疗方法之间的差异并没有其表面那样显著。一种心理治疗方法包含了多种理论元素和技术成分（Kazdin，2009），研究者至今都并不清楚是哪些成分真正产生了治疗效果。如果在进行治疗方法选择时依然以相互独立的心理治疗方法或流派为决策对象，必然难以满足实际临床需要。

当代心理咨询与治疗已跨越了流派林立和阵营斗争的早期阶段，有越来越多的心理治疗师在临床中选择整合与折衷主义取向。Norcross和Newman（1992）对北美临床与咨询心理学家的调查发现，30%～50%接受调查的心理学家都认为自己在实践中是采用折衷主义或整合主义理论取向。在我国从业者中，认同折衷主义或整合主义理论取向者占明显优势。大家都认识到，没有一种理论能够全面解释人类行为的复杂性，没有一个流派的方法可以满足所有来访者的需要，适用于所有心理问题。治疗师需要灵活使用不同的理论和技术，以和来访者形成匹配。

随着整合－折衷主义心理治疗的发展，研究者开始尝试对400多种心理治疗方法进行"降维"，试图寻找不同治疗方法背后的共同"活性成分"，以此实施治疗匹配。Goldfried（1980，2018）将心理治疗方法分成3种抽象水平，其中理论模型代表了最具特异性的抽象水平最高的部分，具体的干预技术则是抽象水平最低的部分。不同疗法之间的哲学基础和理论构念可能差异显著，但是理论模型与心理治疗过程及结果的关联性相对较弱。具体技术与心理治疗过程最为贴近，但是研究尚未发现哪一种具体技术直接与治疗改变相关，且很多技术都会被不同疗法的实践者所使用。Goldfried认为，最需要关注的应该是处于中间层次的方法论原则，或者称之为干预取向或干预策略。受到Goldfried的影响，Castonguay和Beutler（2006）认为特定流派中的治疗技术其实是某种基本的干预取向所表现出的特殊形式。通过总结这些基本的干预取向，可以为心理治疗师提供一系列指南，启发其在治疗中灵活运用各种方法。

心理治疗方法匹配的第三种模式是以心理治疗的整合-折衷主义为指导思想，不再局限于为特定来访者寻找最合适的独立的心理治疗方法，而是在抽象水平处于理论与技术中间层次的干预取向水平上对心理治疗方法进行重新分类，抽取核心干预策略，根据临床经验和实证研究，为来访者选择最匹配的干预取向，再从不同疗法中选择相应的干预策略，进一步推动心理治疗的个体化发展。

二、心理咨询干预取向及其与来访者的匹配研究

取向（orientation）也称为"定向"。韦伯大词典对取向的定义：①定向或被定向的行为或过程；②一种具有方向的状态；③思想、倾向或兴趣的一般或持久的方向。现有研究中，心理咨询取向主要分为2种：心理咨询理论取向和心理咨询干预取向。

心理咨询理论取向（theoretical orientation）是指心理治疗师对于人格、心理病理的潜在知识和价值体系，是不同心理咨询理论模型和学派的核心基石，反映了不同心理咨询学派特有的人性观、人格观、病理观和健康观（Poznanski & McLennan，1995）。研究者发现，理论取向并不等同于治疗师对特定治疗干预策略的偏好，后者通常反映咨询师的干预取向。治疗师在特定咨询会谈中的具体行为和特定方法的使用受到各种因素的影响，治疗师在特定咨询会谈中实际的做法也非完全符合其理论取向。因此，有必要将治疗师的理论取向和他在实际会谈中的干预取向加以分离，选择更合适的跨理论概念框架对治疗师的干预行为进行分类、评估，研究不同类型的干预对咨询过程以及咨询效果的实际影响。

心理咨询干预取向（intervention orientation）是治疗师在具体咨询中在干预活动、干预方式、干预策略和干预焦点上呈现出来的一致性特征，例如治疗师在咨询焦点上的定向（聚焦于个体内部世界—聚焦于个体外部世界；聚焦于过去—聚焦于现在或未来等）、在干预方向上的定向（促进来访者获得领悟—促进来访者习得技能）等。心理咨询干预取向由有限数量的维度或特征构成，可以对治疗师在会谈中的实际操作进行抽象综合，有助于研究者找到心理治疗操作中的"活性成分"，指导咨询或治疗师产生合适的干预策略，选择相应的治疗技术。

（一）不同咨询流派的干预取向特征

咨询或治疗师在会谈中的干预焦点可能是干预取向的重要方面。不同的理论学派关注的焦点有所不同，如经典精神分析是典型的内部焦点，认知疗法既关注来访者的内部功能（认知与情感的交互作用），同时也关注来访者的外部环境和外部行为，家庭系统方法则主要聚焦于来访者的外部人际环境。在临床实践中，治疗师的干预焦点也存在显著差异。

Goldfried等（1989）研制了治疗焦点编码系统（coding system of therapeutic focus，CSTF），该系统主要评估6种干预焦点：①来访者的主要功能成分（components of patient/client functioning），如思考、情绪和行动；②治疗师的一般干预（general interventions），如支持、检验等；③来访者功能成分的内部联系（intrapersonal links of components of patient/client functioning），如来访者的内在模式；④来访者功能成分

的人际联系（interpersonal links of components of patient/client functioning），如人际强化；⑤治疗师言语反应所涉及的人员，如来访者或治疗师；⑥时间框架，如过去、未来等。Goldsamt等（1992）使用CSTF对3位治疗师（Beck、Meichenbaum和Strupp）对同一位来访者的治疗录像进行编码，结果发现3位治疗师的临床干预焦点存在明显差异。Beck更关注自我评价、期望、思想和情感的生理迹象，强调区分现实和非现实。Meichenbaum更注重情感和行动。在人际关系方面，Beck比Strupp更强调个人内部产生的后果，但比Meichenbaum和Strupp更少关注人际关系产生的后果（自我对他人的影响）。Strupp更强调内在相似性/模式，比Beck更强调人际模式。在另一项研究中，Goldfried等（1997）采用CSTF比较了认知行为治疗和动力学-人际心理治疗会谈中的干预焦点，结果发现认知行为治疗和动力学-人际心理治疗在干预焦点上存在明显差异，且与其理论假设一致。例如，动力学-人际心理治疗更关注来访者功能中的情绪成分，以及个人模式和人际关系模式，在时间框架上更多聚焦于来访者的早期童年生活和成长的不同时期所发生的重要事件。认知行为治疗更关注来访者的外部环境及来访者的行为能力，在时间框架上更多聚焦于未来事件。研究者还发现动力学-人际心理治疗更强调"领悟"，认知行为治疗更强调"行动"。

Watzke等（2010）提出从干预取向的三个方面来比较不同的心理治疗方法：治疗活动、治疗风格和治疗内容（therapeutic action，style and content），这三个方面也可以有效描述治疗师在实际会谈中的干预特征。治疗活动反映了治疗师在使用具体技术时的个人倾向，治疗风格是指治疗师在实施干预时的个人风格，尤其反映在他与来访者人际互动中的指导性和亲近/支持性，治疗内容则与干预焦点有关，如内部-外部焦点、主观-客观焦点、思考-感受-行动焦点及时间焦点等。

就目前的研究来看，心理咨询的干预取向是咨询或治疗风格、干预方向和干预焦点的综合，它位于Goldfried（1980）所界定的"一般改变原则/干预策略"抽象水平，可以有效描述治疗师的干预行为特征，不同干预取向的组合也能反映不同治疗方法的特点，与来访者的治疗反应和治疗获益有更为紧密的联系。

（二）基于心理咨询干预取向的治疗匹配研究

1.支持-表达干预取向的治疗匹配研究　在心理咨询与治疗的过程研究中，研究者注意到，使用同一疗法的治疗师在会谈中的治疗目标并非完全一致。因目标不同，治疗师所选择的治疗技术也会出现显著差异。这种由不同目标和技术综合形成的干预取向，在短程心理动力学治疗中尤为显著。早期研究者用支持性治疗（supportive psychotherapy）和表达性治疗（expressive psychotherapy）来反映这种干预方向的差异。Piper等（1998）将其重新命名为支持性治疗和解释性治疗（interpretive psychotherapy）。支持性治疗的主要（或直接）目标是改善来访者当前的生活适应，以恢复来访者身体平衡，减少症状，增强自尊，减轻压力为主。支持性治疗重点关注来访者的直接需求，包含危机干预在内。为实现生活适应这一主要目标，支持性治疗的次要（或间接）目标是教导来访者可在将来使用的问题解决技能。解释性治疗的主要目的在于增强来访者对（心灵内部和人际关系中的）重复性冲突和创伤的领悟，实现自我理解和自我控制的过程，更接近于经典动力学治疗所追求的性格改变。解释性治疗的次要目标是帮助来访者通过领悟来适应其治疗中的问题。

由于治疗目标在方向上的差异，支持性治疗（现实适应取向干预）和解释性治疗（领悟取向干预）所选择的治疗技术和治疗过程都会随之发生变化。例如，支持性治疗倾向于缓解来访者的焦虑，和来访者一起参与问题解决，支持和鼓励来访者；解释性治疗则倾向于治疗师的沉默会增加来访者的焦虑，通过解释来增强来访者的领悟。研究者假设，高客体关系质量的来访者可以忍受解释性治疗，并且从中获益更多。相反，低客体关系质量的来访者更适合支持性治疗，从支持性治疗中获益更多。Piper等（1998）的研究发现，解释性治疗的来访者脱落率显著高于支持性治疗，且解释性治疗只对客体关系质量高的来访者有效。Rockland（1989）建议，对于前俄狄浦斯期冲突的来访者，可使用支持性治疗，对于俄狄浦斯期冲突的来访者，可使用解释性治疗。

随着研究的不断深入，研究者发现，支持性干预和解释性干预并非动力学治疗所独有，而很可能是跨理论流派的干预取向。Barber等（1997）和Crits-Christoph等（1993）比较了支持-表达治疗（SE）和认知行为治疗（CBT）的会谈录像，结果发现2种疗法在表达性干预上有显著差异，在支持性干预上没有显著差异，由此Barber提出，支持性干预可能是一种跨流派的共有干预取向。

2.行为/任务-领悟干预取向（behavioral oriented therapy-insight oriented therapy）的治疗匹配研究　有研究者用行为-领悟来区分2种典型的干预取向，并且发现2种干预取向在婚姻治疗中都可以产生积极的效果。行为取向的婚姻治疗主要教导来访者识别和减少沟通中的非建设性行为，治疗师主要使用行为塑造、沟通技能训练等直接矫正行为的技术；领悟取向的婚姻治疗重在解决夫妻冲突中潜在或无意识的根源，治疗师主要使用澄清和解释技术，治疗师也会使用倾听、共情技术，并且对破坏性的沟通模式进行修正，但不采取系统的沟通技能训练，也不会采取主动的行为塑造程序。研究者发现，虽然在当初治疗刚结束以及6个月追踪时没有发现2组疗效存在显著差异，但是4年以后，行为取向干预组夫妻的离婚率（38%）显著高于领悟取向干预组（3%）。Addis和Carpenter（1999）进行了一项涉及更为严谨的研究，考察被试者对抑郁症的病因归因、冗思反应和任务取向干预（action-oriented treatment）或领悟取向干预的关系。他们假设，相信某干预方法背后原理的来访者，其治疗效果要比否定该原理的来访者要好，其结果显示，来访者对抑郁情绪寻找的原因越多，做出的冗思反应越多，其对任务取向干预的反应就会越消极，该结果也验证了Addis和Jacobson（1996）的研究发现，即对抑郁症找出更多原因的来访者更有可能拒绝行为取向干预。研究者还发现，虽然抑郁归因和冗思反应不影响来访者对领悟取向干预的反应，但将抑郁问题归因于童年原因和性格原因可以显著预测领悟取向干预的治疗效果。

Goates-Jones和Hill（2008）试图研究来访者对任务和领悟2种干预取向的偏好与干预取向的一致性是否影响治疗效果，但结果发现，来访者对任务取向干预的反应显著高于领悟取向干预，且不受偏好的影响，该结果也与Atkinson等（1991）的研究一致。

Betuler等（2000）基于全面的文献综述和多年的实证研究，提出系统治疗选择模型（systematic treatment selection，STS），就如何根据来访者的特征匹配相应的干预取向给出了明确的指导。例如，STS建议任务-领悟取向和来访者的症状复杂程度及应对风格进行匹配，简单症状可匹配任务取向干预，以症状减轻为主要目的，复杂症状可匹配领悟取向干预，以领悟核心的潜意识主题为目的；对于外化应对的来访者，STS建议匹配以减轻症状和改变行为为焦点的干预取向，对于内化应对的来访者，STS建议匹配聚焦于内部体验觉察和领悟的干预取向。

以上研究根据干预的总体目标和使用方法的不同，从干预方向上将心理治疗划分为行为/任务取向干预和领悟取向干预，另外也发现支持取向干预是所有治疗方法的共有成分，这种分类方式在某种程度上可以更准确地反映治疗师在会谈过程中的干预特点，这也是最接近来访者反应的治疗操作。不过以往研究对干预方向的界定并非完全一致，而且没有区分干预意图和干预途径，如行为取向干预通常是指以行为为焦点和主要干预途径的治疗师活动，但领悟取向干预则更强调干预的意图。实现领悟的途径包含很多，如Mcaleavey和Castonguay（2014）的研究发现，心理治疗中特殊技术和共同因素都与来访者的领悟有关，基于同一干预目标的不同干预途径，其效果是否相同，还需要进一步研究。

（三）小结

综合以上研究可发现，心理咨询干预取向的抽象水平处于理论模型和具体技术之间，既能够反映不同治疗学派的特点，也能转化为具体的干预技术，研究干预取向与来访者特征的匹配，可以弥补过往2种治疗方法匹配模式的不足，既增加了治疗师的灵活性，又能保证治疗干预与来访者的适宜性，是较为理想的治疗匹配指标。对心理咨询干预取向的研究也有助于深入探索心理治疗过程和改变机制。

但当前有关心理咨询干预取向与治疗匹配的研究也存在一些问题。这些研究所涉及的干预取向在概念内涵和类型上并不统一，有些涉及干预策略，有些涉及干预焦点，还有些则涉及干预意图和治疗风格。概念的不统一将极大影响治疗匹配研究的有效性。因此有必要对干预取向本身进行概念界定，在干预取向、干预策略、干预技术、干预方法、干预风格和干预意图等诸多概念之间形成合理的逻辑联系。另外，现有对治疗干预取向的分类都是基于经验分类，只抓取干预中的某一个特点，缺乏一个整体的框架，未能整合与访者的改变机制和改变过程有着紧密联系的元素和机制，对干预取向的测量也不完整。因此，未来研究需要基于来访者在心理治疗过程中的实际改变过程及相关机制，构建来访者治疗改变与治疗师干预行为的整体框架。

三、思考-感受-行动框架与心理治疗匹配

（一）思考-感受-行动三分法与心理治疗

将人的心理过程划分为认知（cognition）、情感（affection）和意动（conation）是自古希腊哲学以来一直流传至今的分类方法，研究者用"心灵三部曲"（the Trilogy of Mind）来形容这种划分方式。不同领域的心理学家围绕这三个行为成分（Henninger et al., 2003）或心理功能（Wang & Eccles, 2012）构建了人类特定心理活动或特征的理论模型。

Breckler（1984）提出态度的三因素模型，认为认知、情感和行为是态度的三个不同组成部分。在该模型中，行为（行动）倾向是通过工具性学习发展而来（如对某特定反应的强化过程）。认知（思考）倾向则是通过前期接触信息类材料得以发展。情感

（感受）倾向可能是经典条件作用的产物，即情感刺激与对象的配对反应。所以认知、情感和行为代表了不同的反应类型，三者之间既相互作用同时也存在一定的独立性。态度的认知-情感-行为三因素模型也得到了充分的实证支持。

Martin 等（2000）提出特质愤怒的三因素模型（three-factor model of trait anger）。Wilt 等（2015）在人格心理学领域发现，大五人格理论中的5种基本人格特质（神经质、宜人性、尽责性、开放性和外倾性）反映的是个体在感受、行为、思考和潜在动机上的变化，而且不同的特质在评估时往往偏重认知、情感和行为中的某一方面，如神经质的条目常与情感内容有关，外倾性、宜人性和尽责性的条目更多涉及行为内容，开放性的条目则主要由认知内容表示。由此可见，个体在思考（认知）、感受（情感）和行动（行为）三种心理过程的表现、偏好和功能方面必然存在个体差异。

Safran 和 Greenberg（1988）提出，思考-感受-行动可以作为心理治疗整合的概念框架。他们认为，人类是以综合方式进行思考、感受和行动的有机体，在情绪、认知和行为之间存在复杂的交互作用。从认知信息加工的角度看，个体的思考功能涉及信息加工。但根据生态学理论，人通过行动与环境互动，并获得环境信息。人并不是纯信息加工的"计算机"，而是行动的主体（agent），人的所有想法都是为行动服务，人们通过行动获得有关世界与自身的信息，所以认知与行动之间存在不可分割的联系。有关个体心理的计算机隐喻让人们从抽象逻辑的编码方面来看待个体的心理表征过程，但信息也表征在感官运动和情感表达运动水平。情感过程具有原发性和功能性，认知加工和概念性加工活动则是一种次级评价活动，构成情感体验的重要组成部分。此外，情绪具有适应功能，可以为人类的感知着色，并产生行为倾向。情绪、认知和行动通过一种前注意水平的信息加工过程持续不断地联合来自外部和内部的信息，并在信息加工过程时融合在一起。Greenberg 等提出有关情绪、认知和行动之间的关系框架可以理解不同的心理治疗改变过程，而且他们认为不可单一强调某个成分而忽略了其他成分在不同治疗环境中以不同方式运作的重要性。研究者也注意到，过去研究往往集中于认知取向干预和行动取向干预，忽略了情感取向干预（affective intervention）。

从一般意义来看，心理治疗是来访者在与治疗师的互动中解决问题，尤其是社会情境中个人问题解决的过程，其结果将反映来访者思考、感受和行动的某一方面或某种模式的改变。而不同的心理治疗学派对个体思考、感受和行动的理解、聚焦及处理方式存在明显的差异。为了研究心理治疗发生作用的机制，从来访者的问题解决过程，以及思考、感受和行动的个人偏好出发，考虑来访者在思考、感受和行动方面的个人特征与心理治疗干预之间的匹配将是合乎逻辑的研究选择。

（二）Lazarus的多模式心理治疗模型

Lazarus（2006）是技术折衷主义的代表人物，他将行为治疗扩展为多模式治疗，主张心理治疗师应该根据来访者的具体情况选择最合适的技术，而无须考虑该技术背后相关的理论模型，因为"不管一个理论有多有趣，有多可信，实际上人们使用的是技术，而不是理论。因此，对心理治疗效果的研究始终是对技术有效性的研究"。他认为传统的认知、情感和行为三分法不足以涵盖人类功能的全部领域，因此将感觉（sensation）和情感（affection）分开，将意象（imagery）和认知（cognition）分开。并且加入药物-生物学（drugs-biology）和人际关系（interpersonal）维度，并以其首字母组成BASIC I.D来代表心理治疗所针对的7种核心功能模式。

Lazarus设计了多模式结构剖面图来评估来访者在7种功能模式上的特殊形态。在行为（behavior）模式上得分较高的人通常被描述为是活跃、精力充沛和忙碌的人。他们通常以目标为导向，通常选择对问题采取行动而不是先深入研究。在情感（affection）模式中获得高分的人认为自己是情绪化的。他们对事物有深刻的感受，并依赖于他们的情感和直觉。在感觉（sensation）模式中得分高的人非常关注身体感受。他们敏锐地意识到气味、味觉、视觉、运动和声音，类似于具有明显右脑优势的个体。在意象（imagery）模式中得分高的人善于想象，他们更有可能幻想或做白日梦，形象思维发达。在认知（cognition）模式中得分高的人认为自己是有逻辑的、理性的和深思的。在人际关系（interpersonal）模式中得分高的人从人际关系中获得能量，他们喜欢社交、交往和团结。在药物-生物学（drug-biology）模式中得分高的人具有健康意识，他们避免不健康的习惯，照顾自己的身体，不依靠成瘾物质来应对压力。Lazarus认为存在心理问题的个体在7种模式中将出现不同的表现。因此，为了获得最佳治疗结果，治疗必须关注来访者在7种模式中的特殊情况。

7种模式的分数决定了个体的功能偏好。根据多模式理论（Lazarus，2005），个人的"主导模式"在几个多模式评估中得分最高的模式分数将是其主要发挥功能的领域，个人最可能在该领域中做出反应，特别是在有压力时。研究者发现，在婚姻和其他人际关系中，当双方的主导模式相同时，他们的沟通会更清晰，并且会产生更有成效的人际关系。

Herman（1997）发现，当来访者与治疗师的模式结构相似时，在治疗中可以取得更大的进步，有更高的治疗满意度。研究者推测，这可能是因为治疗师使用了符合其自身模式结构的心理治疗技术，以及来访者倾向于按照自己的模式功能来解释他们的心理问题。Herman（2004）设计了不同形式的放松训练，并假设给予来访者与他们的模式结构最符合的放松训练之后，来访者将表现出更大程度的症状缓解。基于该假设，主要使用感觉模式的来访者可能更偏好或更能够从基于感觉的放松训练中获益；主要使用行为模式和（或）药物-生物学模式的来访者可能更偏好从横膈肌呼吸训练或雅各布森肌肉放松训练中获益更多；主要使用意象模式的来访者可能更偏好从主要基于想象的放松训练中获得更多益处。其研究发现，个体的意象模式得分可以显著预测其经过放松训练后的症状缓解程度。在意象、认知和药物-生物学模式上的个人倾向也会影响来访者对不同放松训练形式的偏好。Herman的前期研究也发现，当来访者接受与其自身模式结构一致的治疗时，他们更有可能认为治疗对他们更有意义、更重要。这可能会使他们更多地参与治疗，更好地遵循处方治疗，因此更有可能实现症状减轻（Herman，1997）。

（三）人格适应理论与Ware顺序

Ware（1983）提出人格适应（personality adaptation）的概念，他认为人格适应是指儿童在人格形成的过程中会选择一些有助于生存的基本策略，同时也会选择一些应对父母和外界环境期待的策略，这些核心策略将成为他们成年后适应世界的主要方法。Ware将个体的人格类型分为6种人格适应，并借用DSM人格障碍的标签给每一种人格适应类型命名（表演型、强迫型、分裂样型、反社会型、被动攻击型和偏执型人格适应）。此外，Ware区分了3种与人交流时的接触渠道，包括思考、感受和行动，他在临床中发现不同的患者会按一定的顺序表达想法、感受或行动，而这种顺序与其独有的人格适应类型相关，因此他提出不同的人格适应类型都有其独特的人际接触顺序，这种顺序主要反映在个体在思考、感受和行动的哪一个方面更容易"开放"，在哪一个渠道更容易产生抵触。Ware用开放门（open door）、目标门（target door）和陷阱门（trap door）来表示与个体接触时需要注意的交流顺序（ware sequences）。

了解个体特有的人格适应及人际交流顺序，可以帮助治疗师用更恰当的方式进行工作。当和一个人第一次接触时，与其开放门建立联系是最有效的；一旦治疗师在开放门与之建立和谐关系，接下来就可以进入其目标门。目标门是该人格适应需要整合从而产生改变的领域。而陷阱门是一个人防御最强的地方，在这里经常会产生治疗僵局。但同时，陷阱门也是一个人最深远的改变之所在。一旦对其目标门做足了处理，就有可能在其陷阱门产生变化。如果治疗师一开始就在陷阱门和来访者联系，很容易陷入治疗僵局（Joines & Stewart，2002）。如果治疗师在错误的门与之接触，就容易激发来访者的非适应性反应。

与此同时，沟通分析学派的另一位重要理论家Kahler（2008）从其临床观察和过程脚本理论（process scripts theory）出发，同样发现有6种独特的人格类型（personality type）会以不同的比重出现在个体身上，每一种人格类型都通过其独特的知觉通道（perception）加工体验，认识世界。如果我们要和他人建立良好的联系，就需要使用他们所偏好的知觉语言（perceptual language）。

Jonies将Ware的人格适应与接触顺序理论和Tabi Kahler的人格类型理论加以结合，融到再决定疗法（redecision therapy）之中，形成了一个基于人格适应进行治疗的完整工作模型（表4-1）。

表4-1　人格适应与Ware顺序模型

人格适应 （Ware原始命名）	开放门	目标门	陷阱门	人格类型 （Kahler命名）	知觉通道
负责任的工作狂 （强迫型）	思考	感受	行动	思考者 （thinker）	思维 （thought）
杰出的怀疑者 （偏执型）	思考	感受	行动	坚信 （believer）	观念 （opinion）
创造性的梦想者 （分裂样型）	行动 （不行动）	思考	感受	梦想者 （dreamer）	不行动 （内省）
顽皮的抗拒者 （被动攻击型）	行动 （反应）	感受	思维	玩乐者 （funster）	反应 （喜欢/不喜欢）
热情的过度反应者 （表演型）	感受	思考	行动	感受者 （feeler）	情绪 （emotion）
富有魅力的操纵者 （反社会型）	行动	感受	思考	行动者 （doer）	行动 （action）

基于人格适应和Ware顺序，治疗师可以选择相应的干预策略。例如，面对一位表演型人格适应的来访者（热情的过度反应者），其开放门是感受。感受是他们投入最多能量的领域。要与这样的人建立有效联系，就必须先与他们的感受建立联系。而且最好的沟通方式是养育性的（nurturing），让他们感受到被关心，因为对他们而言最重要的事情之一就是别人关心他们的感受。表演型来访者没有将思考与感受整合，所以他们的情感是肤浅的，缺乏深度。为了让他们的人格完整，表演型来访者必须将思考整合入人格之中，因此思考是他们解决问题和改变的目标门。一旦将思考和感受整合，表演型来访者就会出现最大改变。他们将停止过度的情绪化反应。这个改变源自其目标门——思考。如果治疗师直接处理他们的行为，很容易陷入治疗僵局，因为行动是表演型来访者的陷阱门，是他们防御最强的领域。

Joines（2002）基于人格适应理论编制了"琼斯人格适应问卷"（Joines personality adaptation questionnaire）以评估来访者的人格适应特征，并积极应用于咨询与治疗。然而有研究者对人格适应理论提出批评（Tudor & Widdowson，2008），认为该理论过于简化，也会因为过去强调抽象概念和客观化评估而妨碍治疗师实际投入到与来访者的真实互动过程。尽管Joines（2011）对此做出回应和解释，人格适应理论仍需要进一步的研究验证。

（四）Hutchins思考-感受-行动模型（TFA Model）

无论心理治疗背后的理论取向是什么，所有心理治疗的目标都在于协助来访者实现认知、情感和行为的改变。只是不同心理治疗方法的创建者常将重心放在人类行为的不同方面，如Ellis强调行为的认知维度，Rogers强调行为的情绪维度，而Wolpe则强调行为维度。随着整合-折衷主义取向的发展，无论是研究者还是心理治疗的实践者都重视将认知、情感和行为加以整合。Wedding和Corsini（2013）把心理治疗的本质看作是通过学习来促进人改变的过程，学习可以经由认知、情感和行为而发生。不同的理论在认知、情感和行为三者之间有所偏重，因此可以对心理治疗理论体系依其偏重进行分类。

Hutchins提出的思考-感受-行动（TFA）模型是一种心理治疗整合的尝试。该模型关注思考、感受和行动之间的交互作用，并作为一种跨理论模型帮助心理治疗实践者评估来访者在特定情境中的TFA模型，由此匹配相应的干预策略，同时帮助实践者根据来访者的TFA模型调整治疗行为（Hutchins & Vaught，1997）。

1.来访者的思考-感受-行动取向 Hutchins将行为（behavior）定义为一个人是如何思考（thinking）、感受（feeling）和行动（acting）的，即行为包括思考、感受和行动三个维度（Hutchins & Vaught，1997）。思考是指行为的理智或认知的成分；感受是指行为的情绪或情感成分；行动是指与个体目标有关的参与某事或从事某活动。尽管所有人的行为都包含思考、感受和行动这三个成分，但有些人的TFA反应和功能更为均衡，而还有些人则在TFA的某些维度上表现出更为明显的个人倾向性，并整体呈现出特殊的TFA模式。

Hutchins进一步描述了思考取向、感受取向和行动取向个体的典型特征：一般而言，思考取向个体的行为是理智的。他们倾向于以合乎逻辑的、理性的、深思熟虑的、系统的方式行事。他们被概念、观念、理论、词语和分析性联系的世界所吸引；感受取向个体常以富含情绪的方式行事。他们在做决定时容易跟着感觉走，如"如果感觉对，那就去做"。情绪、情感的表达与表现为感受取向者提供线索；行动取向个体的特点是投入到做事情当中及明显的目标取向。他们常与他人联系起来，也常置身于大量事情之中。他们通过行动把事情完成，但行动的类型可能不同。对他们来说，做总比不做要好，因此他们经常投入到各类活动当中。Hutchins认为，有效的心理治疗需要根据来访者的TFA取向系统选择具有针对性的干预策略。

随着TFA模型的发展，Hutchins认识到需要一个正式的工具来评估来访者的TFA取向（TFA orientation），最终其团队编制了Hutchins行为问卷（Hutchins behaviour inventory，HBI）。Hutchins团队首先对每一种行为取向确定5个典型特征的形容词（思考取向：分析的、好奇的、沉着的、理性的、有条理的；感受取向：感性的、敏感的、关怀的、同情的、关心的；行动取向：主动的、决断的、行动的、自发的、自信的），随后将每个类型的5个词相互配对，形成75组成对条目，要求测试者在每对条目中选择特定情境下最符合自己反应的描述。Hutchins团队对HBI的信效度进行检验，结果表明HBI可以准确测量个体在特定情境中的思考-感受-行动取向。

2.基于思考-感受-行动的干预策略　Ellis（2013）指出主要的心理治疗流派在目标、过程和干预方法上会相互重叠，Ward认为认知-情感-行为三分法是对治疗方法进行概念化及评估来访者功能的最佳方式。Hutchins（1982）最早提出将心理治疗理论和方法分为三个主要类别：思考取向治疗、感受取向治疗和行动取向治疗。

思考取向的心理治疗关注来访者的思考及思考的结果。思考取向治疗尤其关注来访者言谈的内容。治疗师倾向于认为不合理的、非理性的思考是来访者问题的主要原因，所以思考取向的治疗目标在于改变非理性思考，帮助来访者更加理性地看待事物，解决问题。在Hutchins的分类系统中，合理情绪疗法、Beck认知疗法、Meichenbaum认知矫正疗法和现实疗法均属于思考取向的疗法。

感受取向的心理治疗师给人的印象是关怀的、温暖的。他们将焦点放在来访者的情绪感受上，尤其关注来访者言语表达的方式和过程。他们认为缠结、混乱、未处理的情绪是来访者问题的主要原因。感受取向的治疗师会帮助来访者描述、澄清和理解其混杂而失功能的情绪。通过情绪的清理，来访者可以更加清晰地认识事情（领悟）。以人为中心疗法（Rogers）、格式塔疗法（Perls）、情绪聚焦疗法（Greenberg）、存在主义疗法（Yalom）均属于感受取向疗法。

行动取向的心理治疗认为来访者的问题源自不适宜的行动或缺乏行动，因此行动取向治疗主要聚焦于和来访者一起设计具体的程序来消除、矫正或教导新行为。行动取向的治疗方法主要包括行为矫正疗法、系统脱敏疗法、行为主义治疗（Krumboltz和Thoresen）、行为功能分析等。

3.基于思考-感受-行动的来访者的干预策略匹配　在TFA模型发展的早期阶段，Hutchins将焦点放在系统化的治疗干预及如何促进治疗师-来访者的关系上。早期阶段TFA模型的主要目标在于帮助心理治疗师针对不同的治疗情况选择适宜的治疗策略，即根据来访者习惯性使用思考、感受和行动的个人倾向调整干预策略，从而促进早期治疗关系的发展，增加治疗成功的可能性。

　　根据TFA模型（图4-1），治疗师与来访者的治疗关系主要受治疗师的TFA模式和来访者TFA模式的匹配性影响。Hutchins（1984）详细描述了当治疗师的TFA取向与来访者出现冲突时将如何影响咨访关系的顺利发展，并提出治疗师可以通过观察和收集来访者的思考、感受、行动的特征数据，从而更仔细地决定他们要谈些什么、怎么谈及怎么做。

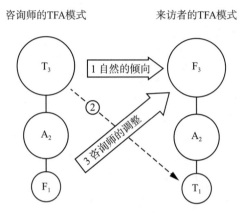

咨询师的TFA模式　　　　　　来访者的TFA模式

图4-1　基于TFA模型的来访者特征-干预策略匹配示意图

　　早期的TFA系统主要根据个体在思考、感受、行动上的偏好和优先顺序来确定个体的TFA序列，并建议治疗师来根据每位来访者的TFA序列对主要的干预策略进行排序安排，从而协助该来访者实现治疗目标。例如，对于特定来访者，通过考察特征性的TFA序列来评估来访者在3种特定情境中的TFA序列模式（过去的TFA序列、现在的TFA序列、未来目标TFA序列），通过绘制TFA系统矩阵，治疗师可以得出与该来访者最匹配的TFA干预策略。

　　在TFA系统发展的第二阶段，Hutchins将焦点从治疗师-来访者的匹配关系转移至个体在特定问题情境下思考、感受和行动之间的交互作用。Hutchins用TFA三角形（TFA triangle）来表征个体的思考-感受-行动互动模式。TFA三角形的顶点分别是思考、感受和行动。三角形的每条边都代表了2个成分之间的连续谱：思考-感受、感受-行动、行动-思考。对于来访者的特定问题情境（如抑郁），可以通过Hutchins行为问卷（HBI）或专业人员的临床观察来衡量其特殊的TFA模式。

　　图4-2是一位抑郁症患者的TFA三角形，该三角形反映了治疗师对这位患者的观察：①患者会将负性思维与情绪加以联系（处于T-F连续谱的中间）；②在感受-行动连续谱上，患者更强调感受；③患者会表达抑郁性的负性思维，但不会实施任何行动（T-A连续谱）。该三角形反映了患者的思考、感受和行动的特殊互动模式。在某情境下，患者会将负性的思维与无助感、无望感和空虚感联系在一起，但很难开始或坚持适宜的行动（缺乏行动成分）。与第一阶段的TFA倾向图相比，第二阶段的TFA三角形可以提供更为详细的情境特异性的思考-感受-行动互动模式。构建患者的TFA三角形也有助于回答治疗中最为关键的问题：什么样的治疗方法，由什么样的治疗师来开展，可以对这个带有特定问题的患者最有效。

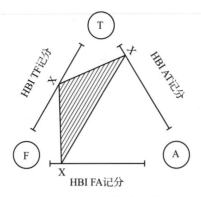

图4-2　TFA三角形示意图

使用TFA三角形可以更清晰地预测咨访关系的质量。例如，倾向于行为-认知方法的治疗师与主要表现为情绪-认知-行为取向的来访者之间便存在一定的重叠。来访者和治疗师之间在TFA上的相似性和差异性可以更准确地描述治疗关系，而治疗师所需要做的是根据来访者的TFA特点，选择相应的干预策略，以扩大2人TFA三角形之间的重叠面积（图4-3）。

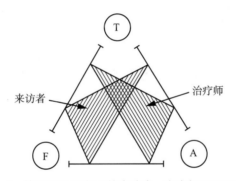

图4-3　基于TFA三角形的来访者-治疗师匹配示意图

TFA模型代表了早期整合-折衷主义者在跨理论干预策略匹配方面的初步尝试，其以人类行为的三个核心维度作为评估来访者个人特征和区分心理治疗理论与方法的主要框架，并建立起基于思考-感受-行动的来访者特征-干预策略匹配模型。实证研究表明TFA模型在心理治疗师训练、督导中的教育价值，同时在家庭暴力者团体治疗中也有重要的临床价值（Clow et al., 1992）。也有研究者将TFA模型应用于生涯发展指导和教育领域，其结果均显示TFA模型具有广泛的应用价值。

（五）小结

思考-感受-行动框架包含了个体心理活动的主要成分，在不同的治疗方法中有着不同的体现，另外也是来访者在会谈中产生改变的3个核心途径。因此基于思考-感受-行动来联结来访者与治疗干预具有理论上的可行性。

Lazarus的多模式心理治疗模型是技术折衷主义的代表性模型，其将思考、感受和行动扩展为7种功能模式（modality），通过评估来访者在7种功能上的倾向性，匹配特定的治疗技术。人格适应与Ware顺序模型则聚焦于心理治疗师与来访者的人际沟通过程，提出根据来访者在人际沟通上的思考、感受和行动顺序，匹配相应的沟通模式。Hutchins的TFA模型旨在根据来访者在思考、感受和行动上的个人倾向（orientation），尤其是个体特有的思考-感受-行动交互三角模式，匹配相应取向的干预策略。3种模型表明思考-感受-行动可以作为心理治疗整合的基础框架，聚焦于心理治疗发生作用的3条核心途径有望对干预匹配提供实证指导。

目前的问题在于，3种模型均基于研究者的临床经验和理论假设，其实证研究尚不充分。Lazarus的多模式治疗模型的实证研究主要集中于治疗效果的优化，忽略了匹配机制的探讨。人格适应与Ware顺序模型中理论上的思考-感受-行动人际沟通顺序是否真实存在，如何准确测量，来访者与治疗师在人际沟通顺序上的一致性对治疗效果的实际影响有多大，尤其是匹配与非匹配的治疗效果是否存在显著差异，这些问题都缺乏实证研究探讨。Hutchins的TFA模型仅对心理治疗方法或干预策略进行粗略的跨理论分类，如将合理情绪疗法归为思考取向干预，将格式塔疗法归为感受取向干预，没有上升到干预取向的抽象水平来看待跨流派的干预过程和干预特点，忽略了治疗师在实施特定疗法的过程中更为细微的干预特征，而相关研究发现与治疗方法相比，治疗师具体的干预行为特征与来访者的治疗参与和治疗改变关联更为紧密。此外，在来访者的思考、感受、行动倾向和干预策略与取向的评估方面，未来研究还需研制更为可靠的测量工具。

第二节　心理咨询干预取向及其匹配的理论建构

一、问题的提出

综合前文可发现既往研究存在以下问题。

心理咨询干预取向概念不清，类别混杂，抽象水平不一，导致不同研究的结果难以比较和整合。从既往研究来看，有关心理咨询干预取向的研究对"干预取向"本身缺乏概念界定，或将其与心理治疗理论取向混淆，或直接用其指代特定的治疗方法。另外，研究者在使用干预策略、治疗策略、干预原则、改变原则、治疗风格、干预风格时较为随意，没有比较干预取向、策略、原则和风格之间的异同。例如，以"领悟-任务"来划分干预取向时，其主要涉及治疗师的干预意图；以"表达性干预-支持性干预"来划分干预取向时，又容易将动力学中的"支持"和干预意图中的"支持"混淆；而以"指导-非指导"来划分干预取向时，主要反映治疗师在会谈中的人际风格。由于概念界定不清晰，导致在研究过程中对所观测的对象难以保持一致性，这也直接影响了研究结果之间的比较与整合。

来访者特征-干预取向匹配需要有统一的跨理论框架，思考-感受-行动是较为理想的模式，但缺乏从思考-感受-行动框架出发对干预取向的分类与测量。Hutchins对经典的ABC模型进行扩展（Spiegler，2015），在该模型（图4-4）中，A代表了前驱刺激（antecedents），通常是激发行为的外部环境、事件或背景。行为（behavior）被视为特定情况下思考（thinking）、感受（feeling）和行动（acting）三者的交互作用。人对前驱刺激所作出的行为反应在思考、感受和行动方面存在个体差异，且三者之间也会以不同的方式交互作用，最终得到行为的后果（consequence）。后果（C）是人在特定情境中（A）做出某种行为（B）所得到的结果。扩展后的模型可以作为理解心理治疗过程的基本框架，因为从来访者的角度来看，心理治疗可以视为每一个互动片段中治疗师的干预活动（A）引发来访者做出思考、感受、行动（B）并最初产生效果（C）的复杂过程。因此，从思考-感受-行动框架出发，可以将治疗师的干预活动和来访者的治疗参与有机联系，为治疗匹配提供一个合理的跨理论模式。

因此，可以尝试从思考-感受-行动框架考察来访者的相关特征和心理治疗干预取向，为来访者-心理治疗方法匹配提供一个统一的理论框架。

前驱刺激-A （情境或背景）	行为反应-B （思考、感受、行动）	结果-C （行为获益和行为代价）
行为发生在何种情境之下？	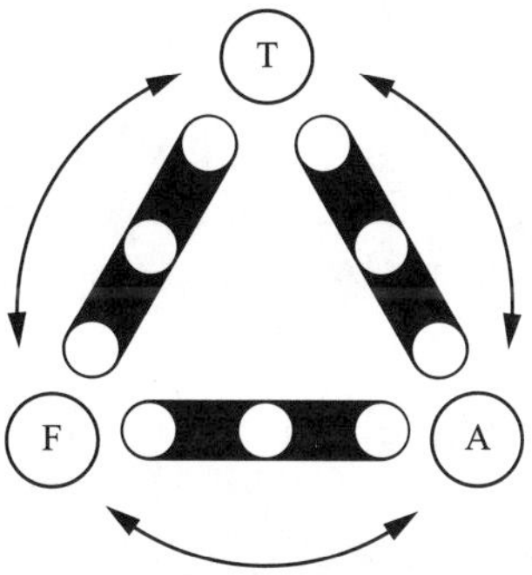	行为带来的 积极后果（获益） 消极后果（代价）
治疗师的干预	来访者的治疗参与和反应	治疗效果

图4-4　心理治疗的思考-感受-行动框架

二、来访者问题解决风格的概念构建

（一）文献分析

将人的心理过程划分为认知（cognition）、情感（affection）和意动（conation）是自古希腊哲学以来流传至今的分类方法，不同领域的心理学家围绕这三个行为成分或心理功能构建了人类特定心理活动或特征的理论模型（Henninger et al., 2003; Wang & Eccles, 2012），如态度的认知-情感-行为三因素模型，特质愤怒的思考-感受-行动三因素模型。不同领域的研究者均发现个体在思考（认知）、感受（情感）和行动（行为）三种心理过程的表现、偏好和功能方面存在个体差异（Zillig et al., 2002）。

在心理治疗领域，Hutchins提出跨理论的"思考-感受-行动"模型（TFA Model），尝试回答心理治疗领域最关键的一个问题：什么样的治疗师应用何种心理治疗理论和技术对什么样的来访者在什么情况之下最有作用（Hutchins & Vaught, 1997）。在TFA模型中，行为（behavior）被定义为思考（thinking）、感受（feeling）和行动（acting）之间的相互作用（Hutchins & Vaught，1997）。思考主要涉及产生观念、概念、信念、态度和价值观等内容的认知过程；感受包括情感或情绪反应；行动则包括目标定向的躯体过程和活动。Hutchins及其同事分别用5个词汇描述典型的思考、感受和行动取向，继而将它们相互组成75组成对条目（如思考-感受、感受-行动、行动-思考），形成Hutchins行为量表（HBI），要求被试者自行指定一个具体情境，根据自己在该情境中的行为特征，在每组成对条目中做出二选一的选择，以此评估个体的思考、感受和行动倾向。HBI所测的是个体在某特定情境中的思考、感受和行动倾向，且由被试随意确定"特定情境"，从而无法反映个体在总体生活功能及与心理治疗活动相关情境下的思考、感受和行动特点。尽管研究者报告了HBI的信效度达到测量学要求，但该量表采用的是自比式记分法（ipsative score），用迫选方式反映个体的内在差异，而无法进行群体比较，在评估效能上存在测量学问题。本研究在前期尝试翻译HBI并进行初步应用，结果发现我国大学生来访者难以适应该量表的呈现方式和评价方式。此外，Hutchins将测量个体思考、感受和行动取向的工具直接命名为"行为量表"（behavior inventory），就描述习惯而言，无论是被试者还是研究人员，都容易将"行为"（behavior）与"行动"（acting）混淆。

心理治疗是来访者在与治疗师的互动中解决问题，尤其是社会情境中个人问题解决的过程，其结果将反映在来访者思考、感受和行动的某一方面或某种模式的改变，因此基于思考-感受-行动框架评估来访者的问题解决的过程和方式，要比Hutchins的行为倾向测试更有助于心理治疗过程和治疗匹配的研究。D'Zurilla和Nezu（1990）提出社会问题解决（social problem solving）理论，他们将社会问题解决定义为个体以其特有方式应对和处理真实社会情境下的问题过程，而且社会问题的解决"是一个认知-情感-行为过程"。社会问题解决包括2个主要部分：问题导向（problem orientation）和问题解决风格（problem-solving style）。问题导向是一个人对真实生活问题所持有的认知-情感图式，即个体对问题的一般信念、态度、情感反应及对自己解决问题能力的评估，故分为积极问题导向和消极问题导向。积极问题导向视问题为挑战，对自己解决问题的能力持乐观态度，并愿意为成功解决问题投入努力。消极问题导向视问题为威胁，怀疑自己解决问题的能力，面对问题易出现消极情绪。问题解决风格是一个人用来寻找解决方案和应对问题的方法和技能，以及问题解决过程中独特的风格。Chang等（2004）区分了3种不同的问题解决风格：①理性问题解决（rational problem solving，RPS），也即通过理智、反思和系统化的方式解决问题，涉及理性评估问题，衡量解决方案，计划性地使用技能等；②冲动-草率风格（impulsive-careless style），以冲动的、轻率的、迅速和立刻投入行动的方式来解决问题，可能导致问题解决过程变得匆忙、不成熟和缺乏系统性；③回避型问题解决（avoidance style，AS），即以不作为、拖延和试图将责任推卸给他人、依赖他人为特征，该风格往往与消极问题导向相关。社会问题解决理论注意到问题解决风格与思考、感受和行动的个人倾向存在一致性，理性风格和思考倾向的问题解决过程相关，冲动-草率型风格和行动倾向的问题解决过程相关，回避型风格则和感受倾向的问题解决过程有关，只是社会问题解决理论并没有将思考、感受和行动倾向的问题解决作为中立的构念，反而对三者赋予不同的价值判断，如将理性-思考型风格视为积极问题导向的结果，而冲动-草率和感受-回避型风格视为消极问题导向的结果，这实际上混淆了中立的思考、感受、行动倾向和消极-积极问题导向。

（二）问题解决风格的概念界定

基于前期文献调研的结果，结合TFA模型和社会问题解决理论，本研究的核心概念界定如下。

1.问题解决风格（problem-solving style） 问题解决风格是指个体在行使生活功能和问题解决的过程中总体呈现出来的个人特征，具体表现为个体在使用思考、感受和行动上的偏好与能力。问题解决风格有3种类型：思考型问题解决风格、感受型问题解决风格和行动型问题解决风格。

2.思考型问题解决风格（thinking style） 个体在行使生活功能和问题解决的过程中优先以思考做出反应，并偏好使用思考来应对问题，表现为理性、客观和分析性的行为风格。

3.感受型问题解决风格（feeling style） 个体在行使生活功能和问题解决的过程中优先以感受做出反应，并偏好以感性的方式来应对问题，表现为感性、情感定向的行为风格。

4.行动型问题解决风格（acting style） 个体在行使生活功能和问题解决的过程中优先以行动做出反应，并偏好以行动和参与活动的方式来应对问题，表现为决断、目标定向和主动发起行动的行为风格。

不同问题解决风格的来访者可能需要匹配不同类型的心理治疗方法，这为后续的治疗匹配研究提供了基本的概念框架。

三、心理咨询干预取向的分类与概念构建研究

（一）研究目的

本研究基于思考-感受-行动跨理论框架（Hutchins & Vaught，1997；Joines & Stewart，2002），以"治疗师的言语输入将引发来访者在思考、感受和行动的哪一方面做出什么类型的反应"作为起始问题，对9个主流治疗学派代表治疗师的实际治疗过程进行分析，作为探索性研究，试图从中总结出与来访者的思考、感受、行动反应有关的心理治疗干预策略和干预取向，为基于思考-感受-行动的跨理论治疗匹配提供理论基础。

（二）研究方法

1.研究样本 本研究选择9份主流心理治疗学派代表治疗师的实际治疗录像作为研究对象，其中包括认知疗法（Beck）、合理情绪疗法（Ellis）、心理动力学疗法（Scharff）、以人为中心疗法（Rogers），现实疗法（Wubbolding）、焦点解决疗法（Kim Berg）、叙事疗法（Madigan）、阿德勒疗法（Carlson）和沟通分析疗法（Goulding）。这些治疗师或为某主流理论学派的创始人（如Beck、Ellis、Rogers Berg和Goulding）或为其学派的代表性人物（如Scharff、Wubbolding、Carlson和Madigan），因此确保了其治疗过程可反映该学派的主要理论观点与技术。治疗视频资料均取自公开发行的影像资料。

2.研究方法 本研究主要采用类属分析法，对9份主流学派代表治疗师的治疗视频资料进行逐字稿记录、翻译、分析和归纳，以期探索能否在思考-感受-行动框架下对治疗师的干预取向和干预策略形成有效分类。由于类属分析法可以通过比较发现研究资料中反复出现的现象及可以解释这些现象的重要概念，且将相同属性的资料归纳为同一类别并以一定的概念命名（陈向明，2000），这恰好符合本研究的研究目的，故而选择该方法。

此外，为避免单一研究者在资料分析的过程中可能存在偏见及研究结果难以重复等局限性，本研究参考Hill等（2005）提出的"协商一致的质性研究方法"（consensual qualitative research，CQR），以小组的形式对资料进行分析，并由审核者对不同阶段的分析结果进行审查，提出修改意见，形成分析-一致性审查-反馈-修改分析的循环，从而确保所有分析在组员之间达成一致，以保证本研究的表面效度。

（三）研究过程

1.生成文本资料 本研究首先将9份治疗录像进行英文逐字稿记录，再翻译为中文逐字稿。由一名英语专业教师对英文逐字稿和视频的一致性及中文译稿进行审核与修改，确保研究资料的准确性。

2.治疗师言语反应编码 将逐字稿文本资料中治疗师的所有言语反应挑选出来，共得到1121条咨询师的言语反应。根据本研究目的，对所有语句进行归纳整理，共整理1099个有意义的言语单元，其中Beck（认知疗法）有116条，Scharff（心理动力学疗法）有156条，Rogers（以人为中心疗法）有78条，Ellis（合理情绪疗法）有111条，Wubbolding（现实疗法）有148条，Kim Berg（焦点解决疗法）有137条，Madigan（叙事疗法）有115条，Carlson（阿德勒疗法）有119条，Goulding（沟通分析疗法）有119条。为保证分析者在类属分析过程中不受与分析对象相关的知识和印象所影响，避免偏倚，由1位不参与编码分析过程的本科生（心理学专业大学二年级，男性）将9份文本资料随机排序，并以"治疗师"和"反应顺序"为类别对所有言语单元进行初始编码，形成一级编码。例如，编码"T3-012"代表3号治疗师（Rogers）在会谈中所说的第12句话。基于治疗师的1099个言语单元，进行逐句分析。

3.分析过程 研究者与2位协同编码者（2位协同编码者均为女性，应用心理学硕士三年级研究生，均具有1年以上心理咨询实践经历，对心理治疗主要流派的理论和技术有全面掌握）组成分析小组（Hill et al.，2005）。

首先，经过前期的文献调研，3位编码者以协商形式明确分析过程中的基本要求：①本研究的主旨在于探索抽象水平处于心理治疗理论和心理治疗技术中间水平的"干预策略"或"干预取向"，因此在分析过程中尽量排除治疗师反应中的技术（如"情感反应""开放式提问"等）、理论（如认知理论、动力学理论等）对编码的混杂；②本研究以思考-感受-行动模型为理论基础，故而以"治疗师的言语输入将引发来访者在思考、感受和行动的哪一方面做出什么类型的反应"作为分析和编码的逻辑起点。

在明确分析要求后，编码者对3份理论上反映思考、感受和行动不同干预重点（T1-认知疗法，T3-以人为中心疗法，T6-焦点解决疗法）的会谈逐字稿各自进行试编码。根据治疗师言语对来访者引发的思考、感受和行动反应，所欲实现的干预意图等，将属性接近的编码归位一类。根据类属分析的特征比较法，比较归类的同性与差异，抽取在治疗会谈中出现的与思考、感受及行动相关的概念类属。

基于协商一致原则，研究者带领2位协同编码者进行反复讨论，参考相关资料，对存在争议的编码归类进行协商，确定概念类属，并制订相应的编码归类原则和编码系统。基于此归类原则，研究者与协同编码者对9份初始编码的文本进行二级编码与归类。在此过程中，一旦出现未纳入原归类原则和编码系统的言语反应，均通过协商一致的方式加以确定，并纳入编码系统。每完成一份资料的归类编码，研究者均对3位编码者的编码结果进行审核，要求在90%以上的一致性水平后方可进行下一份治疗资料的分析。最终确定二级编码的概念类属，并根据概念类属在思考、感受和行动反应上的特征，以及相应的功能进行再次抽象归类，进行三级编码，最后得出心理咨询干预取向的核心类属，并形成相应的概念界定。

（四）研究结果

1.通过文献调研法对心理咨询干预取向的概念界定　文献调研法常用于理论构建的初步阶段，可对某构念的基本内涵，澄清特征有重要的启发意义。本研究试图澄清治疗方法、治疗技术、理论取向、干预策略和干预取向之间的概念关系，对相关文献进行搜集和整理，从文献中初步提取和思考-感受-行动干预取向相关的研究陈述。本研究文献搜索引擎和主要数据库包括PsychoInfo、EBSCO、Proquest、BioMed Central、JSTOR、中国知网数据库（CNKI），以及Google Scholar和Bing Scholar等互联网资源。中文关键词包含"心理咨询""心理治疗"心理咨询技术"心理治疗技术""咨询/治疗策略""咨询/治疗取向"；英文关键词包含"counseling""psychotherapy""counseling strategies""psychotherapy strategies""counseling orientation""therapy/psychotherapy orientation""intervention orientation""intervention strategies"。以关键词、关键词和自由词结合的方式进行数据库检索。从相关文献中获取与心理咨询干预取向相关的概念陈述。

经过对心理咨询与治疗的干预技术、干预策略和干预原则进行广泛的文献搜索与阅读整理，本研究对心理咨询干预取向进行了初步界定：①心理咨询的干预取向（intervention orientation）在抽象水平上处于心理治疗理论和心理治疗技术之间（Goldfried，1980），与"治疗策略"和"改变原则"的抽象水平一致；②心理治疗的干预取向，不涉及具体的心理治疗理论假设（如特定学派的人格理论和心理病理学理论），是对心理咨询或治疗师的实际会谈操作抽取而来的跨理论共有维度；③人类行为包含思考、感受和行动三个主要成分，心理治疗的作用机制也涉及来访者在思考、感受和行动三个方面的交互作用，因此本研究所要考察的心理咨询干预取向是指心理咨询或治疗师在一次干预性会谈中所进行的实际干预操作在个体思考、感受和行动三方面的特殊定向和相关干预策略。

2.基于类属分析法整理的心理咨询干预取向类型　根据对9位不同流派代表治疗师的实际会谈文本的编码，进行了类属分析，最终获得3类代表心理咨询干预取向的核心类属，其中包含10项概念类属。其中作为二级编码的概念类属，是对治疗师言语反应（一级编码）进行初步抽象化后提炼所得，代表了治疗师的反应是以何种方式旨在达成何种目的，本研究将该水平的概念类属命名为"干预策略"，且基本由"干预焦点"（认知、情感、行为）和"干预意图"（支持、探索、领悟、改变）构成，共计10项干预策略：认知探索策略、认知领悟策略、认知改变策略、情感支持策略、情感探索策略、情感领悟策略、情感改变策略、行为动机策略、行为探索策略和行为指导策略。通过对干预策略（概念类属）在属性和功能上的进一步归纳，本研究获得三项核心类属，反映了心理治疗师在会谈中独特的工作取向和干预方式，本研究将其命名为"干预取向"，主要包括思考取向干预、感受取向干预和行动取向干预（表4-2）。

表4-2　不同理论流派代表治疗师干预取向的概念类属

干预取向（核心类属）	干预策略（概念类属）	概念类属举例	概念界定
思考取向	认知探索	从这件事，你能发现什么吗？（T1-018）	治疗师的干预以来访者的认知为焦点，主要激活来访者的思考功能，促使来访者在会谈中进行信息提取、判断、分析、反思、联想等多种认知加工过程，并以认知探索、认知领悟和认知改变为主要干预策略
	认知领悟	所以在你描述的这种压力中，有一部分并不是因为你不能处理好工作，而是你希望在有限的时间内非常好地来做它，但最重要的是，我认为是因为你迫切需要完成它。你想不上学，不工作。（T2-43）	
	认知改变	是"我做错了"，而你没有做错。你和他争论了8小时左右，你真的变得非常不安，这样说是不公平的。所以没有证据表明你做错了。你当时也不可能预测到他会那么做。（T4-027）	
感受取向	情感支持	除此之外还要兼职。哇，难以想象你是怎么做到的！（T6-007）	干预以来访者的情绪为焦点，并主要激活来访者的感受功能，对来访者的感受保持敏感和关注，在感受层面上进行探索、唤醒和转化工作，强调支持、温暖的治疗关系，并以情感支持、情感探索、情感领悟和情感改变为主要干预策略
	情感探索	对这个你有什么感受？（T9-085）	
	情感领悟	你想做你自己，你想让她知道你其实没那么完美，你会做些她可能无法认可接受的事情。尽管你对自己有某种程度的不接纳，但是，你期望她能够依然爱你，接纳认可这样一个不太完美的你。（T3-040）	
	情感改变	想象她在这儿，叫她把酒放下。告诉她你的感受。（T9-028）	
行动取向	行为动机	你知道这需要什么。总有一天，你会喜欢上自己改变的另外两个习惯。你会说，就在今天。我相信事情会这样发展的。就在今天。（T6-137）	治疗师的干预以来访者的行动为焦点，并主要激活来访者的行动功能，协助来访者采取实际的行动来解决问题，以激发行为动机、行为探索和行为指导为主要干预策略
	行为探索	好吧，我想问：在接下来的几天或接下来的几小时里，你会做什么。如果我们没有进行这次谈话，你会做什么？（T5-131）	
	行为指导	你知道我们已经对一些人做过此类的治疗，的确是有效果的。我们把痛苦进行限定。我们说过"每天用1小时的时间来体会自己的糟糕感觉"。我曾经对你说过吧？"我让你感觉尽可能的糟糕"。事实上有时候我们在会面中可以练习一下。（T1-108）	

（1）思考取向干预：类属分析将类属作为资料分析中一个意义单位，代表资料所呈现的某种现象或特征，是建立在多个一级编码的组合之上的意义集合（陈向明，2000）。本研究通过对主流学派代表治疗师在一次会谈中的实际言语进行提炼抽象，并且将治疗师实际言语对来访者行为的不同方面（思考、感受、行动）的激活作为干预取向这一核心类属的判别标准。

思考取向干预是指治疗师的干预以来访者的认知为焦点，并主要激活来访者行为中的思考功能，促使来访者在会谈中进行回忆、判断、分析、反思、联想等多种思考过程，并以认知探索、认知领悟和认知改变为主要干预策略。

1）认知探索策略：是指治疗师以"探索"作为干预意图，协助来访者提取相关信息，来访者需要在认知层面上对此做出回应（如"哦，九年级。那你有换学校吗？"，T7-005），或对信息进行澄清和确认（如"好吧，那就像你所说的那样构成'成长'吗？"，T5-063）。认知探索的范围可从表浅的客观信息（如"她是一个比你母亲更有条理的人吗？"，T2-142），逐渐向认识、观念、预期等主观信息发展（如"就好像你当时根本没想过他会这么做，是吗？"，T4-020；"我还是有一点好奇，Kristy，你是怎么觉得你应该能够以更好的方式来管理你的生活？"，T7-027）。认知探索策略通常激发来访者提取信息，澄清信息，或对未表达完成和明确的认识进行探索和确认。该策略不直接改变来访者的内在框架，来访者或从内在框架中直接提取信息（如"你有没有看到小学和高中之间的区别？你认为这个区别很大，还是很小？"，T7-025），或产生与内在框架一致的新信息（如"如果我要采访你关于你自己的情况，你会说什么样的故事？最能反映你作为一个14岁的人，这个时候的年轻女孩是什么样的？"，T7-050）。

2）认知领悟策略：是指治疗师以"领悟"为干预意图，旨在促进来访者对自己、问题或他人等产生新的认识和理解。治疗师可能会通过反馈为来访者提供与其自我认识有关的新信息（如"那就是你，你迫不及待地想要拥有某样东西。你厌倦了在26岁还像个穷学生一样生活。"，T2-121），或引导来访者分析和反思某种原因（如"你知道为什么这很困难吗？"，T4-082），或直接提供解释（如"有没有可能是因为你没有做好开始更深一步交流的准备，所以才会情绪低落呢？"，T1-020），或聚焦于某种主题和模式（如"这些都很突出，因为似乎至少有一种模式，在很多情况下，当存在冲突和问题时，你们都是孤独的，你们都必须自己解决这个问题。"，T8-083），来帮助来访者在内在参考框架中产生领悟。

3）认知改变策略：是指治疗师以"改变"为干预意图，且主要针对来访者某种错误或不合理的想法，该策略旨在激发来访者对某种想法的合理性进行判断、检查，并产生和接受更为合理的新观念。治疗师将以不同的方式挑战来访者的参考框架，包括引导来访者判断其观念的逻辑性（如"如果那个假设是对的，那么自从今天早上你睡醒以后的每一分钟你都有无止境、冷酷、不间断、无情、不可避免的悲伤和忧愁。"，T1-089），判断其观念的功能，提供现实证据（如"让我们回到1月，那时你还没有男朋友，但你很快乐。现在是5月，你不快乐是因为你与他刚刚分了手。那么，想想看，为什么在7月、8月、9月的时候你就一定会不快乐呢？"，T1-103），或直接植入新观念（如"你是对自我感兴趣，这有什么错。自私意味着反对他人，我不认为你有反对任何人。所以你不是自私的，你只是试图在生活中做你想做的事情。"，T4-120）。

（2）感受取向干预：是指治疗师的干预以来访者的感受（包括生理感觉、情绪和情感）为焦点，并主要激活来访者行为中的感受功能，强调支持、温暖的合作关系，帮助来访者在感受层面上进行探索、唤醒和转化工作。情感支持、情感探索、情感领悟和情感改变是感受取向干预的主要策略。

1）情感支持策略：是指治疗师以"支持"为主要干预意图，旨在让来访者在感受层面上产生被理解、被支持、被鼓励、被尊重，与治疗师有联结等积极体验。本研究中治疗师通常以共情（如"我猜我们都想常常拥有这种感觉，我能理解你的感受。"，T3-065），自我表露（如"你知道吗，我真的真震惊"，T7-094），肯定（如"太棒了！"，T9-072），幽默（如"不不不，我讨厌听积极的事情"，T1-094），表达尊重（如"你介意我在你说话的时候做些笔记吗？"，T7-003）等方式来实施情感支持策略。

2）情感探索策略：是指治疗师以感受为焦点，以"探索"为意图，旨在激发来访者体验和提取与情绪、感受有关的体验信息。本研究中治疗师常通过感受探索（如"今天你在这里也有这样的感受吗？"，T1-004），情感反映（如"这真的比较难。你在某个时刻觉得很好，但下一刻可能又觉得完全不对了，那么该跟随哪种感觉呢？"，T3-061）等方式来实施该策略。探索策略是以来访者发现、提取和提供相关信息为主要意图，因此情感探索策略并不以挑战和改变为目的，只是引导来访者聚焦、探索、体验和提取现有情绪信息。

3）情感领悟策略：旨在协助来访者基于感受层面的体验加工产生与自我、他人或问题性质及原因的理解与领悟。本研究中治疗师通过将感受与意义相联系（如"你能确切地听到你内心的某些声音，并且意识到，噢，不，这不是正确的感觉。如果我做了我真正想做的事情的话，不会是这种感觉。我想，在那些"乌托邦"时刻，你会感觉自己是完整的个体，没有矛盾冲突。"，T3-063，T3-064）和深度情感反映（如"所以，我猜你为此责备自己。你会问自己：为什么我做不到？如果我和其他人一样，如果我足够成熟，我应该能为自己做出决定。"，T3-053）来实施情感领悟策略。情感领悟策略所涉及的感受水平明显深于情感探索策略，且比情感探索策略所引发的情感信息增加了对意义的理解与认识，协助来访者完成对未明的情绪识别和形成基于体验的个人认知。

4）情感改变策略：旨在协助来访者通过感受加工，实现对某种情绪的释放、转化和替换。为实现该策略的意图，本研究中的治疗师常通过想象或角色扮演技术协助来访者唤醒某种感受（如"我们拉把椅子上来。这样你就有了可以聚焦的东西，对吧？好了，她现在就在椅子上。"，T9-032），充分表达和宣泄情绪（"好吧，告诉她'我真的很生气，我的行为就像你一样！'"，T9-041），尝试情感替换（"在你的幻想中，大步走出家门，让你的父亲发疯，让你的母亲酗酒和否认，然后离开。你做到了吗？你到了人行道吗？回头看看房子，告诉他们你会很快乐。"，T9-081），并强化新感受（"就这种感受来说，我想让你站起来，感受你自己的力量。"，T9-086）。情感改变策略将引发来访者非常强烈的情绪体验，且在感受功能上实现有意义的转化。

（3）行动取向干预：是指以来访者的行动为焦点，促进来访者参与某活动，改变某行为，以鼓励、促进、培养、发展积极行动功能为主要方向的治疗干预，并包括行为动机策略、行为探索策略和行为指导策略。

1）行为动机策略：是以激活行动意愿，提高来访者实施行动的倾向性为目标的治疗策略。治疗师的干预将引导来访者增强在治疗室外实施某行动的可能性，如行为激励（如"这就是写作的伟大之所在，不是吗？"，T5-050；"如果你这样做了，就会有一种内心的满足感，对吗？"，T5-142），或指出行为后效（如"前面你提到了噪声的影响。如果你搬到自己的地方，这种影响会不会少一点？"，T5-108）等。行为动机策略旨在增强来访者实施某行为的可能性，即"我要行动"的意愿。

2）行为探索策略：是和来访者一起以行动为对象进行探索，从而帮助来访者发现、判断和明确行为选择的干预策略。本研究中的治疗师通常协助来访者探索行为意向（如"好吧，让我问你这个问题：在接下来的几天或接下来的几小时里，你会做什么，如果我们没有进行这次谈话，你会做什么？"，T5-131），行为条件（"它需要多少工作量？"，T5-076），解决问题的方法（"如果今晚你感到痛苦怎么办？假如今天治疗结束后，你感到痛苦，你会对自己说什么呢？"T1-111）。行为探索策略通过与来访者以行为为焦点进行探索和讨论，帮助来访者形成"我可以做什么"的认识。

3）行为指导策略：是直接指导来访者参与某行动，或教授某行为技巧的干预策略。本研究中的治疗师常以提出行为建议（如"下次你见到你前夫的时候，如果他迟到30分钟，你能按下那个'按钮'吗？"，T8-107；"你会和他一起这么做吗？这儿的叶子快要掉下来了。你们能约个时间在树林里散散步吗？"，T9-197），或与来访者商量行动计划（如"明天你打算什么时候开始呢？那会是在什么时候？"，T5-137），指派家庭作业（如"你明天能给我打电话告诉我你的打算吗，然后我们再回顾一下其他的作业。"，T1-117）等方式来实施该策略。

3.心理咨询干预取向概念与维度的界定　基于文献调研法和类属分析法，本研究得出心理咨询干预取向的概念：心理咨询干预取向是指心理咨询或治疗师在一次会谈中独特的工作取向和干预方式，具体表现为心理咨询或治疗师在一次会谈中倾向于在思考、感受和行动中哪一方面和来访者进行工作和实施干预。干预取向可分为三个维度，分别是思考取向干预、感受取向干预和行动取向干预（表4-3）。

表4-3　心理咨询干预取向的维度

维度名称	概念
思考取向干预	以认知为焦点，旨在通过激活来访者的思考功能来实现认知探索、领悟和改变等意图的干预
感受取向干预	以情感为焦点，旨在通过激活来访者感受功能来实现情感支持、探索、领悟和改变等意图的干预
行动取向干预	以行为为焦点，旨在激发来访者行动以实现增强行为动机、行为学习和有效行动等意图的干预

（五）小结

经过文献调研和基于实际治疗会谈过程的协商一致的类属分析，本研究确定了心理咨询干预取向的概念界定及3个理论维度：思考取向干预、感受取向干预和行动取向干预，为后续研究的工具编制和实证调查奠定了概念基础。

1. 类属分析法的研究价值　过往关于心理咨询与治疗取向的研究常混淆理论取向和干预取向，对于干预取向的概念、内涵与外延形式，也是采用较为随意的命名。不同的流派所使用的干预取向分类存在较大差异。本研究从思考、感受和行动三分法出发，尝试描述治疗师在会谈中倾向于在思考、感受和行动哪个方面与来访者展开干预工作，从而提供一个跨理论的界定和描述心理治疗师干预取向的系统。

基于文献来构建理论，是一种主要依靠研究者个人智识的加工创造过程。从心理学发展历史来看，不乏天才学者提出革命性的心理学理论，但随着心理科学的不断完善，这种依托于个人智识的研究方法难以达到当代心理学研究的需要。本研究以当前9种心理治疗流派的代表治疗师的实际治疗工作为研究对象，是希望通过从这些不同理论取向的治疗师的实际会谈中抽取可以涵盖治疗师干预取向的主要成分，找出共性。为了寻找最核心的咨询干预取向，本研究需要使用合适的方法对所选材料和数据进行分析加工。贾晓明等（2012）使用质性研究中的类属分析法对4份首次咨询录像材料进行分析，通过寻找咨询师在会谈中反复出现的言语反应，根据言语反应的功能和效果，对首次咨询中心理咨询师的言语反应类型进行分类。基于同样的方法，周玥和贾晓明（2012）对网络心理咨询中咨询师的言语反应类型进行类属分析，并获得5类咨询师言语反应核心类属，共24项概念类属。类属分析法能够将相同属性的资料归纳为同一类别并以一定的概念命名，其功能符合本研究的需要。

Hill等（2005）提出，质性研究存在一个主要缺点，那就是评判者会根据他们的偏见去解释数据，而使用多个评判者和研究核查员可以减少质性研究者的个人偏见。基于Hill的建议，本研究对类属分析法进行改进，组建包含3名评判者和1名核查员在内的研究团队，以协商一致的质性研究法来减少类属分析可能存在的评判者偏差。

此外，质性研究以探索为导向，但由于本研究是以思考-感受-行动框架为基础，因此在本研究中研究者虽然不预先形成假说，但基本限定评判者基于思考-感受-行动框架寻找和治疗师干预取向有关的数据材料。另外，研究者同样保持了对新数据的开放性学习。不仅如此，质性研究也提供了研究者在"自下而上"（从数据产生类属）和"自上而下"（从理论寻找依据）两种方式中交互循环，产生新的概念类属。从研究结果来看，经过改进的类属分析法实现了本研究的预期目标，经过3名评判者的协商一致和1名核查者的审定，发现心理治疗师在会谈中的干预行为的确存在思考、感受和行动上的取向分类。

2. 心理咨询干预取向的概念内涵　本研究对9位不同流派代表治疗师的实际会谈进行类属分析，最终获得3类代表心理咨询干预取向的核心类属，分别对应思考取向干预（thinking oriented intervention）、感受取向干预（feeling oriented intervention）和行动取向干预（acting oriented intervention）。

Beutler和Clarkin（2014）通过比较不同的治疗模型指出，虽然在心理咨询与治疗领域存在近400种不同的理论体系，但这些理论和实践不可能在任何方面都具有独特性，可以通过找到几个基本维度来反映不同理论及治疗师的治疗实践中的共性和差异。他们注意到过往研究企图将治疗理论和治疗师的治疗程序等同，从而阻碍了从不同心理治疗系统中发现共性。基于共同因素理论（Messer & Wampold，2002），所有心理治疗都可以浓缩为一套共同的有效原则，因此研究者需要将焦点从治疗理论转向实际的咨询过程，寻找干预行为之间的相似性，而不是宽泛的理论，这不仅可以绕开理论层面的冲突与争论，而且与来访者的治疗参与和治疗反应更为接近。本研究区分的3种干预取向，聚焦于不同学派治疗师在会谈中的行为特征，具有跨理论的特性。

干预取向是从治疗师的言语反应和干预活动中抽取出来的高阶类属，它反映了治疗师行为的干预焦点和干预方向。系统治疗选择模型（Beutler et al.，2016）从治疗目标的广度、治疗的经验水平、阶段性任务及治疗内部结构4个方面对治疗师的干预活动及干预决策进行描述。其中治疗的经验水平分为4种程度，分别是潜意识动机、未识别或错误理解的情绪感受、功能不良思维及过度/不足的行为。Goldfried等（1989）也将认知、情感和行为作为核心治疗焦点。此外，以往有关心理治疗策略的研究常直接用治疗方法或治疗技术来代表干预策略，不利于心理治疗过程和作用机制的研究。Goldfried（2018）提出的治疗策略是抽象水平居中，且对治疗效果真正起作用的共同因素，但他所抽取的干预策略，更接近于一般改变原则（如"治疗师应尽量促进来访者产生矫正性经验"），这种原则明确了治疗师的干预目标，但未指明以何方式实现该目标。韦伯辞典对"策略"（strategy）的定义是"朝向某目标的计划或方法的集合"。针对来访者思考、感受和行动相关活动与内容的定向聚焦是咨询干预取向的一个重要方面，同时这也反映了治疗师的干预方向，也即治疗师试图激活来访者何种治疗反应，进而采用何种途径实现治疗改变。本研究发现，在3种干预取向的核心类属之下可构建作为二级编码的概念类属，它们代表了治疗师的反应是以何种方式旨在达成何种目的，本研究将该水平的概念类属命名为"干预策略"，其基本由"干预焦点与方向（认知、情感、行为）"和"干预意图"（支持、探索、领悟、改变）构成，共计10项干预策略。Beutler（1979）曾尝试将当时的主流心理治疗方法分为5个类别：认知矫正（cognitive modification）、认知领悟（cognitive insight）、行为治疗（behavior therapy）、行为矫正（behavior modification）和情感领悟（affective insight），并试图寻找与不同治疗方法匹配的来访者特征，这种分类方法和本研究对干预策略的界定基本类似。

本研究发现，在思考取向和感受取向干预中存在相似的干预意图维度（探索、领悟和改变）。Hill和O'Grady（1985）提出，治疗师的意图是指治疗师的治疗活动背后的原因，他们认为治疗师的干预意图和反应模式共同构成了治疗师的技术。Hill和O'Grady（1985）提出19种治疗意图，描述了治疗师实施干预的不同原因。之后，Hill等（1988）将这19种意图聚合为7个意图集合：设定限制（set limits）、评估（assessment）、探索（explore）、支持（support）、重构（restructure）、改变（change）和教育（educate）。从来访者的主体立场来看，这些意图可以更集中于支持（让来访者得到情感支持）、探索（协助来访者对内部和外部信息进行探索，在不改变内在框架的情况下提取信息）、领悟（协助来访者扩展其内在框架，或在内部框架中产生新的叙事意义）和改变（旨在协助来访者改变基于既有框架的思考、感受和行动）。本研究发现在思考取向干预和感受取向干预的类属中，干预策略似乎是思考－感受取向和治疗意图的结合，而且治疗意图主要包含探索、领悟、改变。但这种概念类属方法在行动取向干预的分析中遇到了困难，因为在涉及行动取向干预的治疗师反应中，研究者并未发现与"探索–领悟–改变"一致的干预策略，从而对新出现的类属重新建立分析框架，最终发现行动取向干预的策略分别对应来访者采取有效行动的三个成分。行为动机策略所聚焦的是行动的情感成分，行为探索策略聚焦的是行动的认知成分，而行为指导策略则是直接针对行为本身的指导。这提示，将干预取向和干预意图的结合可以产生具体的干预策略，但行动取向干预可能与思考–感受取向干预位于不同的维度，未来可在这方面进一步探索。

第五章

心理咨询风格：来访者－心理咨询师匹配的新方法

心理咨询是一个复杂的人际交互作用过程。来访者与心理咨询师的某些个人特质是影响咨询效果的重要变量。心理咨询师与来访者在咨询过程中的互动，会表现出对咨访关系和咨询效果有直接影响的人际动力特点。无论心理咨询师采取哪一种咨询理论和咨询策略，他的年龄、性别、种族、价值观、人格、态度等都会对咨询效果产生影响；而同样的咨询理论和技巧由不同的心理咨询师使用，又可能产生完全不同的咨询效果。与此同时，来访者的个人特征也同样参与并影响着咨询的过程及效果。来访者－心理咨询师匹配，从咨访互动的视角，研究什么样的来访者和什么样的心理咨询师合作，工作进展才会更顺畅，咨询效果才会更佳。

第一节　来访者－心理咨询师匹配的研究背景

一、来访者－心理咨询师匹配的不同研究视角

成功的心理咨询受到许多因素的影响，包括心理咨询师的专业训练及咨询经验、来访者参与咨询的意愿强度，以及咨访双方的心理健康及情绪状态等。其中，来访者与心理咨询师在个人特质上的匹配是研究关注的重要内容。个人特征匹配涉及来访者和心理咨询师在性别、年龄、种族、民族、文化价值观、性取向、宗教信仰、依恋模式、人际互动模式等方面。

（一）基于人口社会学视角的来访者－心理咨询师匹配

1. 性别匹配　早期研究发现，女性来访者认为女性咨询师的咨询更有效，而男性来访者则对男性咨询师的反应更好（Persons et al.，1974；Howard et al.，1970；Kirshner et al.，1978）。对咨询师的临床实践研究也发现，女性咨询师治疗女性来访者更有优势，而男性咨询师治疗男性来访者则更为有效（Abramowitz，1981；Fenton et al.，1987）。一项对婚姻家庭咨询师的研究表明，当来访者被安排到同性别的咨询师时，他们对咨询的满意度明显更高（Johnson & Caldwell，2011）。Fujino 等（1994）对接受精神卫生服务人群的调查表明，种族和性别匹配能有效减少咨询早期脱落、增加咨询持续时间，而且相对于男性而言，种族及性别匹配对于女性更为重要。

性别匹配的重要性可能受来访者教育程度、问题类型等因素的影响。受教育程度好的来访者倾向于选择同性别的咨询师，而正处于婚姻破裂问题当中的来访者倾向于选择

相反性别的咨询师（Fenton et al.，1987）。一项研究还发现，女性暴食症来访者更倾向于寻找同性别咨询师（Zunino et al.，1991）。这可能因为女性暴食症问题涉及体型外貌和性别认同等与性别密切相关的内容。弗洛伊德指出，女性分析师在咨询中能成为"合适的母亲替代者"，从而能更好地理解女性来访者在早期与母亲的依恋关系。Goz（1973）则认为大多数女性来访者寻找女性咨询师是为了满足共生的愿望，或是为了处理她们在早期关系中与母亲的"愤怒情节"。

不过，也有一些研究表明，与其他个人特质匹配相比，性别匹配并没有那么重要（Zeldow，1978；Mogul，1982）。一项对58个研究的元分析（Bowman et al.，2001）发现，性别匹配与咨询效果只存在显著的弱相关效应。在一项对黑种人来访者的研究中，Vail（1978）发现当咨访性别匹配时，来访者脱落的可能性明显高于性别不匹配时。Wu和Windle（1980）也发现，对于亚洲女性来访者来说，咨询师是男性时咨询效果更好。不过，对于黑种人、西班牙或美国印第安人来访者来说，该效应并不显著。

总体来看，性别匹配可能对咨询效果有一定影响，不过影响并不大。而且，性别匹配和咨询效果的关系也受到来访者受教育程度、问题类型、文化背景等因素的影响，对一些特殊问题来访者和特殊文化背景来访者来说，性别不匹配时的咨询效果可能会优于性别匹配时。

2.年龄匹配　少数研究关注到咨访年龄匹配对咨询效果的影响。早期心理治疗认为，如果咨询师比患者年轻太多就会对咨询的结果产生负性影响。不过，很少有近期研究显示年龄匹配会显著地提高咨询效果（Behn et al.，2018）。年龄总是会与心理咨询师的经验及其他变量混淆在一起，所以年龄匹配对咨询效果的影响可能反映了咨访其他方面的匹配对咨询效果的作用。

3.种族匹配　20世纪80年代，研究者开始关注种族匹配对咨询效果的影响，即一个白种人咨询师能否有效地治疗一名黑种人、亚裔或西班牙裔来访者（Dolgin et al.，1987；Leong，1986；Sue，1988；Thornton & Carter，1988；Vail，1978）。早期一项大样本研究发现，黑种人来访者如果被分配给白种人咨询师则更有可能脱落，但白种人来访者被分配给黑种人咨询师或白种人咨询师脱落率并没有显著差异（Beck & Jones，1973）。一项对亚洲咨询师和来访者的研究表明，咨访种族匹配会影响咨询使用率（Flaskerud & Liu，1991）。Gregory和Leslie（1996）也发现，在婚姻家庭咨询早期，女性黑种人对白种人咨询师的评价要比对黑种人咨询师的评价更负面，但到咨询后期这种评价差异便不存在了。

不过，种族匹配对咨询效果的影响也不应扩大。Atkinson（1985）采用重返咨询意愿、对咨询的满意度及脱落率作为咨询效果评价指标，研究结果对于种族匹配的优越性只能提供很弱的支持。Wu和Windle（1980）则发现，对于黑种人和亚裔人群来说，咨访种族匹配会提高咨询使用率，但对西班牙裔和美洲印第安人来说，咨询使用率没有显著变化。

总体来看，种族匹配有利于提高咨询效果，降低脱落率。不过，种族匹配对咨询效果的作用也比较小，两者的关系可能受到其他变量的影响，如文化认同、社会阶层相似及其他咨询师变量（Helms，1984；Jones，1984；Sue，1988）。当前研究并没有将种族认同和文化认同进行区分，一位在美国出生并长大的中国咨询师可能对于中国文化信念和价值观并不了解，面对中国出生长大的来访者，种族匹配可能掩盖了这种文化背景的差异。

上述研究表明，咨访双方在性别、年龄、种族等社会人口学方面的匹配可能对咨询效果产生一定影响，但影响效力并不大。其重要原因可能是社会人口学变量的匹配受到价值认同、人际互动模式及咨询偏好等其他变量的影响。保持文化价值敏感性被认为是有效咨询的重要标准，社会人口学变量并不能全面反映咨访双方在文化价值观念方面的异同，对于咨访匹配来说，探索咨访双方在文化价值观念方面的匹配可能更为重要。

（二）基于依恋模式视角的来访者-心理咨询师匹配

1.依恋的定义和分类 "依恋"最早由英国心理学家Bowlby（1969）提出，最初指儿童在感知到威胁和不适时，向依恋对象寻求亲近的生物性本能，后来用来泛指个体与依恋对象的情感连接。Bowlby（1969）认为，婴儿在和照护者的互动中形成自己和他人关系的心理表征，即内部工作模式。此后，内部工作模式主导着依恋关系，它解释、预测依恋对象的行为、思想和情感，也调节、解释和预测与依恋关系有关的自我的思想、行为和情感。依恋理论提出后，引发了大量关于亲密关系的研究，后来逐步扩展到成人依恋研究领域，依恋理论成为一个有关亲密关系发展的生命全程的理论。

早期的依恋理论将依恋看作不同的类型，分为三类或四类，后来的研究将依恋看作一个连续体，分为依恋回避和依恋焦虑两个维度。依恋回避是指对个体从别人那里获得情感支持感到不适和恐惧，以及过度的自我依赖。依恋焦虑则是指对人际拒绝的恐惧、想要和另一个人亲近的愿望及伴侣不在时面临的压力。依据2个维度得分高低，可以把依恋模式转换为相应的类型：安全型依恋在依恋回避和依恋焦虑两个维度上得分均低；先占型依恋在回避维度上得分低，但在焦虑维度上得分高；回避型依恋则在回避维度得分高，在焦虑维度得分低；恐惧型依恋则在回避和焦虑两个维度上得分均高。后三者统称为不安全型依恋。

心理咨询中咨询师和来访者的关系类似于个体和依恋对象的关系。Bowlby（1988）认为咨询关系也包含了依恋关系，来访者的依恋模式对咨询关系会产生影响。个体的依恋模式主导着其如何看待他人并做出相应反应，因而来访者的依恋模式也影响他如何看待咨询师并做出相应的反应，而咨询师的依恋模式也影响着他如何看待来访者并做出相应反应。从人际互动来说，咨询师和来访者的依恋模式也会相互作用，影响咨访互动和心理咨询效果。

2.来访者成人依恋对心理咨询过程和效果的影响 个体依恋模式不同，处理人际关系的策略和方式会不同。依据不同依恋类型的特征可以预期，与不安全依恋的来访者相比，安全型依恋的来访者更容易和咨询师建立合作关系。实证研究为这一推论提供了较强的支持。研究发现，安全型依恋的来访者更愿意寻求心理咨询的帮助，也能更轻松地接受心理咨询师的帮助，能和咨询师建立起安全的依恋关系，能识别咨询师的负移情。回避型依恋的来访者会否认咨询需求，而先占型来访者会过度依赖咨询师。另外，依恋模式不同的来访者，心理咨询中的行为也会表现出差异。高依恋回避的来访者可能更多地抑制在咨询中流泪，而高依恋焦虑的来访者可能会有更多的反抗型哭泣。高依恋回避的个体相比高依恋焦虑的个体会在咨询中有更多的沉默时间。这些行为表现的差异均会对咨访互动产生影响。

更直接的支持证据来自关于依恋模式和咨询关系的直接研究。Mallinckrodt 和 Nelson（1991）对大学和社区心理中心的样本进行研究发现，对亲密感到舒适和工作同盟正相关，而恐惧被抛弃与工作同盟负相关。Satterfield 和 Lyddon（1995）研究发现依赖他人的能力和积极同盟正相关。Kivlighan 等（2019）发现对亲密感到舒适和依赖他人的能力均能预测良好的工作同盟。此后，很多研究都发现安全依恋和工作同盟正相关，高依恋焦虑或高依恋回避和工作同盟负相关。而且，安全型依恋的来访者更能发展出线性稳定的工作同盟关系。工作同盟是有效心理咨询的传送带，依恋模式影响工作同盟，也可能对咨询效果产生影响。Levy 等（2011）对 14 项研究进行元分析发现，来访者的依恋与咨询结束时的症状改善有显著关系，依恋焦虑与咨询结果呈负相关（$r = -0.46$），依恋安全与咨询结果呈正相关（$r = 0.37$），依恋回避与咨询结果没有显著关系。

3. 咨询师成人依恋对咨询过程和效果的影响　鉴于心理咨询师在心理咨询过程中的特殊地位和作用，对其依恋模式的关注也是一个非常重要的问题，因为咨询师能否作为一个有效照料者，决定其能否提供安全基地。Bowlby（1988）曾认为心理咨询师的依恋模式影响着他对咨询的贡献。按照不同依恋模式的行为特征，可以推测，安全型依恋的咨询师能够更好地理解来访者，会和来访者建立更好的咨询关系，而非安全依恋的咨询师因为在信任他人和对自我价值肯定方面存在一些问题，咨询行为易受影响。其中，高依恋焦虑的咨询师不容易和来访者保持恰当的边界，高依恋回避的咨询师可能不能及时识别来访者情感支持需要并做出有效反馈。

一些实证研究检验了咨询师成人依恋对咨询过程的影响。Dozier 等（1994）研究发现高依恋回避的咨询师会谈深度更浅，而高依恋焦虑的咨询师会谈深度相对更深。有研究发现，咨询师的依恋回避和共情能力负相关，并受到情绪体验的完全中介作用；而咨询师的依恋焦虑正向预测共情能力，但这个过程受到了情绪体验的抑制效应，所以依恋焦虑可能对共情能力有两种不同的效应。

咨询师的依恋模式和咨询关系的研究结论也较为复杂。Dunkle 和 Friedlander（1996）发现咨询师对亲密感到舒适与工作同盟的情感联结维度正相关。一些研究也支持安全型依恋的咨询师比不安全型依恋的咨询师，和来访者有更好的工作同盟。不过，从工作同盟发展的角度来看，两者间的关系更为复杂。Sauer 等（2018）发现咨询师的依恋焦虑和首次咨询的工作同盟正相关，但依恋焦虑和工作同盟的发展负相关。与此类似的，新手咨询师的依恋焦虑与投注在修复破裂关系的努力正相关，但同时也与破裂关系的紧张度正相关。这些研究表明依恋焦虑对咨询关系既有促进的一面，也有阻碍的一面。此外，研究发现咨询师的依恋回避和他们督导评价的反移情行为正相关，支持了最初的理论推测。

4. 咨访依恋模式的匹配　当孤立地来看时，没有一个当事人和咨询师的行为单元是有意义的，分析的基本行为单位应该是两者的互动。来访者和咨询师均有各自的依恋模式，双方的依恋模式在咨访互动中会有复杂的交互作用，特定依恋模式的来访者遇到特定依恋模式的咨询师，咨访互动可能更为顺利，这就是咨访依恋模式的匹配问题。安全型依恋的咨询师因为依恋回避和依恋焦虑得分均低，可能会更有效地帮助来访者。但对于依恋焦虑和依恋回避任一维度得分高的咨询师来说，与特定依恋模式的来访者互动时的心理动力和行为特点会不同，咨询会受到影响。不过，咨访依恋模式的匹配上存在两种观点的争论。

一种观点认为当咨询师的关系模式有可能挑战来访者的依恋模式时，才是最成功的咨访匹配。Tyrrell 等（1999）曾研究了去激活 - 过激活维度上咨访依恋模式的交互作用，结果发现较少去激活的咨询师和较多过激活的来访者形成了更强的工作同盟，但没有发现较多去激活的咨询师和较多去激活的来访者形成更弱工作同盟的趋势。Bernier 等（2002）在模拟心理咨询研究中发现，呈现回避倾向的来访者和强调人际依恋和人际关系的咨询师有更好的关系，而依恋焦虑的来访者和强调独立、各自解决问题的咨询师有更好的咨询关系，来访者会有更多自我暴露，对咨询更为满意。Marmarosh 等（2014）发现高依恋焦虑的新手咨询师和低依恋焦虑的来访者，或者相反，来访者工作同盟评分更高。这似乎支持当来访者和咨询师的依恋模式以一种互补的方式进行匹配时，会有助于增强咨询关系，即先占型依恋的来访者和回避型依恋的咨询师、回避型依恋的来访者和先占型依恋的咨询师匹配时，咨询关系会更好。Bowlby（1988）也曾认为来访者和咨询师相反的人际取向对于咨询关系和咨询效果会有助益。

不过，也有证据对咨访依恋互补性匹配提出了挑战。Mohr 等（2005）发现，高依恋回避的咨询师会对高依恋焦虑的来访者表现更多反移情，而高依恋焦虑的咨询师也会对高依恋回避的来访者表现更多反移情；Romano 等（2008）也发现，高依恋回避的来访者和高依恋焦虑的咨询师工作时，会谈深度较低。对互补性匹配的挑战反过来可能支持一致性匹配，即当来访者和咨询师依恋模式一致时，咨询关系会更好。Wiseman 和 Tishby（2014）研究发现，低依恋回避的咨询师在与低依恋回避的来访者匹配时，来访者的症状缓解更多。这一研究支持了咨访依恋一致性匹配的作用。

总体来看，咨访依恋无疑对心理咨询过程中的行为表现产生深刻影响，是为来访者选择合适咨询师时需要重点考虑的因素。咨访依恋匹配究竟遵循互补性原则还是一致性原则受到咨询阶段、咨询师经验、结果指标类型、来访者心理问题类型等诸多因素影响，不过，对于早期咨访关系建立来说，一致性匹配似乎更为恰当。

（三）基于人际模式视角的来访者 - 心理咨询师匹配

1. 人际环形模型　理论渊源可以追溯到沙利文的人际理论。沙利文强调了人际对于人格发展的重要意义，认为人际人格近似于人格。随后发展中，人际角度的研究涵盖人格评估、心理健康、心理障碍及心理咨询与治疗等诸多领域。"环形"概念引入后，研究者开始建立针对不同人际概念的人际环形模型，对人际模型开始有了更量化、精细的测评和认识。

人际环形模型众多，但所有模型的坐标轴都可以归结为人际理论概念中的两个元概念：控制维度（dominance、control、agency、status）和情感维度（affiliation、love、communion、friendliness）。两者代表了人类最根本的两大动力，控制维度表现为人们努力追求控制感和力量感，可以分为支配 - 顺从两极，情感维度表现为人们努力追求亲密感和归属感，可以分为亲和 - 敌意两极。人际环形模型中，所有的人格特质可以被看作这两个维度的结合，并按照固定规则排列在一个环形之中。环形本身没有起始和终点，但可以对其进行分割和分类。目前，研究者倾向于使用简化的四分圆或八分圆。

人际互补性是指人际互动双方的行为按照特定的方式相互匹配的程度。较高的互补水平是维持交往双方良好关系的重要条件。Carson（1969）对人际互补进行了明确定义：双方在情感维度上的一致性，即行为相似；在控制维度上的互惠性，即行为相反。这被称为人际互补原则。Kiesler（1986）曾进一步对人际互补原则进行阐释，他认为一个人的人际行为倾向于激发对方的互补反应，而对方的互补反应会让前者的行为重复。

然而，实证研究对上述理论提出了挑战。通常人际交往中，除了遵循互补原则，非互补和反互补的情况也屡见不鲜。Horowitz（2006）等对人际互补理论进行了修正，他认为情感维度的一端代表"冷漠"而非"敌意"；他强调人际行为的动机，认为人际一方的行为是在"邀请"对方的反应；而只有满足了对方动机的反应才是互补反应；非互补反应会对人际行为造成消极影响。

现有实证研究也指出，人际互补性更多，人际关系质量更高，而非互补性多时，人际关系更容易出问题。从某种程度上来说，来访者和咨询师的互动是一种特殊的人际交往，那么人际互补原则是否适用于心理咨询和心理治疗领域，为人们寻求咨访匹配提供指导，引发了研究者的兴趣。

2. 人际互补与咨访匹配　根据人际互补原则，来访者和咨询师在人际互动风格方面的互补有利于增强咨询关系。Kiesler和Watkins（1989）发现在心理咨询早期，咨访人际互补水平和工作同盟正相关。此外，一些研究也支持非互补性互动会对心理咨询关系有消极影响。Coulter（1994）发现非互补互动会引发来访者的困惑。

不过，也有学者认为，人际互补原则忽略了心理咨询阶段对人际互动的影响，在不同的工作阶段，人际互动会表现出不同的特点。Tracey和Ray（1984）曾提出心理咨询的人际阶段模型，认为成功的咨询会经历3个阶段：初期高的互补关系，中期不互补关系的出现和消除，以及末期新的互补关系的建立。Tracey等（1999）开展的心理咨询研究证实了"U"形互补形式的存在，也验证了其和咨询效果相关。Altenstein（2013）在对抑郁症患者的认知行为治疗研究中证实了单次会谈中"U"形互补曲线的存在。当然，也有一些研究对这一模型提出批评，一些研究发现消极互补对咨询关系造成损害，也有学者提出不是所有来访者都需要改变不适应的人际关系，这一理论也存在诸多争议。

此外，一些研究认为咨访互动并不符合人际互补原则。对于支配性高的来访者来说，他们更为认同主动性高的人际风格，如果咨询师的支配性也较高，他们可能更能接受。研究发现，支配性高的来访者对支配性高的咨询师更为满意，而顺从性的来访者更喜欢亲和性高的咨询师。

总体来看，人际互补是咨访匹配需要考虑的重要因素，来访者对自身人际风格的认同及人际行为中的动机是匹配决策需要参考的重要条件。互补性匹配有利于咨访互动顺利开展，不过从来访者成长和发展角度来讲，咨访互动遵循互补原则还是非互补原则尚有争议，不过，在做出非互补决策时需要更为谨慎。现有心理咨询中的人际互动研究已经从早期的特质水平测量转向行为交换实时评估，对于了解心理咨询过程更有帮助。

（四）基于咨询风格视角的来访者-心理咨询师匹配

Beutler及其同事认为没有一种咨询方法对所有来访者有效，不同的来访者需要不同的咨询方法。他们在实证研究的基础上提出影响咨询改变的来访者特征、咨询风格及其匹配原则，用来指导临床决策形成治疗方案（Nguyen et al.，2007）。来访者特征主要是与咨询效果紧密相关，并且反映了不同咨询风格干预效果的来访者变量。咨询风格又称咨询策略、咨询特点，是由一组干预方法不同但目的、特征却很相似的咨询技术组成，具有跨流派的特征。不同特征的来访者，需要匹配不同的咨询风格。

来访者特征和咨询风格的匹配主要包括三组原则。①来访者的主观性痛苦（subjective distress）和咨询的焦点之间的匹配。主观性痛苦高应选择以降低痛苦为焦点的咨询方法，主观性痛苦低应选择以加强情绪表达为焦点的咨询方法。②来访者的应对方式（coping style）和咨询目标之间的匹配。应对方式反映了个体面对问题情境或新情景时惯常的行为模式和反应状态，可分为外化应对方式和内化应对方式。外化应对方式的来访者，常见特征是冲动、行动或任务导向、好社交、有攻击性、寻求刺激、缺乏内省，选择以症状为焦点的咨询效果更好。内化应对方式的来访者，常见特征是害羞、不爱交际、自我批评、退缩、拘束、过分控制、自我反思、担心、压抑，选择以领悟为焦点的咨询效果更好。③来访者的阻抗（resistance）水平与咨询师指导性水平的匹配。阻抗指来访者对合作和改变的拒绝，是一种主动反对咨询师的行为方式。高阻抗来访者用非指导咨询效果更好，而低阻抗来访者用指导咨询效果更好（Beutler et al.，2013；Beutler et al.，2012；Levy，2012；Nguyen et al.，2007）。研究证实这些原则既能预测咨询结果，也与咨询工作同盟显著相关（Beutler & Forrester，2014），还可以作为提升心理咨询督导效果的有效工具（Holt et al.，2015）。

Beutler 及其同事最终提出了一系列指导临床决策的原则，构建了来访者特征、咨询风格、咨询设置等匹配关系，形成系统的治疗选择理论。心理咨询本质是来访者和咨询师心理咨询行为的双向互动，研究将来访者特征和咨询风格匹配作为切入点，更好地反映了心理咨询这一双向互动特征，弥补了以往心理咨询研究只关注心理问题而没有关注来访者和咨询师的不足。研究总结了临床实验研究的不足，利用能力倾向-教学措施交互作用（aptitude treatment interaction，ATI）这一研究范式进行匹配研究，实现了研究范式的创新。研究将实证研究和临床实践结合起来，开发了评估来访者特征、咨询风格的工具，对后续研究和临床行为具有较强指导意义。不过，研究认为可用来访者特征-咨询风格匹配原则指导临床决策，亦认为心理咨询师可以灵活改变咨询风格。但现有研究指出咨询师的认识、咨询风格、咨询技术和工作同盟密切相关。现实中也可以观察到，一般的咨询师呈现出特定的咨询风格，对咨询技术的使用表现出一定的偏好，咨询风格似乎更为"恒定"。可能存在一种情况，与其让咨询师根据来访者特征灵活调整咨询风格，不如为不同特征的来访者选择拥有合适咨询风格的咨询师。

（五）小结

为来访者选择合适的心理师，实现咨访匹配一直是心理咨询过程和效果研究的重要主题，也是心理咨询临床实践遇到的现实问题。早期研究主要关注咨访双方在社会人口学变量方面的匹配，不过，咨访社会人口学匹配对咨询效果有一定影响，但影响效力不大。更重要的是，社会人口学匹配容易受到咨访文化背景、人际互动模式及咨询偏好等变量的影响，仅根据社会人口学变量进行匹配可能忽视对咨询过程更为重要的因素。

此后，一些研究将注意力转向咨访互动过程匹配：基于咨访依恋模式和人际模式的匹配是其典型代表。依恋作为一种人际内部工作模式，对包括咨访互动在内的个体人际互动产生深刻影响，不同依恋类型的来访者和咨询师在工作中的行为表现具有明显差异。同样，咨询作为一种特殊的人际交往情景，人际互补原则在咨访互动中也发挥作用。然而，无论是咨访依恋模式匹配还是咨访人际互补匹配，究竟是一致性匹配对咨询效果更有帮助还是互补性匹配效果更好，现有研究结论并不一致。其可能原因是咨访互动具有一定特殊性，对人际模式的觉察、挑战和反思常常是咨询的重要内容，咨访人际模式常随着咨询进展而发生变化，依恋模式匹配和人际互补匹配反映了一般人际情景中的人际互动特征，应用到咨询情景中容易受到咨询阶段、来访者问题类型等因素的影响，寻找更能反映咨询情景中咨访互动特征的变量更为重要，心理咨询风格及其偏好匹配在这方面进行了有益尝试。

面对日益增多的咨询方法，越来越多的咨询师趋向于整合主义或折衷主义，如何更好地反映不同咨询师的工作特点成为一个实际难题。Beutler及其同事提出心理咨询风格的概念，为解决这一难题进行了探索。更重要的是，心理咨询风格不仅直接反映了咨询情景下咨询师的工作特征，还解决了基于人际视角进行咨访匹配的不足。不过，Beutler及其同事没有区分心理咨询风格和心理咨询取向，要求咨询师灵活调整咨询风格，但实际上咨询风格相对稳定，通过为不同咨询风格的咨询师匹配不同特征来访者或许可为选择最佳咨询、实现咨访匹配提供指导。

选择最佳咨询师离不开来访者，无独有偶，对心理咨询风格的关注不仅仅体现在对心理咨询师变量的研究中，在来访者变量的研究中，心理咨询风格偏好也受到关注（Cooper & Norcross，2016），而其目的也是希望通过心理咨询风格偏好研究为来访者选择适宜的咨询师。心理咨询风格可以为比较不同咨询师工作方式提供一个标准，又可以连接咨询师变量和来访者变量，心理咨询风格和心理咨询风格偏好为选择最佳咨询、实现匹配咨询提供了一个可能。

二、心理咨询风格和心理咨询风格偏好

风格是指个体独特于他人的行为方式。风格概念在心理学领域和心理咨询领域有广泛应用。阿德勒曾用生活风格来描述个体在追求优越过程中形成的不同的行为特征和习惯。Witkin和Goodenough（1981）认为认知风格是感知、思维、问题解决、学习及其他方面的个体差异。风格概念常用来反映个体相对稳定的独特心理特征。

心理咨询是咨询师协助来访者解决心理问题的过程。咨询师作为心理咨询活动的主要参与人之一，在心理咨询中使用语言等媒介与来访者互动，其行为方式对心理咨询的顺利开展、咨询目标的有效实现和咨询方向的确定有重要影响。不同咨询师受训背景、人格特征等各不相同，行为方式也表现出一定差异，这些差异必然反映在心理咨询活动中，心理咨询风格即是对这种差异的描述和反映。Orlinsky等（1994）认为咨询师利用自己的专业水平和专业技能参与心理咨询，这些专业水平和专业技能通过咨询师社会人口学特征、生活背景及个人风格表现出来。

心理咨询风格反映了咨询师的工作特点，而从来访者角度来说，心理咨询风格偏好则反映了"来访者眼中的咨询师"，更准确地说，反映了来访者认为什么样的咨询师会

对自己有帮助。除了心理咨询师，来访者是心理咨询的当事人，来访者变量会影响心理咨询进展。偏好是一个重要的来访者变量，心理咨询风格偏好是来访者偏好的一个重要内容，反映了来访者更为偏爱和喜欢什么行为特征的咨询师。心理咨询师行为和来访者偏好一致对于更好发挥来访者在心理咨询中的优势资源、行为特征，推动心理咨询顺利开展有重要作用。

（一）心理咨询风格

对咨询师个人行为差异的关注同心理咨询中咨询师行为特征研究紧密相关。精神分析刚诞生流行时，"弗洛伊德"式心理咨询盛极一时。随着行为主义治疗和以人为中心疗法的兴起，心理咨询师在咨询中的行为方式开始"多样化"。受理论取向影响，不同咨询师工作行为和工作方式各不相同，对来访者的影响各有差异，一些研究开始关注咨询师不同行为类型或不同行为特征对咨询过程和效果的影响。

研究发现，咨询师的一些人格和行为特征是有效心理咨询所共有的，但也有一些行为特征作用机制更为复杂。Bandura等（1960）研究指出那些挑战来访者敌意情绪的咨询师更能影响心理咨询进展。而人本主义心理咨询提出的"来访者中心"和非指导原则对此提出质疑。Ricks（1974）则证实咨询师用不同方式对待来访者情绪，咨询都取得了成功。越来越多的研究支持对待不同的来访者，咨询师的行为特点应该有所差异。Mcconnaughy（1987）指出鉴于来访者对咨询有重要影响，咨询师必须对来访者特征有清醒认识，因为实证研究和临床经验都表明，咨询师的行为特点和情绪平衡很少受到来访者影响而发生改变。来访者、咨询方法和咨询师的匹配就显得极其重要。

对咨询师行为差异的关注首先体现在"指导性"的争论上。受早期职业指导运动和经典精神分析理论影响，最初的心理咨询指导性较强。罗杰斯倡导的"以人为中心"疗法质疑咨询师的直接指导、权威态度和家长作风（叶斌，2006），对指导性提出了挑战。关于指导性的争论一直延续至今。双方都有相关研究证据支持自己的观点，Burns和Spangler（2000）曾研究表明指导性会谈比没有指导的会谈效果更好。从来访者和咨询师互动观点来看，问题不在于指导性和非指导性，而在于什么样的来访者需要指导而什么样的来访者适合非指导。

早期研究者虽然关注到心理咨询师咨询行为特点差异，但多从单个角度进行比较，尚未提出咨询风格的概念。Lorr和McNair（1964）在比较咨询师咨询技巧中将咨询师分为情绪表达-情绪控制、指导-非指导2个维度，不过他们没有对咨询风格进行确切定义。

Beutler等（1994）曾对咨询师的特征进行分类。他们划定2个维度：主观-客观、跨情景-特殊状态。根据这2个维度，咨询师的特征可以分为4类。心理咨询风格是一种客观的特殊状态，它高度稳定，无论咨询师使用什么咨询技术，都受它的影响而以特定的方式来展现。不同特征的来访者，需要匹配不同的咨询风格。在维度划分上，Beutler等（1994）将咨询风格分为以降低痛苦为焦点的咨询风格和以情绪表达为焦点的咨询风格，任务取向的咨询风格和领悟取向的咨询风格，指导性咨询风格和非指导性咨询风格等。Beutler及其同事（1993）编制了心理咨询风格测量他评问卷对咨询师咨询风格进行测量。

Fernández-Álvarez等（2003）对咨询风格这一概念进行了较为系统的研究。他们认为咨询风格是心理咨询师因为专业工作的要求，在这些情景中表现出特定的行为，反映了在这些情景中的一般行为特征。他们将咨询师个人风格分为5个维度，认为每个维度是个连续谱：①教育性，反映了那些确立咨询设置并使之规则化的行为特点，其两极为灵活的-严格的；②表达性，反映了咨询师和来访者情感交流的距离，其两极为疏远的-亲密的；③卷入性，反映了咨询师对任务的投入，尤其是对来访者的投入，其两极为低的-高的；④注意力，反映了咨询师搜集来访者重要信息的行为，其两极为宽的-窄的；⑤操作性，反映了咨询师影响来访者的行为特点，其两极为自发的-计划的。

Fernández-Álvarez等（2003）认为心理咨询风格决定了心理咨询师在工作中理论模型、具体技术的选择和使用，会影响心理咨询过程和咨询行为，它具有以下特征：①是一种总体行为方式，通过咨询师的工作行为可以反映识别出来；②相对稳定，但并不"固定"，可能因为接受训练、工作环境变化及咨询师生活中其他因素的影响而改变；③当咨询师的训练发生变化或生活中其他因素改变相对剧烈时，会引起咨询风格短暂或长久的变化；④包括不同的维度，这些维度有不同的功能，这些功能组成了咨询行为；⑤可以通过自陈式问题来评价。

Fernández-Álvarez等（2003）编制了咨询师个人风格量表。该量表包括36个条目，采用7级计分，其中教育性条目8个，内部一致性系数为0.69；表达性条目9个，内部一致性系数为0.75；卷入性条目6个，内部一致性系数为0.75；注意力条目6个，内部一致性系数为0.80；操作性条目7个，内部一致性系数为0.76。整个量表重测信度为0.79。通过探索性因素分析检验结构效度，5个维度累计解释总体方差的40.1%。一些条目在不同维度共同负荷较高，该文作者讨论认为咨询风格可以从2个基本方面讨论：认知和情绪-动机。认知方面包括注意力、操作性等维度，情绪-动机方面则包括表达性等维度。研究者对该量表进行修订，形成简版个人风格量表，但量表结构效度依然不够理想（Carvalho et al.，2011）。

Howard等（1986）借鉴领导风格概念研究咨询师个人风格，他们将心理咨询师行为特征分为2个维度：指导和支持。指导更为关注来访者完成具体任务。支持则表现出对来访者的关心、共情等。当然，没有一个咨询师只是指导或支持，只是某一个方面更突出。根据这两种行为风格，咨询师被划分为以下4种类型。①说理风格（telling style）：高指导低支持，咨询师决定来访者需要完成什么任务及怎样和如何完成，这种咨询师最合适那些不愿意或不能为自己行为改变承担责任的来访者。②教育风格（teaching style）：高指导高支持，咨询师既提供情绪上的支持，又提供现实生活技能，这种咨询师最适合那些愿意改变，但缺乏相关知识和技巧的来访者。③支持风格（supporting style）：低指导高支持，咨询师更能满足来访者情感需要，对他们指导较少。这种咨询师适合那种愿意改变，也拥有相关方法，但缺乏实现改变所需自信的来访者。④授权型（delegating style）：低指导低支持，这种咨询师让来访者引导自己的行为，自己给自己提供行为支持。这种咨询师在咨询即将完成阶段最为常见，来访者拥有改变所需要的自信和知识。咨询风格类型与来访者准备情况密切相关，在不同准备阶段的来访者适合不同的咨询风格。

Howard 等（1986）编制了心理咨询风格量表。量表用来帮助成瘾问题来访者选择拥有适合自己咨询风格的咨询师。量表包括12种咨询情景，每种情景下有不同的咨询行为，咨询师选择自己在该情景下会做出的咨询行为，从而用来判断咨询师的咨询风格。

除了对咨询风格的定义、结构和测量进行研究，一些研究还探讨了心理咨询风格的影响因素。心理咨询风格受到咨询师人格、累计工作时间、理论取向、认识论及工作对象的影响。在人格方面，开放性人格特质和咨询师治疗卷入（involvement）呈显著正相关，虽然强度较低。在累计工作时间方面，对于认知取向咨询师来说，累计咨询时间越短，教育性上越显得严格，也和来访者越有距离。对整合主义取向咨询师来说，工作经历也调节了注意度、操作性和卷入性，刚开始工作的咨询师，注意面更窄，咨询中计划性更强。对于精神分析取向咨询师来说，随着时间的增加，注意面会更宽阔（Castañeiras et al.，2006；Vázquez & Vázquez，2015）。在理论取向方面，与精神分析取向咨询师相比，认知取向咨询师和整合主义取向咨询师在收集信息时更主动、注意面更窄，操作性方面的计划性更强，和来访者交流更亲密。在年轻咨询师中，认知取向咨询师和整合主义取向咨询师与精神分析取向咨询师相比，在搜集信息时更主动、注意面更窄，操作性方面计划性更强，不过认知取向咨询师比整合主义取向咨询师在咨询设置方面更严格。对于咨询时间超过15年的咨询师，与精神分析取向咨询师相比，认知取向咨询师和整合主义取向咨询师在和来访者交流时更亲密，整合主义取向咨询师比精神分析取向咨询师卷入程度更高（Castañeiras et al.，2006；Vázquez & Vázquez，2015）。在认识论方面，理性主义认识论的咨询师会更疏远来访者，卷入性更低，注意面更窄，更有计划性；而建构主义认识论的咨询师会更亲密，卷入性更高，注意面宽，咨询行为更有自发性（Lee et al.，2013）。在工作对象方面，那些对吸毒成瘾者进行工作的咨询师比一般临床咨询师在情感性上表现得和来访者更疏远（Casari et al.，2016）。

以上研究多从咨询师角度通过咨询师的行为差异和行为特点比较来反映心理咨询风格，一些研究也从来访者角度反映心理咨询师的行为差异和行为方式，即心理咨询风格偏好。

（二）心理咨询风格偏好

心理咨询风格偏好的概念随着来访者偏好研究被提出。来访者偏好是指来访者对心理咨询和治疗及咨询师的期望，或是指来访者希望心理咨询是什么样子，可分为咨询师偏好、咨询方法偏好和咨询师角色偏好（Swift et al.，2011）。咨询师偏好指来访者希望什么样的咨询师，重点是社会人口学特征，咨询方法偏好指希望咨询和治疗采用的流派类型，咨询师角色偏好主要涉及咨询师在心理咨询和治疗中的行为和行为特征（Tompkins et al.，2013）。

咨询师角色偏好和心理咨询风格偏好关系紧密联系。Apfelbaum（1958）曾将来访者期待的咨询师分为三种类型：滋养型咨询师、协调型咨询师和理性评论型咨询师。Heine 和 Trosman（1960）从来访者对咨询师角色期望角度将咨询师分为指导型和合作型。Beley 和 Lieberman（1970）则认为一些来访者期待咨询师是积极指导的，另一些则期待咨询师是消极依赖的。不过，早期研究对心理咨询师的分类过于概括，容易忽略咨询师的一些具体区别。研究将咨询师偏好、咨询方法偏好和咨询师角色偏好分离开来，但在实际心理咨询中，咨询方法、咨询师及咨询师的角色是一个整体，都通过心理咨询行为反映出来。随着越来越多咨询师倾向于整合主义和折衷主义，咨询方法也不能作为有效标准区分不同咨询师的工作方式和特点。心理咨询风格偏好成为研究主题。Cooper和Norcross（2016）明确提出心理咨询风格偏好是指来访者希望心理咨询师表现出来的一些行为及其特征。他们认为咨询风格偏好具有跨流派的性质，更能反映咨询行为的整体特征。

对心理咨询风格偏好的定义研究并不多，但在心理咨询风格偏好的测量方面相关研究较为丰富。早期对偏好的测量多采用视频或文字法来进行，即让来访者观看一段咨询师工作视频或阅读一段记录咨询师工作过程的文字材料，让来访者就自己更偏好哪个咨询师做出选择。这种方法混淆变量太多，也不能反映来访者的偏好强度，临床使用不方便，研究者尝试编制量表来更好测量偏好。

Sandell等（2011）编制了咨询风格偏好和体验量表。量表测量来访者认为哪些咨询行为及其特点对自己会有帮助，包括29个条目，采用6级计分，分为5个维度：内在取向（反思和领悟行为）、外在取向（指导性和问题解决行为）、支持（鼓励和友好行为）、宣泄（情绪表达行为）和防御（回避和抑制来访者情绪行为）。各维度内部一致性系数在0.78～0.86，预测效度也较好。不过，量表混淆了信念和偏好的区别，有些条目反映了来访者认为咨询师哪些行为会有帮助，而不是偏好咨询师会有什么样子的行为。量表既测量了来访者行为，又测量了咨询师行为，临床使用不方便。

Hatchett（2015）编制了大学生心理咨询风格偏好量表。量表包括90个条目，分为3个部分：第一个部分询问了来访者对咨询师社会人口学变量偏好情况，包括7个问题；第二个部分将咨询师的行为特点概括为专业性、热情度、指导性3个维度，分为32个条目；第三个部分测量了来访者的行为特点，包括任务取向及领悟取向，包括28个条目。量表各维度内部一致性系数在0.82～0.92，区分效度也较好。但量表编制样本为普通大学生，应用于心理咨询来访者时需要注意。

Cooper和Norcross（2016）编制了心理咨询风格偏好量表。量表包括18个条目，采用语义区分量表进行测量，分为4个维度，每个维度分为对立两极：咨询师指导和来访者指导，情感表达强烈和情感表达保守，过去取向和当前取向，热情支持和关注挑战。量表各维度内部一致性系数在0.60～0.84，可累计解释总方差变异量的39.2%。量表简短明了，应用于临床实践较为方便。不过，量表信效度不高，每个维度对立两极不一定严格对应，限制了量表的使用。

研究发现很多因素都对来访者偏好产生影响，如性别、文化、病因观念等。在性别方面，男性来访者偏好女性气质的咨询师，而女性来访者偏好男性气质的咨询师（DeGeorge et al.，2013）。在文化方面，同美国学生相比，亚洲国际生在咨询中自我暴露更少，更偏好指导风格的咨询和弹性的咨询设置（Yoon & Jepsen，2008）。越认同亚洲文化的亚裔美国人，越偏好咨询师在性别、宗教信仰、种族和人格特质方面与来访者更一致或相似，也更偏好带有依赖性、合作精神和谦虚的咨询师（Swift et al.，2013）。但现有研究多在西方文化背景下进行，没有对亚洲人群进行直接调查。此外，有关心理咨询风格偏好的影响因素及心理咨询风格偏好对咨询过程的影响研究都比较缺乏。

（三）小结

心理咨询师的行为差异、来访者偏好差异均影响咨访互动、咨询关系建立和发展及咨询进展，是心理咨询过程和效果的重要影响因素。但早期研究多从咨询师或来访者单一维度进行，未能全面反映心理咨询过程是来访者和咨询师双方的互动行为为这一本质特征。随着从来访者-咨询师互动角度研究的兴起，心理咨询风格和心理咨询风格偏好匹配进入研究视野。心理咨询风格和心理咨询风格偏好匹配着眼于咨询师和来访者行为的相互影响，尝试将来访者眼中最有效的咨询行为和咨询师的典型工作特征结合起来，为咨询师选择合适的来访者或为来访者选择合适的咨询师，可以更好地实现来访者对咨询的期待，有利于推动咨询互动顺畅，提升咨询关系，提高咨询效果。不过，现有研究也存在诸多不足。

第一，对心理咨询风格内涵界定不清晰。从咨询师角度来说，Beutler等未能区分咨询风格和咨询取向之间的区别。在Fernández-Álvarez对咨询风格维度的划分中，教育性、工具性、操作性等维度间界限不清晰。从来访者角度来说，心理咨询风格偏好尚未有一个确切定义，多与咨询师角色偏好混淆一起。第二，心理咨询风格和心理咨询风格偏好的测量工具缺乏。受心理咨询风格概念结构不清晰的制约，现存量表维度划分并不理想，信度和效度较低，限制了其具体应用，一些量表条目内涵不适合中国文化背景，Fernández-Álvarez编制的咨询师个人风格量表和心理咨询实践脱离，不适合于临床应用。第三，心理咨询风格和心理咨询风格偏好一致性对心理咨询影响研究缺乏。来访者实际接受的心理咨询若与偏好一致，则有利于推动咨询进展，尤其是有利于前期咨询关系的建立。目前，心理咨询风格和心理咨询风格偏好量表处于初步应用阶段，相关影响因素及两者一致对咨询过程和效果的影响研究都较少。咨询风格测量工具和咨询风格偏好测量工具相互"剥离"，虽然很多研究出发点是为了选择最佳治疗，实现治疗匹配，但研究者要么只编制了心理咨询风格量表，要么只编制了心理咨询风格偏好量表，不能有效进行咨询风格和偏好一致性研究。心理咨询风格和心理咨询风格偏好一致是否影响咨询开展、影响哪些因素，缺乏相关实证研究。

第二节 来访者-心理咨询师匹配的理论构建

一、问题的提出

现有研究对心理咨询风格内涵界定不清晰。从咨询师角度来说，Beutler等对心理咨询风格的划分未能区分咨询风格和咨询取向之间的区别，咨询取向更多反映了咨询行为本身，而咨询风格则是咨询行为的特点，虽然两者紧密相关，但区别依然明显。从Beutler的划分来看，任务取向和领悟取向明显是咨询取向的不同，而指导性和非指导性则是咨询风格的描述。Fernández-Álvarez对心理咨询风格研究最为系统，也认为心理咨询风格是咨询师行为特点的反映，但其对心理咨询风格维度划分并不科学，教育性、工具性、操作性等维度间界限不清晰。从来访者角度来说，心理咨询风格偏好尚未有一个确切定义，多与咨询师角色偏好混淆一起。Cooper和Norcross将心理咨询风格偏好分为4个维度，每个维度为独立的两极，但每个维度两极式划分本身即有争议，如对于咨询师指导-来访者指导维度，当在中国文化背景下测量来访者偏好时，很多来访者对来访者指导表示不理解，而用咨询师指导性高低来测量可能更为合适。因此研究需要进一步厘清心理咨询风格的概念、含义和结构。

二、心理咨询风格与心理咨询风格偏好的概念界定

选择最佳咨询风格，实现来访者-心理咨询师匹配既是精神卫生服务事业发展的现实需求，也是心理咨询研究关注的重要问题。从咨询师变量来说，随着整合主义取向心理咨询师越来越多，以咨询取向为咨询方法比较标准不能符合现实要求，咨询风格概念的提出为解决这一问题提供了新的思路。从来访者变量来说，来访者偏好被作为影响来访者参与心理咨询、同心理咨询师互动的重要变量，心理咨询风格偏好引起研究者关注。心理咨询风格、心理咨询风格偏好及两者一致性对心理咨询的影响为来访者-咨询方法匹配研究提供了新的角度。

（一）研究目的

本研究将心理咨询风格、心理咨询风格偏好及两者一致性对首次心理咨询咨访关系的影响作为研究主题，拟通过相关研究进一步澄清心理咨询风格的定义和结构。在临床实践中，即使理论取向相同，不同咨询师的工作方式也不尽相同，带有各自的"风格"。现有研究认为心理咨询风格会影响咨询师的咨询决策。不过，心理咨询风格界定尚不清晰，维度划分不够合理，影响了心理咨询风格研究的开展。本研究将进一步明确心理咨询风格的内涵界定和维度划分。通过文献调研法、协商一致的质化研究和专家讨论法等，整理现有研究对心理咨询风格的内涵界定和结构划分，采集咨询师对心理咨询风格及其现实表现的描述、反思和总结资料，分析划分涉及心理咨询风格的概念范畴、核心观点并进行代表性评定，最终抽取建构心理咨询风格的概念内涵和维度结构。

（二）研究方法

1. 文献调研法 以"心理咨询风格""心理治疗风格""心理咨询风格偏好""心理治疗风格偏好""therapy style""therapist style""counseling style""the personal style of the therapist""therapy style preference"为检索词，查询中国知网（CNKI）数据库、万方数据库、PubMed、PsycInfo数据库资源，以及百度学术、Google Scholar等互联网资源，搜集、鉴别、整理与心理咨询风格相关的文献资料，从中提取形成心理咨询风格的定义和维度。

2. 协商一致的质化研究（consensual qualitative research，CQR）（胡姝婧等，2014；Hill et al.，2005；Hill et al.，1997）

（1）访谈对象：邀请9名心理咨询师参加访谈。其中，男性5名，女性4名；在学校、医院和私人机构工作各3名；从业时间最短10年，最长17年；累计咨询时间最短1000小时，最长6000小时；接受个人督导累计时间最短50小时，最长450小时；均接受过2种以上心理咨询方法的系统培训或训练，包括精神分析取向、认知-行为取向、

以人为中心取向、家庭治疗取向、沙盘游戏治疗、沟通分析理论、眼动脱敏治疗、情绪聚焦疗法、催眠等方法；2名咨询师工作中以长程咨询为主，其余咨询师短程、中程、长程咨询均有。

（2）研究小组：包括3名心理咨询方向博士研究生和1名心理咨询方向硕士研究生，其中男性2名，女性2名。讨论小组由3名博士研究生组成，均有心理咨询实践经验，累计咨询时间均在2000小时以上；平均年龄33岁；平均从业时间10年。1名硕士研究生为核查员。研究小组事先对CQR文献资料进行学习和讨论，并表达了各自对心理咨询风格的认识。研究前提醒组员在分析过程中搁置自身的看法，忠实于数据本身。

（3）访谈提纲：访谈围绕"心理咨询风格定义和结构"进行，采用半结构式访谈。访谈提纲：①请简单介绍一下您平时是如何工作的？②您觉得心理咨询风格存在吗？③你觉得什么是心理咨询风格？④您能描述一下您的心理咨询风格吗？

（4）研究方法：访谈资料采用协商一致的质化研究方法来分析。协商一致的质化研究是一种质性研究方法，其特色在于通过研究小组来完成对材料的分析，从而避免单一研究者分析时出现偏差。协商一致的质化研究一般要求访谈者为8～15名，研究小组成员为3～5名，另外包括1～2名核查员。

（5）研究程序：首先按照访谈对象的代表性和访谈目的确定受访者，并向其发出访谈邀请，介绍访谈内容。受访者接受访谈后，按约定进行访谈，并进行记录和录音。之后将访谈记录和录音进行转录，将转录材料交予讨论小组进行质化分析。按照协商一致的质化研究操作要求，材料分析主要包括三步：划域、提取核心观点和交叉分析。最后进行审核和类别的代表性评定。具体操作如下。

1）划域：访谈材料转录后，讨论小组成员阅读每一份访谈材料，将有关内容划入相应的域中，并对域进行命名。组员先独立地对个案进行划域，然后一起讨论，逐渐确定下每个域的含义、命名及逐字稿的划分方法。然后，根据确定下来的域划分其余个案，并增补新出现的域，或根据新出现的内容对域或域名进行修改、调整。最终，每个域的含义和命名，以及每一个案的划域都在小组成员间达成一致。划域结束后，组员再对每一个案独立进行检查，确认是否需要修改，然后在小组中讨论，达成一致。

2）提取核心观点：对每一个案在每一个域里的内容，组员先独立提取核心观点，即概括中心思想。核心观点要忠实原意，最好用原文表达。随后，对每个核心观点的内容和表述进行讨论，在小组中达成一致。全部个案讨论结束后，组员独立检查每一个案，结合上下文考察核心观点的表述是否准确，并对同一个案重复的核心观点予以合并。修改的结果经小组讨论，再次达成一致。

3）交叉分析：以域为分析单位，将不同个案的同一域的核心观点全部放在一起。组员先独立地对每一个域的核心观点进行分类，按照分类标准将每一个域里的核心观点分成几类。随后在小组中讨论，对分类标准、类别的命名及核心观点的归类达成统一。先对9个个案中的7个进行分析，保留2个个案用于检查分类的稳定性，包括类别是否适用，类别的代表性是否会发生变化。

4）审核：将研究结果送给1位咨询方向的硕士研究生审核，审核内容包括域的划分和命名是否准确，分类标准及其命名是否恰当，核心观点的归类是否合适等。研究小组对审核的结果进行讨论，确定是否需要修改和如何修改。

5）类别的代表性评定：根据最终的结果对类别的代表性进行评定。按照Hill等提出的标准，如果类别适用于所有个案或只有一个个案不符合，则该类别是普遍的（general），在本研究中是8个或9个个案；如果适用于1/2以上的个案，则该类别是典型的（typical），在本研究中是5～7个个案；如果适用于至少2个个案，则该类别是变异的（variant），本研究中是2～4个个案；如果只适用于1个个案，则将该类别放入杂类中，在结果中不予以报告。

3.专家讨论法

（1）对象：邀请7名从事心理咨询实践和研究工作的咨询师组成专家组，其中男性4名，女性3名；博士3名，硕士4名；心理咨询工作年限6～25年，平均年限12.6年；正高职称1名，副高职称1名，中级职称5名。

（2）研究方法：邀请7名咨询师参加心理咨询风格定义和结构研究讨论，主持人介绍会议目的，交给专家文献调研法查找到的相关文献和访谈转录的文字资料，专家通过资料讨论咨询风格定义及其结构，直到意见一致。

（三）结果

1.关于咨询风格定义和结构的相关文献　许多文献都提出心理咨询师的咨询风格会对咨询效果产生影响，但对心理咨询风格进行明确定义或讨论的研究较少，比较明确的研究如下。①Lorr和McNair（1964）认为可以按照情绪表达-情绪控制、指导-非指导两个维度对咨询师进行分类。②Beutler及其同事（1993）认为咨询风格是由一组干预方法不同但目的、特征却很相似的咨询技术组成，具有跨流派的特征，可分为以降低痛苦为焦点和以情绪表达为焦点，任务取向和领悟取向，指导性和非指导性等。③Fernández-Álvarez等（1998）认为咨询风格是心理咨询师因为专业工作的要求，在这些情景中表现出特定的行为，反映了在这些情景中的一般行为特征。可分为5个维度：教育性、表达性、卷入性、注意力和操作性。④Howard等（1986）借鉴领导风格研究，将心理咨询师行为特征分为2个维度：指导和支持。⑤另外，在心理咨询风格偏好中，Cooper和Norcross（2016）明确提出心理咨询风格偏好是指来访者希望心理咨询师应表现出来的一些行为或行为特征，分为4个维度：咨询师指导和来访者指导，情感表达强烈和情感表达保守，过去取向和当前取向，热情支持和专注挑战。

2.协商一致的质化研究结果　和心理咨询风格有关的内容被划为3个域：心理咨询风格的特征，心理咨询风格的结构，心理咨询风格的影响因素。表5-1列出了所有的域、域的类别、代表性评定及核心观点举例。

（1）心理咨询风格的特征：①所有受访者都认为心理咨询风格是一种工作方式和行为特点。作为一种工作方式和行为特点，它既和心理咨询师的行为密切相关，通过行为表现出来，又不同于一项具体行为。进一步来说，诸多技术的使用会展现出特定的风格，而风格又会让技术使用变得"独具特色"。②7名受访者认为心理咨询风格相对稳定。心理咨询风格是习惯化的，是一种行为倾向。受访者都支持心理咨询风格的存在，也都认为在面对不同来访者时，这种咨询风格是一贯的、普遍的，即使有调整，也是遇到了"非常特殊的情况"。也就是说，在一定时段内，咨询风格是稳定的，但从长时段来看，咨询风格也可能发生变化。③所有受访者都认为心理咨询风格带有很强的个体印记。心理咨询风格是一个咨询师特有的，显示了这个咨询师不同于其他咨询师的独特行为特点。即使咨询师在理论取向、受训背景、咨询经验方面相似，在咨询特点上也会不相同，这种"独特之处"便展现出了特定的风格。④7名受访者认为心理咨询风格是工作时特有的。很多访谈者表示，心理咨询是一种职业活动，虽然受到咨询师人格特征的影响，但同日常生活中的表现还有很大不同，职业意识和训练及工作经验都会对咨询风格产生影响。

（2）心理咨询风格的结构：①7名受访者认为指导性高低是心理咨询风格的一个重要内容。指导性反映了咨询中的地位、对咨询进展的控制情况，指导性高的咨询师"会给来访者一些解释、建议，引导来访者怎么做"，指导性低的咨询师"很少表现出这样的行为"，会"跟随"来访者。②所有受访者都认为亲近性远近是心理咨询风格的一个重要内容。亲近性和咨访关系距离有关，咨询师关于亲近性的观念和实际表现可能不一致，"咨询师觉得自己比较亲近，但实际上来访者感觉有距离"。它是一种感觉，"咨询师比较暖还是冷"，可以通过行为特点反映出来，"对来访者情感回应及时、准确、深入，比较亲近"。③5名受访者反映了计划性强弱是心理咨询风格的一个表现。计划性与心理咨询结构、进展节奏有关，"有的咨询师每一步解决哪些问题比较明确，有的咨询师则顺其自然"，"咨询比较结构化"。也有一些受访者提出了别的咨询风格，如关注过去还是关注未来等，但均不到2名，故在结果中删去。

（3）心理咨询风格的影响因素：①3名受访者认为咨询师的社会人口学因素会影响他的咨询风格。首先是性别，"女性更温柔，会更亲切"，还有职业，"医生的角色定位会融到一个人的咨询风格中"，以及工作对象，"经常给小孩做咨询和经常给成人尤其是老年人做咨询的咨询师，风格是不一样的"。②所有受访者都认为咨询师心理特征会影响其咨询风格。其中，最主要是人格，"咨询风格是基于一个人的人格的"，"咨询风格首先和一个人的性格特点有关"，其次和依恋模式有关，"小时候的依恋模式"会影响咨询风格。③所有受访者都认为咨询师的专业训练会影响咨询风格，首先是咨询师的理论流派或取向，"认知行为治疗指导性本身就很高"，"情绪聚焦治疗亲近性比较高"，其次是督导师的影响，督导师引导被督导者反思临床经验、澄清咨询思路、提升咨询技巧，对咨询师个人成长有至关重要的影响，"督导师帮我（咨询师）形成了自己的方式"，然后是同事的影响，同事之间讨论案例、分享经验会相互启发，"团队讨论案例时，改变或发展了我对咨询的看法"，最后是咨询经验，"经验不断丰富，就有了自己的特色"。

3.心理咨询风格的定义和结构　经过对相关文献和访谈资料的分析、讨论，专家组最终形成心理咨询风格的定义和结构。

心理咨询风格是指心理咨询师工作时习惯化的工作方式和行为特点。心理咨询风格在结构上主要包括指导性、亲近性和计划性。指导性主要指咨询师在引导咨询的方向、任务和进程方面的行为倾向和特点，指导性高的咨询师倾向于控制咨询会谈，表现出更多地给来访者解释，告诉来访者怎么做才能解决自己的问题等行为，反之指导性低的咨询师倾向于不去控制咨询会谈，相应的指导性行为会更少。亲近性主要指咨询师在建立咨询关系距离方面的行为倾向，亲近性高的咨询师倾向于建立更亲近的咨询关系，会表现出更多地关注、回应来访者情感情绪的行为，而亲近性低的咨询师表现出较少的行为倾向，和来访者关系距离相对较远。计划性则反映了咨询师在形成咨询计划与结构方面的行为倾向，计划性高的咨询师对于咨询中每一步做什么相对明确，而计划性低的心理咨询师则倾向于"跟随"来访者，咨询结构相对不太明确。

表5-1　心理咨询风格协商一致的质化研究（$n=9$）

域	类别/子类	代表性评定	核心观点举例
1.特征	1.1 反映工作特点	9G	"它是咨询师表现出来的操作上的特点" "它是咨询师进行工作的方式"
	1.2 相对稳定	7T	"比较固定，但不刻板，有一些弹性" "一定时期不会变，除非遇到一些特别事件"
	1.3 带有个体印记	9G	"是一个咨询师区别于别的咨询师的部分" "属于个人的特色"
	1.4 情景关联	7T	"应该是在咨询工作中表现出来的" "是在工作时间表现出来的"
2.结构	2.1 指导性	7T	"反映了建立关系方面的特点，如指导性高低" "和来访者之间的姿态，如谁主导咨询进展"
	2.2 亲近性	9G	"（风格包括）咨询师是冷还是暖" "和来访者亲近还是保持一定距离"
	2.3 计划性	5T	"整个咨询进程是有计划还是没有计划" "咨询每一步有一个明确的目标和方向"
3.影响因素	3.1 社会人口学因素	3V	
	3.1.1 性别	2V	"女性更温柔，会更亲切" "男女表现出来风格也会不一样"
	3.1.2 职业	2V	"医生这个职业定位会影响我怎么咨询" "教师和医生（风格上）会有一些区别"
	3.1.3 工作对象	2V	"给小孩做咨询的咨询师和给成人做咨询的咨询师就不一样" "我工作对象都是符合诊断标准的"
	3.2 心理特征	9G	
	3.2.1 人格	9G	"咨询风格是基于一个人的人格的" "咨询风格首先和一个人的性格特点有关"
	3.2.2 人际模式	3V	"他和重要他人的关系（会影响他的咨询风格）" "小时候的依恋模式（会影响他的咨询风格）"
	3.3 专业训练	9G	
	3.3.1 流派或取向	9G	"风格符合流派的要求" "咨询取向和训练会影响风格"
	3.3.2 督导师的影响	2V	"和一个督导师工作感觉进步较大，她的风格影响了我" "督导师帮我形成了自己的方式"
	3.3.3 同事的影响	2V	"团队讨论案例时，改变或发展了我对咨询的看法" "和同事一起讨论案例"
	3.3.4 咨询经验	3V	"经验不断丰富，就有了自己的特色" "理论、实践、再理论、再实践，慢慢会有自己的风格"

（四）小结

通过文献调研法、协商一致的质化研究和专家讨论法，初步确定了心理咨询风格的定义和维度。心理咨询风格是指心理咨询师工作时习惯化的工作方式和行为特点，可分为指导性、亲近性和计划性3个维度。心理咨询风格定义和维度的确定为心理咨询风格量表和心理咨询风格偏好量表的维度确定和条目编写奠定了基础。

本研究发现，心理咨询风格是心理咨询师习惯化的行为特点，是相对稳定的，具有较强的个人印记和情景关联性，咨询师的社会人口学因素、心理特征、专业训练背景会对其咨询风格的形成产生影响。Orlinsky等（1994）认为心理咨询师的专业技能和专业地位通过个人风格表现出来。Beutler等（1993）认为咨询风格是一种客观的特殊状态，高度稳定，无论咨询师使用什么咨询技术，都受它的影响而以特定的方式来呈现。Fernández-Álvarez等（2003）也认为咨询风格是相对稳定的，可以通过咨询师的工作行为表现出来，其与咨询师的人格特征密切相关。本研究结论与这些观点基本一致。从心理咨询师职业成长来看，新手咨询师随着知识结构的完善和工作经验的积累，专业自信心不断提升，工作中的自发行为会增多，表现出特定的工作方式和习惯，即形成一定的咨询风格。

一些实证研究发现心理咨询风格受到咨询师人格、累计工作时间、理论取向、认识论及工作对象的影响（Casari et al.，2019；Castañeiras et al.，2006）。开放性人格特质和咨询师咨询卷入呈显著正相关，对认知取向咨询师来说，累计咨询时间越短，教育性上越显得严格，也和来访者越有距离。在理论取向方面，与精神分析取向咨询师相比，认知取向咨询师和整合主义取向咨询师在搜集信息时更主动、注意面更窄，操作性方面的计划性更强，和来访者交流更亲密。本研究中受访者的观点也支持该结论。不同心理特征和受训背景的咨询师对心理问题的概念化策略不同，而心理问题概念化决定了其在咨询中会有怎样的行为表现和行为特点，心理咨询无疑带有很强的咨询师"个体印记"。

在心理咨询风格结构中，以往研究者对指导性和亲近性的关注相对较多。Beutler等（2011）对指导性进行了诸多研究，Fernández-Álvarez等（2003）曾认为心理咨询风格可以分为两个基本区域：认知和动机-情感，前者包括其编制的心理咨询风格问卷中的注意力和操作性两个维度，后者包括表达性和卷入性两个维度。指导性与咨询师的解释、引导密切相关，而亲近性则和情绪情感紧密相关。Howard等（1986）也认为咨询师个人风格可分为指导和支持两个维度。Cooper和Norcross（2016）也将指导和情感表达作为其量表两个基本维度。协商一致的质化研究发现受访者也关注咨询师在指导性和亲近性方面的区别，对相关概念也比较熟悉。其实，从人际互动模型来看，指导性维度与人际互动中的控制-顺从维度高度一致，而亲近性维度与人际互动中的热情-冷漠维度高度一致。作为一种特殊人际互动，一般人际互动特征依然在心理咨询中表现明显。

本研究还发现，5名受访者提出咨询师在咨询结构和咨询节奏方面的不同，工作小组将其命名为计划性，专家讨论认为这也是心理咨询师行为特点的一个重要反映。实际工作中，计划性可能和指导性相关，但指导性反映了咨访双方的地位特点，而计划性则反映了咨询中的进展节奏特点，两者也存在较为明显的差异。Fernández-Álvarez等（2003）认为心理咨询风格包含了操作性维度，其反映了咨询师影响来访者的行为特点，其两极为自发的-计划的，这与本研究的观点一致。将计划性作为心理咨询风格的一个维度，与临床实践更加一致。

本研究中除了指导性、亲近性、计划性3个维度外，受访者并未在其他维度概念上达成一致。Beutler及其同事认为咨询风格还包括以降低痛苦为焦点和以情绪表达为焦点，任务取向和领悟取向等维度。不过，上述Beutler提出的两个维度反映了咨询师工作的焦点和策略，而不是总体工作方式特征，混淆了干预取向和咨询风格的概念，这可能是两者未被受访者提及的原因。Fernández-Álvarez等（2003）认为咨询风格还包括卷入性和注意力两个维度，不过，就当前临床实践来看，适度卷入和从各方面搜集来访者信息似乎是咨询共识，这两个维度在工作实际中很难准确评定，这可能是本研究中的受访者未将两者作为咨询风格的原因。本研究采用协商一致的质化研究保证了心理咨询风格概念结构和临床实践相符合，相关的概念维度容易辨识，有利于心理咨询风格概念和心理咨询风格偏好概念相互对应，将咨询师和来访者双方连接起来，为后续研究提供条件。

第三篇
工 具 研 制

　　本书第二篇介绍了理论构建研究的内容，通过概念梳理和界定，明确了心理咨询适宜性、心理咨询干预取向、问题解决风格、心理咨询风格、心理咨询风格偏好5个核心概念及理论结构。本篇将基于上述理论构建研究的结果，进一步进行工具编制。本篇将采用科学的工具编制程序和方法，分别编制心理咨询适宜性量表、咨询师心理咨询干预取向量表、来访者问题解决风格量表、心理咨询风格量表、心理咨询风格偏好量表，为解决"是否适合心理干预""适合何种心理疗法""适合哪位心理治疗师"3个核心决策问题和后续实证研究提供评估工具。

第六章
心理咨询适宜性量表的研制

第一节　心理咨询适宜性量表条目池的构建

一、研究目的

在前述研究基础上，构建心理咨询适宜性量表的初始条目池，为心理咨询适宜性正式工具的条目筛选、修改及检验提供条目库。

二、研究对象和方法

（一）文献调研法

以"咨询适宜性""合适的来访者""好来访者""suitability for counseling""suitable client""good client""selection of client"为检索词检索中英文相关文献，收集条目。同时检索国内外公开发表的有关"咨询动机""咨询认同""开放性""坚持性""心理感受性""motivation""counseling acceptance""openness to experience""counseling adherence""counseling engagement""counseling participation""psychological mindedness"等的量表，对这些量表中所包含的一些符合咨询适宜性、敏感性较好的条目作为备选条目引入量表条目池。条目池的建立原则是准确、简洁明了、易于理解。条目有歧义或意思模糊时，则经专家讨论确定具体的表达方式。

（二）专家访谈法

邀请8名经验丰富的心理咨询师进行半结构访谈，请专家描述咨询适宜性的特点。专家的年龄为35～46岁，平均为（38.7±3.84）岁，其中男性4名，女性4名；博士研究生3名，硕士研究生5名；教授1名，副教授2名，讲师5名；咨询年限为10～24年，平均为（13.2±4.71）年；累计咨询个案平均时长为（3025±2549.36）（范围为800～8400）小时。

在文献调研的基础上，自编半结构式访谈提纲。访谈提纲如下。①在您的咨询个案中，那些愿意参与到咨询中、获益快的来访者具有哪些特点？请具体说说。②在您的咨询个案中，那些参与低、获益慢的来访者有哪些特点？请具体说说。

将访谈录音稿转录成文字，逐词、逐句进行分析。将专家提出的心理咨询适宜性的描述，整理成来访者视角的简洁、通顺的句子，纳入条目池。

（三）专家讨论法

邀请7名从事心理咨询实践和研究工作的咨询师组成专家组，其中男性4名，女性3名；博士研究生3名，硕士研究生4名；从事心理咨询与治疗的时间均超过10年。

先向专家陈述咨询适宜性的概念及其维度，并呈现通过文献调研法和专家访谈法得到的条目，请专家依次对5个维度的条目逐条进行讨论：①对意思不清晰或不准确的条目进行修改，以求简洁明了；②将语义重复的条目予以合并或删除；③补充对维度有重要价值的其他条目。

三、研究结果

（一）文献调研法

检阅国内外相关文献，共得到109个条目。

（二）专家访谈法

通过整理对8名专家的质性访谈资料，得到69个条目。结合文献调研法和专家咨询法，共得到178个初始条目。

（三）专家讨论法

将文献调研法及专家访谈法得到的条目池进行综合整理后，呈献给课题组专家，进行4轮现场讨论，对条目池进行了修改、删除、合并及增加，最终形成条目池，共包含54个条目：咨询动机11个、咨询认同10个、开放性12个、坚持性11个、心理感受性10个。

四、小结

本研究通过检阅国内外相关文献和对8名心理咨询专家进行半结构式访谈，共整理得到178个初始条目池。通过课题组专家（7名）的4轮讨论，对条目进行逐条讨论和分析，形成条目池，包含54个条目。

第二节　量表初测版的构建与内容效度检验

一、研究目的

研究拟采用Delphi专家咨询法对心理咨询适宜性量表的初始条目的相关性进行评价，基于专家咨询的结果对初始条目进行筛选，并基于专家意见修改条目，为接下来的预实验及正式量表的确定提供内容上更符合理论构想的心理咨询适宜性量表初测版。

二、研究对象和方法

采用Delphi专家咨询法。Delphi专家咨询法是一种直观预测技术，常用于复杂难解问题的研究（曾光，1994）。其实质是针对某个复杂的问题，通过多轮征求专家意见，经过多次的信息交流和反馈修正，充分利用专家集体的智慧和经验，根据专家的意见做出综合评价的一种研究方法（Steurer，2011）。该方法具有匿名性和反馈性，充分发挥信息反馈和信息控制的作用，因此被广泛应用于量表条目池的建立。

（一）研究对象

Delphi专家咨询法的专家入组标准为在该领域从事10年以上技术工作的专业人员（曾光，1994）。为保证本研究Delphi专家咨询法的质量，课题组确定本次咨询专家的入组条件：①心理咨询与治疗经验≥10年；②目前仍从事心理咨询与治疗工作，熟悉心理咨询与治疗的最新发展趋势；③累计咨询个案时长≥2000小时；④熟悉心理咨询与治疗领域的相关研究。Delphi专家咨询法所纳入的专家数量一般为15～50人（曾光，1994）。本研究第一轮Delphi专家咨询拟纳入30名专家，第二轮纳入16名专家，均满足样本量的要求。

（二）研究工具

第一轮专家咨询表的内容主要包括以下6个方面：①量表的研究背景、目的和意义；②填写咨询表的方法和注意事项；③专家的基本情况，如性别、学历、专业年限、技术职称等；④量表条目池包含的条目，每个条目有很不重要、不重要、一般、重要、很重要共5个等级，分别用1～5赋值；⑤专家对维度的熟悉程度，分为不熟悉、不太熟悉、一般、较熟悉、很熟悉共5个等级，分别用1～5赋值；⑥专家对条目做出判断的依据，包括实践经验、理论分析、国内外同行的了解和直觉4个方面，影响程度分为小、中、大，分别用1～3赋值（曾光，1994）。

在专家咨询表中，专家对心理咨询适宜性量表条目池中每个条目的重要性、对咨询适宜性维度的熟悉程度，以及做出判断的依据进行评分，同时填写对于每个条目的修改意见（建议删除、修改或补充其他条目）。

第一轮咨询表格回收后，汇总分析数据，根据第一轮数据的统计结果和专家的修改意见，对第一轮的各项指标进行了筛选、修改和补充，形成了第二轮专家咨询表。第二轮咨询表的结构和第一轮基本一致，增加了"第一轮的平均值"这一栏作为上一轮专家评价情况的反馈。

（三）研究过程

本研究拟采用2轮咨询，在征得专家们同意的情况下，采用纸质版或电子邮件的方式进行。第一轮Delphi专家咨询前，将咨询问卷发放给研究组的博士研究生、硕士研究生、心理咨询师共3人进行预调查，根据反馈的结果对咨询表的内容、结构和文字表述等进行调整和修改。预调查后将第一轮Delphi专家咨询问卷发放给30位专家，要求专家按照填表说明完成咨询问卷的内容，鼓励专家对条目提出修改意见或补充新条目。第一轮咨询问卷回收后，对结果进行统计分析。根据统计结果和专家的意见，经过课题组专家的讨论，形成第二轮咨询问卷，发放给第二轮专家。

（四）统计分析

应用Epidata3.1进行数据录入，应用SPSS20.0进行数据统计分析。

1.专家积极系数 用于反映专家对本研究的兴趣和关心程度。用问卷回收率［回收率（%）＝回收问卷的专家数/参与的全部专家数×100%］来衡量（曾光，1994）。回收率取值范围为0～100.0%，回收率越高，专家积极性越高。

2.专家意见权威程度 是专家咨询结果可靠程度的重要指标之一。专家意见权威程度（Cr）主要由专家对本研究的熟悉程度（Cs）和判断程度（Ca）两个因素决定，计算公式为：$Cr = (Ca + Cs)/2$。熟悉程度分为很熟悉、熟悉、一般、较熟悉、较不熟悉、很不熟悉，分别赋值0.9、0.7、0.5、0.3、0.1和0。判断程度包括4个维度：理论分析、实践经验、同行了解和直觉，根据每个维度对专家判断的影响程度分为大、中、小三个层次，分别予以不同的权重：理论分析（0.3、0.2、0.1），实践经验（0.5、0.4、0.3），同行了解（0.1、0.1、0.1），直觉（0.1、0.1、0.1）。Cr取值范围为0～1，其值越接近1，说明专家权威程度越高，专家意见越有价值，专家咨询结果越可靠。一般而言，Cr值大于0.7表明咨询结果可靠（王春枝，斯琴，2011）。

3.专家意见协调程度 用于反映专家之间对每个条目评价的分歧程度，由变异系数（coefficient of variation，CV）和协调系数（Kendall's W）两个因素决定。变异系数＝每个条目的标准差/均数，CV越小，表明专家之间的分歧越小，协调程度越高。协调系数的取值范围为0～1，经χ^2检验后具有显著性（$P < 0.05$），且协调系数越大，表明专家的意见分歧越小，协调程度越高（曾光，1994）。许军等（2010）发现，协调系数常在0.4～0.5波动，但当专家组之间存在一些高度协调组，且组间的意见互相对立，或者当专家来自多个学科，不同学科之间的评价带有一定的偏向，也会在0.2～0.4内波动。

4.专家意见集中程度与条目筛选标准 专家意见集中程度用均数、变异系数、满分频率和高分频率来表示。均数得分为1～5，得分越高，表示条目越重要；满分率得分为0～1，满分率越高，说明对该条目给满分（5分）的专家比例越高，说明该条目越重要；高分率得分为0～1，高分率越高，表明对该条目给4分或5分的专家人数越多，说明该条目越重要。采用临界值法，其临界值的计算公式分别为变异系数的临界值＝变异系数的均数＋标准差满分频率、高分率和均数的临界值＝各自的均数－标准差。在本研究中，主要依据每个条目的变异系数、均数、满分率和高分率的得分是否达到临界值所规定的水平。同时，条目的筛选及其修改均充分考虑专家提出的建议。Delphi专家咨询法对条目筛选并没有统一的标准，参考以往研究（杨雪岭，2017），本研究采用临界值法，并结合课题组专家讨论的意见，对条目进行筛选。

三、研究结果

（一）第一轮专家咨询的结果

1.**专家基本情况**　共发放咨询表30份，回收有效咨询表27份。专家来自北京市、上海市、广东省、湖北省、河南省、海南省共6个省市。其中，男性7人（25.9%），女性20人（74.1%）；本科学历8人（29.6%），研究生学历19人（70.4%）；在高校工作17人（63.0%），在医院工作5人（18.5%），在社会机构工作5人（18.5%）；在高校和医院工作的22人中，中级职称4人（18.2%），副高级职称13人（59.1%），正高级职称5人（22.7%）；心理咨询工作年限10～14年8人（29.6%），15～19年11人（40.7%），20～24年5人（18.5%），25年以上3人（11.1%）。

2.**专家积极程度**　第一轮咨询发放问卷30份，回收27份，回收率为90.0%。共有14名专家（51.9%）对条目进行了添加或修改。

3.**专家意见的权威程度**　第一轮咨询，各维度的专家权威程度系数在0.82～0.89，平均值为0.85。具体结果见表6-1。

表6-1　第一轮咨询的专家权威程度（$n=27$）

	熟悉程度系数	判断依据系数	权威程度系数
咨询动机	0.86	0.92	0.89
咨询认同	0.75	0.90	0.83
开放性	0.79	0.91	0.85
坚持性	0.73	0.91	0.82
心理感受性	0.80	0.90	0.85
平均值	0.79	0.91	0.85

4.**专家意见的协调程度**　5个维度的总协调系数为0.176（$P<0.001$），各维度的协调系数在0.107～0.268（$P<0.01$）。具体结果见表6-2。

表6-2　第一轮咨询的专家协调程度（$n=27$）

	条目数	协调系数	χ	P
咨询动机	11	0.205	55.239	<0.001
咨询认同	10	0.268	65.189	<0.001
开放性	12	0.221	65.553	<0.001
坚持性	11	0.107	28.939	0.001
心理感受性	10	0.120	29.179	0.001
总条目	54	0.176	251.145	<0.001

5.条目的评价和筛选结果　根据专家的评分结果，分别计算每个条目的平均数、变异系数、满分率（5分）和高分率（4分或5分）及各自的临界值（表6-3）。筛选标准：根据平均数、满分率和高分率是否≥临界值，变异系数是否≤临界值，对每个指标做出判断。当满分率、平均数和变异系数均为"是"时，不管高分率结果如何，均做出"保留"判断；当满分率、平均数和变异系数均为"否"时，不管高分率结果如何，都做出"删除"或"修改"的判断（若专家认为是由于条目意思表达不清楚造成条目未达到临界值标准的，则结合专家提出的修改意见对条目进行修改；若条目意思表达清楚，是由于条目本身的内容不符合要求而使得条目未达到临界值标准的，则直接删除该条目）。当满分率、平均数和变异系数有2个"是"时，则参考高分率结果，如果高分率为"是"，则保留该指标，否则"删除"或"修改"（判断标准同上）。

表6-3　第一轮专家咨询指标筛选临界值表（$n = 27$）

	平均数	标准差	临界值
平均数	3.98	0.46	3.52
变异系数	0.24	0.08	0.32
满分率	0.37	0.15	0.22
高分率	0.73	0.16	0.57

按照上述筛选标准，7个条目（条目9、条目14、条目17、条目22、条目24、条目32、条目52）有3个以上的临界值未达到标准。课题组的6名心理咨询专家（高级职称2人，中级职称4人）对第一轮Delphi专家咨询意见进行综合讨论，最终决定删除条目9、条目14和条目17，对条目22、条目24、条目32和条目52予以修改。同时，在Delphi专家咨询意见和课题组讨论的基础上，增加了4个条目。具体如下。

结合Delphi专家咨询意见和课题组讨论，发现条目22"我不会同任何人谈论我生活中的某些经历"主要存在2个问题，第一，"不会"一词用得不够确切，用"愿意"比"不会"更能表达来访者对经历的开放意愿；第二，句子的用词过于绝对，建议将"任何人"修改为"他人"。修改后的条目为"我不愿意同他人谈论我生活中的某些经历"。条目24"我担心咨询中说出来的事情会给自己留下隐患"也存在两个问题，第一，"隐患"一词过于严重，用"带来麻烦"替代；第二，不一定都是担心"给自己"带来麻烦，也可能担心给其他人带来麻烦。所以，将该条目修改为"我担心咨询中说出来的事情会带来麻烦"。条目32"把心里话告诉别人不仅得不到帮助，还可能招致麻烦"，句子表达了两重意思，不够明确，修改为"把心里话告诉别人可能招致麻烦"。条目52"我很少关注自己的情绪"中"关注"一词包含了"注意、注重和重视"等意思，而此处想表达的意思仅为"注意到"。所以，将其修改为"我很少注意自己的情绪"。

同时，在专家意见和课题组讨论的基础上，增加了4个条目。有3名专家建议在动机维度增加关于诉说动机的条目，如"我有些心里话，但找不到合适的人诉说""我的问题无处诉说"和"没有人能够理解我"。课题组讨论后决定增加一个条目"我有些心里话，但找不到合适的人诉说"，该条目很好地反映了咨询动机，同时未与已有条目重复。有4名专家建议在咨询认同维度增加关于认同咨询师的条目，如"我相信咨询师的专业技能可以帮助我""我相信咨询师的人格魅力可以帮助我""我对咨询师的帮助持怀疑态度"和"我相信咨询师有能力解决我的困扰"，在课题组讨论后决定增加一个条目"我相信咨询师有能力帮助我"。

有2名专家建议在开放性维度增加关于与咨询师谈论事情和感受的条目，"我愿意跟咨询师谈我对咨询师的任何感受"和"我愿意跟咨询师谈我的任何事情和感受"。经课题组讨论后，决定采纳专家的建议，增加条目"我愿意跟咨询师谈我的任何事情和感受"。

有专家建议在坚持性维度增加"即使咨询初期效果不明显，我仍愿意再试试看""咨询效果不如我愿时，我仍愿意再试试看"，经课题组讨论后，认为"即使咨询初期效果不明显，我仍愿意再试试看"条目很好地反映了心理咨询中的坚持性，同时未与已有条目重复，决定增加。

经过删除、合并、修改及增加，形成第二轮Delphi专家咨询表，包括55个条目。

（二）第二轮专家咨询的结果

1.专家基本情况 从第一轮专家中选取积极性高、态度认真的16位专家参与第二轮专家咨询。专家来自北京市、广东省、湖北省、河南省、海南省等5个省市。其中，男性6人（37.5%），女性10人（62.5%）；本科学历2人（12.5%），研究生学历14人（87.5%）；在高校工作9人（56.3%），在医院工作3人（18.8%），在社会机构工作4人（24.9%）；在高校和医院工作12人中，中级职称2人（16.7%），副高级职称7人（58.3%），正高级职称3人（25.0%）；心理咨询工作年限10～14年6人（37.5%），15～19年4人（25.0%），20～24年4人（25.0%），25年以上2人（12.5%）。

2.专家的积极程度 第二轮咨询发放问卷16份，回收16份，回收率为100%。

3.专家意见的权威程度 第二轮咨询，各维度的专家权威程度系数在0.86～0.91，平均值为0.88。具体结果见表6-4。

表6-4　第二轮咨询的专家权威程度（$n = 16$）

	熟悉程度系数	判断依据系数	权威程度系数
咨询动机	0.88	0.94	0.91
咨询认同	0.83	0.95	0.89
开放性	0.83	0.92	0.88
坚持性	0.79	0.92	0.86
心理感受性	0.83	0.93	0.88
平均值	0.83	0.93	0.88

4.专家意见的协调程度 量表的总协调系数为0.309（$P < 0.001$），各维度的协调系数在0.133～0.442（$P < 0.05$）。具体结果见表6-5。

表6-5　第二轮咨询的专家协调程度（$n = 16$）

	条目数	协调系数	χ	P
咨询动机	11	0.442	70.691	< 0.001
咨询认同	9	0.133	17.048	0.030
开放性	13	0.345	66.156	< 0.001
坚持性	12	0.253	44.485	< 0.001
心理感受性	10	0.229	32.976	< 0.001
总条目	55	0.309	267.052	< 0.001

5. 条目的评价和筛选结果

（1）第二轮专家咨询结果：根据专家的评分结果，分别计算每个条目的满分率、平均数和变异系数在重要性上的得分。向课题组的6名心理咨询专家（高级职称2人，中级职称4人）汇报第二轮专家咨询评价结果，经专家讨论，最终决定删除3个条目，修改1个条目。具体如下。条目"把心里话告诉别人可能招致麻烦""我不喜欢跟他人说自己的私事""我担心咨询师因我说的事情对我有不好的看法"，会受到个体所说事件和话语的羞耻程度和隐私程度的影响，不能直接较好地反映个体的开放性，决定删除。同时，有专家认为条目"我很少注意自己的情绪"意思不够明确，容易被误解为"个体不注意、不在意自己的情绪对他人、对公共场合的影响"，建议修改为"我经常觉察自己的情绪"，经课题组专家讨论决定予以采纳。剩余条目的高分率为0.56～1，平均分为3.56～4.94，变异系数为0.07～0.27。

（2）心理咨询适宜性量表初稿的确立：最终形成的量表初稿包括5个维度，共52个条目，其中咨询动机维度10个条目，咨询认同维度10个条目，开放性维度10个条目，坚持性维度12个条目，心理感受性维度10个条目。

四、小结

本研究通过2轮Delphi专家咨询，对咨询适宜性量表条目池进行评价和筛选。本研究2轮Delphi专家咨询的回收率分别为90.0%和100.0%，说明专家参与本研究的积极程度高。第一轮Delphi专家咨询各维度的专家权威程度系数在0.80～0.89，平均值为0.85；第二轮Delphi专家咨询各维度的专家权威程度系数在0.86～0.91，平均值为0.88，均 > 0.7（王春枝等，2011），说明专家咨询的判断可靠。经过2轮Delphi专家咨询，最终的总协调系数为0.309（$P < 0.001$），> 0.2（许军等，2010），表明专家意见较为一致。在2轮Delphi专家咨询中，采用临界值法，结合Delphi专家咨询评价结果，并经课题组专家讨论，最终确立了包括52个条目的量表初稿。

条目是组成量表的核心内容。在界定概念和维度后，本研究采用文献调研法和专家访谈法共构建了178个条目，经课题组专家的4轮讨论，建立了包含54个条目的条目池初稿。通过2轮Delphi专家咨询筛选条目，确立条目池。入选专家的工作年限均大于10年且目前仍从事心理咨询工作，专家有着丰富的心理咨询经验，工作单位分布于医院、高校和社会机构，专家的代表性好、质量高。

第三节　预实验和量表正式版的建立

一、研究目的

研究拟在全国多所高校的心理咨询中心进行心理咨询适宜性量表初测版的预实验，通过预实验对量表初测版进行项目分析和探索性因素分析，进一步筛选或调整条目，建立正式问卷。

二、研究对象和方法

（一）研究对象

1.纳入和排除标准　纳入标准：①寻求心理咨询的来访者；②年龄≥18岁；③意识清晰，熟悉中文，能独立或通过调查员的帮助填写问卷；④自愿参加本研究。

排除标准：①严重的精神疾病患者；②有严重自杀自伤倾向或其他心理危机者；③拒绝填写调查问卷者。

2.样本量和抽样方法　样本量为量表条目数的5～10倍时，探索性因素分析的因素结构会较为稳定（吴明隆，2003）。因此，本研究所需的样本量至少为260（52×5）份。同时，考虑到未回收及无效问卷约占10%，则本研究共需发放调查问卷数量至少为286（260×110%）份。综合上述两方面因素，确定发放调查问卷300份。采取目的抽样的方法，选取广东省（3所）和河南省（4所）共7所高校的心理咨询中心的来访者作为调查对象。

（二）研究工具

调查表包括来访者一般情况调查表和心理咨询适宜性量表初稿两部分。①来访者一般情况调查表包括人口学资料，如性别、年龄、年级等。②心理咨询适宜性量表初稿包括52个条目。

（三）研究过程

采用横断面调查研究的方法。获得来访者的知情同意，由来访者在预约或首次咨询前进行自评。时间约为10分钟。

（四）统计分析

采用Epidata3.0软件录入数据，SPSS20.0软件进行统计分析。

1.项目分析

（1）决断值法：又称极端组比较法。将所有条目的得分相加得到量表总分。将量表总分最高的27%作为高分组，得分最低的27%作为低分组，比较两组各条目得分的均数差异，CR值即为两者均数差异检验的t值。当CR值达到显著水平时，表明该项目对不同被试的特质水平能有效鉴别；如CR值达不到显著水平，则表示该项目鉴别度较差，予以删除（吴明隆，2003）。

（2）相关法：是指条目得分与量表总分的相关。条目与总分相关越高，表明条目与整体量表的同质性越高，所要测量的心理特质更为接近。条目与总分的相关未达显著水平，或者两者为低相关（相关系数＜0.4），表示条目与整体量表的同质性不高，予以删除（吴明隆，2003）。

2.探索性因素分析 探索性因素分析旨在求得量表的建构效度，或称构念效度。采用主成分分析法，通过最大平衡值法进行旋转，根据量表编制的理论假设限定抽取5个因子，参考特征值碎石图和方差贡献率，进行探索性因子分析，初步构建咨询适宜性量表的理论模型。具体方法与步骤如下：第一，在进行因子分析之前，进行Bartlett球形检验与KMO检验，判断是否适合进行因子分析。Bartlett球形检验达到显著水平时，表示母群体的相关矩阵间有共同因素存在，适合进行因子分析。KMO取值为0～1，其值越大，表示变量间的共同因素越多，越适合进行因子分析。吴明隆认为KMO值大于0.8适合做因子分析（吴明隆，2003）。主要参照各个条目的共同度和因素负荷值，对条目进行筛选。项目保留的标准：在某一个因素上的负荷≥0.4；不在2个因素上都有≥0.3的负荷；保证每个维度最终保留的项目数≥3（吴明隆，2003）。形成因子结构的判断标准：公因子与假设的量表结构一致；公因子的累计方差贡献率达到50.0%；每个条目在相应的公因子上有较高的负荷（＞0.4），而在其他因子上的负荷较低（吴明隆，2003）。

三、研究结果

（一）研究对象的一般情况

发放量表初稿调查问卷300份，共回收问卷287份，其中，有效问卷279份，有效回收率为97.2%。来访者年龄在18～30岁，平均年龄为（21±2）岁；男性77人（27.6%），女性202人（72.4%）；大学一年级学生43人（15.4%），大学二年级学生34人（12.2%），大学三年级学生99人（35.5%），大学四年级或大学五年级学生58人（20.8%），研究生45人（16.1%）。

（二）心理咨询适宜性量表项目分析

决断值法发现，所有条目的决断值均达到显著水平（$P < 0.05$）。相关分析发现，1个条目与总分的相关不显著（$P > 0.05$），17个条目与总分的相关系数＜0.4。删除未达到统计学要求的18个条目。详见表6-6。

表6-6 量表项目分析（n＝279）

条目	决断值	与总分相关	备注	条目	决断值	与总分相关	备注
1	-4.558***	0.317**	删除	27	-10.048***	0.606**	保留
2	-6.194***	0.408**	保留	28	-7.639***	0.479**	保留
3	-3.567***	0.288**	删除	29	-3.028**	0.177**	删除
4	-5.712***	0.401**	保留	30	-10.252***	0.542**	保留
5	-6.378***	0.427**	保留	31	-7.210***	0.444**	保留
6	-7.098***	0.439**	保留	32	-6.940***	0.386**	删除
7	-4.496***	0.325**	删除	33	-5.476***	0.346**	删除
8	-6.366***	0.388**	删除	34	-4.177***	0.313**	删除
9	-7.046***	0.423**	保留	35	-5.854***	0.415**	保留
10	-2.913**	0.344**	删除	36	-5.322***	0.388**	删除
11	-3.117**	0.181**	删除	37	-3.674***	0.290**	删除
12	-7.942***	0.508**	保留	38	-7.624***	0.466**	保留
13	-9.112***	0.571**	保留	39	-10.843***	0.600**	保留
14	-11.211***	0.607**	保留	40	-2.402*	0.341**	删除
15	-10.529***	0.587**	保留	41	-8.205***	0.513**	保留
16	-9.790***	0.589**	保留	42	-8.549***	0.541**	保留
17	-9.631***	0.544**	保留	43	-8.040***	0.473**	保留
18	-10.564***	0.592**	保留	44	-6.893***	0.418**	保留
19	-10.294***	0.559**	保留	45	-8.780***	0.488**	保留
20	-10.976***	0.637**	保留	46	-7.654***	0.455**	保留
21	-2.268*	0.080	删除	47	-8.453***	0.524**	保留
22	-9.090***	0.521**	保留	48	-6.598***	0.441**	保留
23	-5.954***	0.364**	删除	49	-6.276***	0.372**	删除
24	-3.997***	0.269**	删除	50	-6.135***	0.407**	保留
25	-9.020***	0.548**	保留	51	-6.772***	0.410**	保留
26	-9.319***	0.569**	保留	52	-4.940***	0.380**	删除

注：*$P < 0.05$；**$P < 0.01$；***$P < 0.001$。

（三）探索性因素分析

将保留下来的34个条目进行探索性因素分析，KMO检验值为0.883，Bartlett球形检验χ^2为4838.497（$P < 0.001$），提示数据适合进行因子分析。按照上述原则共进行了14次探索，删除14个条目。删除条目的顺序和理由如下。第一步，删除公因子＜0.4的条目："做事情遇到困难时，我不会轻易放弃"（0.301）、"我能坚持完成自己应该做的事情"（0.261）、"我愿意接纳咨询师与我不一样的观点"（0.389）、"如果向他人倾诉可以

帮助我，我愿意这么做"（0.364）和"我应当对自己的问题负责"（0.384）。再行探索性因素分析发现，剩余条目的公因子方差均＞0.4，但条目"我能觉察到自己当下的情绪"（0.436）的共线性高于0.4，予以删除。随后，再删除探索性因子分析中公因子＜0.4的条目"我经常觉察自己的情绪"（0.362）和"我经常思考自己行为的原因"（0.382）。再行探索性因素分析发现，剩余条目的公因子方差均＞0.4。进一步删除共线性高于0.3的条目："我相信咨询师会真正关心我"（0.397）、"我相信咨询师能真正理解我"（0.431）、"我相信咨询师有能力帮助我"（0.386）、"我相信心理咨询所花的时间和费用是值得的"（0.364）、"我能观察到自己的局限"（0.330）。再行探索性因素分析发现，条目"我相信咨询师会为我保密"的公因子方差仅为0.414，旋转后的因子负荷仅为0.518，均较其他条目低（公因子方差0.504～0.829，旋转后的因子负荷0.664～0.904）。为进一步优化量表的结构，遂尝试将其删除，发现剩余条目的公因子均＞0.512，且方法解释量从68.75%上升到70.44%，且条目的共线性均＜0.3，可见删除该条目后量表的结构更优。最终，条目在所在因子的负荷为0.669～0.903，在第二个因子的负荷最大为0.290，每个维度最终保留的项目数为4条。

对剩余的20个条目进行因子分析，KMO检验值为0.850，Bartlett球形检验χ^2为3139.381（$P<0.001$），提示数据适合进行因子分析。碎石检验结果见图6-1。从图6-1可以看出，从第5个因子后坡度趋于平缓，因而抽取5个因子进行主成分分析，选用最大平衡值法进行旋转，5个因子的累计方差贡献率为70.44%，每个因子的方差解释率为12.2%～15.0%（表6-7～表6-9）。

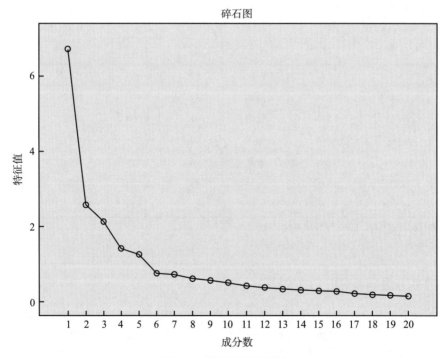

图6-1　因子分析碎石图

表6-7　因子分析的共同性检验结果（$n=279$）

条目	初始	提取	条目	初始	提取
T32	1.000	0.512	T19	1.000	0.823
T4	1.000	0.597	T33	1.000	0.589
T35	1.000	0.753	T41	1.000	0.609
T46	1.000	0.618	T2	1.000	0.742
T52	1.000	0.681	T44	1.000	0.741
T3	1.000	0.749	T25	1.000	0.666
T14	1.000	0.798	T36	1.000	0.632
T15	1.000	0.678	T7	1.000	0.829
T27	1.000	0.748	T18	1.000	0.811
T8	1.000	0.829	T29	1.000	0.683

注：提取方法为主成分分析。

表6-8　因子分析解释总变异量（$n=279$）

成分	初始特征值			平方和负荷量萃取			转轴平方和负荷量		
	特征值	方差的（%）	累积（%）	特征值	方差的（%）	累积（%）	特征值	方差的（%）	累积（%）
1	6.724	33.622	33.622	6.724	33.622	33.622	3.006	15.032	15.032
2	2.576	12.878	46.500	2.576	12.878	46.500	2.976	14.879	29.911
3	2.129	10.643	57.142	2.129	10.643	57.142	2.882	14.410	44.322
4	1.409	7.043	64.186	1.409	7.043	64.186	2.768	13.840	58.161
5	1.251	6.256	70.441	1.251	6.256	70.441	2.456	12.280	70.441

注：萃取方法为主成分分析。

表6-9　旋转后的矩阵（$n=279$）

条目	成分				
	1	2	3	4	5
T7	0.903	0.016	0.097	0.036	0.048
T18	0.883	0.031	0.044	0.153	0.068
T29	0.820	0.064	-0.014	0.053	0.052
T36	0.734	0.141	0.189	0.173	0.088
T8	0.089	0.862	0.162	0.182	0.138
T19	0.108	0.842	0.179	0.210	0.161
T27	0.041	0.814	0.164	0.226	0.076

续表

条目	成分				
	1	2	3	4	5
T33	0.030	0.669	0.235	0.279	0.083
T14	0.096	0.287	0.815	0.188	0.088
T3	0.097	0.127	0.812	0.193	0.164
T52	0.060	0.130	0.772	0.113	0.228
T15	0.071	0.210	0.748	0.167	0.205
T44	0.088	0.189	0.096	0.830	0.009
T2	0.161	0.290	0.232	0.758	0.062
T25	0.103	0.186	0.191	0.750	0.150
T41	0.093	0.196	0.131	0.737	0.042
T35	0.071	0.094	0.104	0.011	0.853
T46	0.058	0.064	0.243	0.011	0.743
T4	0.279	0.092	0.065	0.129	0.700
T32	−0.103	0.122	0.160	0.078	0.675

注：萃取方法为主成分分析。

旋转后5个因子包含的条目适当，公因子与假设的量表结构一致，因此根据条目内容及研究假设对因子进行命名。

（四）心理咨询适宜性量表的建立

将剩余的条目重新编号，形成量表。该量表共20个条目、5个维度，每个维度4个条目。采用1～5的5级计分，结果计各维度得分和量表总分。

四、小结

本研究通过施测，在项目分析中采用决断值法和相关分析法，共删除未达到统计学要求的18个项目。对剩下的34个项目进行探索性因素分析，共删除未达到统计学要求的14个条目，形成心理咨询适宜性量表。量表共20个条目，与理论假设相符，分命名为咨询动机、咨询认同、开放性、坚持性和心理感受性。5个因子的累计方差贡献率为70.44%，每个因子的方差解释率为12.2%～15.0%。后续对该量表的信效度进行检验。

采用决断值法、相关分析法和探索性因子分析，进一步筛选条目，建立量表初稿。因子分析中，抽取的5个因子的累计方差贡献率（70.44%）符合心理测量学要求的＞50.0%的标准，每个因子的方差解释率为12.2%～15.0%并且公因子与假设的量表结构一致（吴明隆，2003）。总体上看，5个因子基本代表了量表的整体结构。将剩余的20个条目重新编号，形成量表初稿。

第四节　正式量表在大学咨询中心来访者中的信效度检验

一、研究目的

研究的目的在于检验心理咨询适宜性量表正式版的信效度，确保该工具可准确、可靠地反映理论构念，为后续的心理咨询适宜性现状研究提供工具支持。

二、研究对象和方法

（一）研究对象

1. 纳入和排除标准　纳入和排除标准与第六章第三节保持一致。

2. 样本量和抽样方法　样本量的计算方法与第六章第三节保持一致。本次现场调查纳入380名被试。采取目的抽样的方法，选取广东省（3所）和河南省（1所）共4所高校的符合纳入标准的来访者作为调查对象。

（二）研究工具

1. 来访者一般情况调查表　包括人口学资料和心理咨询问题相关资料。

2. 心理咨询适宜性量表（suitability for psychotherapy scale，SFPS）　采用第六章第三节确立的咨询适宜性量表正式版，含20个条目、5个维度。量表采用Likert 5点记分，1＝非常不符合，2＝比较不符合，3＝不符合与符合之间，4＝比较符合，5＝非常符合。结果计各维度得分和量表总分，得分越高，表明来访者在该维度的特征越明显，心理咨询适宜性越高。

3. 会谈评价问卷（session evaluation questionnaire，SEQ）（Stiles & Snow，1984；Stiles et al.，1994；秦旻，2010）　该问卷由Stiles和Snow（1984）编制，旨在对单次会谈的过程（会谈过程的深度－价值判断及会谈过程的流畅度－情感体验）进行评价，同时评估来访者在单次咨询会谈结束时的情绪状态（积极情绪和情绪唤醒水平），以此反映本次会谈对来访者的影响价值（Stiles et al.，1994）。本研究采用秦旻（2010）的翻译版本，并对其中部分字词进行微调。SEQ由21对形容词组成，包括2个分量表：①会谈评价（11条），包括会谈深度和会谈顺畅度2个维度；②会谈感受（10条），包括积极感受和情绪唤起2个维度。由于情绪唤起维度和会谈效果的关联性较差，本研究仅考察会谈效果的会谈深度、顺畅和积极3个维度。量表采用1～7分的7级计分，结果计3个维度的得分，得分越高表明会谈越深入、顺畅和积极。SEQ在中国来访者中的信效度良好，问卷总Cronbach α系数为0.878，各维度的Cronbach α系数在0.722～0.819，结构效度良好（秦旻，2010）。

（三）研究过程

信度和结构效度部分，采用横断面调查研究的方法，获得来访者的知情同意，由来访者在首次咨询前进行心理咨询适宜性自评，时间约为15分钟。实证效度考察部分，获得来访者的知情同意，由来访者在预约或首次咨询前进行心理咨询适宜性自评，并于第一次咨询结束后填写会谈效果问卷。

（四）统计分析

采用Epidata3.0进行数据录入，SPSS20.0、Amos20.0进行统计分析。

1.可行性　主要是指量表在被试中的接受程度和量表完成质量，通常用量表接受率和量表完成率来衡量。量表接受率是指量表被调查对象接受的程度，实际操作中常以量表的回收率表示；量表完成率指被调查对象完成量表的比例（方积乾，2000）。

2.信度分析　信度是指量表所测结果的稳定性及一致性，常用内部一致性信度、重测信度及评分者信度3种测评方法分析（吴明隆，2003）。本研究编制的咨询适宜性量表，属于自评量表，故无评分者信度。同时，由于咨询适宜性量表的测评对象为已经预约心理咨询且尚未开始接受心理咨询的咨询等候者，鉴于该群体的特殊性，要求其等候半个月或1个月而不接受任何心理咨询，有违咨询伦理，且可能给来访者造成伤害，因此亦无法考察量表的重测信度。故本研究采用的信度指标为Cronbach α 系数和分半信度系数。计算总量表和各维度的Cronbach α 系数；分半信度是将量表的条目按照序号的奇数和偶数分成两半，计算两项项目分间的相关程度。信度的指标判断标准见表6-10（吴明隆，2003）。

表6-10　信度的指标判断标准

系数值	因子	全量表
系数＜0.5	不理想，舍弃不用	非常不理想，舍弃不用
0.5≤系数＜0.6	可以接受	不理想，重新编制或修改
0.6≤系数＜0.7	尚佳	勉强接受
0.7≤系数＜0.8	佳（信度高）	可以接受
0.8≤系数＜0.9	理想（甚佳，信度很高）	佳（信度高）
系数≥0.9	非常理想（信度非常好）	非常理想（甚佳，信度很高）

3.效度分析　本研究采用内容效度、结构效度和实证效度对量表的效度进行考评（郑日昌等，1999）。

（1）内容效度：是项目对预测的内容或行为范围取样的适当程度（郑日昌等，1999）。量表要具有好的内容效度，必须满足两个条件：第一，要确定好内容范围，并使全部项目均在此范围内；第二，选出的项目应是已界定的内容范围的代表性样本。本研究主要使用文献调研法、专家访谈法、两轮Delphi专家咨询和多轮课题组专家讨论的方法，对量表的内容效度予以考察。

（2）结构效度：是指测量数据所反映的量表的结构与假设结构的一致程度（郑日昌等，1999）。本研究从两个方面考察量表的结构效度。①相关分析：相关性分析主要考察量表内部的一致性。计算各维度之间及各维度与总量表的相关性。通常认为，各因素与量表总分之间的相关系数在0.3～0.8，因素间的相关系数在0.1～0.6，会产生良好的信效度（金瑜，2001）。②验证性因子分析：验证性因素分析是根据理论或经验对可能的因素结构做出假设，然后对此假设的合理性进行验证（张瑞星等，2015）。本研究采用验证性因子分析，验证探索性因子分析得到的咨询适宜性量表是否包含了由20个条目组成的五维结构模型。采用吴明隆设定的标准对模型的拟合程度进行评价和判断（吴明隆，2010a）。

（3）实证效度：本研究将来访者首次心理咨询结束时的会谈效果作为效标，将心理咨询适宜性量表总分最高的27%作为高分组，最低的27%作为低分组，运用独立样本t检验的方法，检验心理咨询适宜性的实证效度（郑日昌等，1999）。若高分组的会谈效果比低分组的会谈效果好（$P < 0.05$），则表示量表能反映心理咨询的效果，实证效度可。

三、研究结果

（一）研究对象的基本情况

本次调查共发问卷380份，回收368份，有效问卷352份。本次调查量表回收率（接受率）为96.8%，完成率为92.6%。来访者年龄在18～32岁，平均年龄为（21±2）岁；男性110人（31.3%），女性242人（68.8%）；大学一年级学生75人（21.3%）；大学二年级学生43人（12.2%），大学三年级学生126人（35.8%），大学四年级或大学五年级学生77人（21.9%），研究生31人（8.8%）；既往有过咨询经历者98人（27.8%），无咨询经历者254人（72.2%）。

（二）量表信度

1. Cronbach α 系数　总量表的Cronbach α系数为0.896，各维度的Cronbach α系数在0.765～0.866。

2. 分半信度系数　总量表的分半信度系数为0.745，各维度的分半信度系数在0.715～0.860。

量表信度检验结果见表6-11。

表6-11　量表信度检验结果（$n = 352$）

	咨询动机	咨询认同	开放性	坚持性	心理感受性	总量表
条目数	4	4	4	4	4	20
Cronbach α系数	0.765	0.866	0.852	0.792	0.848	0.896
分半信度系数	0.792	0.806	0.860	0.715	0.809	0.745

（三）量表效度

1. 内容效度　本研究编制的心理咨询适宜性量表，遵循严格的步骤，且量表的维度均有严格的规定，因此量表的内容效度较好。具体如下：本研究通过文献查阅和专家讨论法确立心理咨询适宜性的概念和指标；通过文献法、心理咨询专家访谈和课题组专家讨论，构建心理咨询适宜性条目池；通过2轮Delphi专家咨询和课题组专家讨论，筛选并确立条目池；根据调查的数据，对量表条目进行再次筛选，建立心理咨询适宜性量表。从量表编制过程来看，研究方法和程序规范，内容设置合理，具有较好的内容效度。

2.结构效度

（1）相关分析：各维度之间的相关系数在0.230～0.549，各维度与总量表的相关系数在0.658～0.782，均具有统计学意义（$P < 0.01$）。相关分析结果见表6-12。

表6-12 量表的相关分析（$n = 352$）

	咨询动机	咨询认同	开放性	坚持性	心理感受性	总量表
咨询动机	1					
咨询认同	0.549**	1				
开放性	0.314**	0.455**	1			
坚持性	0.326**	0.471**	0.514**	1		
心理感受性	0.306**	0.349**	0.230**	0.447**	1	
总量表	0.699**	0.782**	0.699**	0.755**	0.658**	1

注：**$P < 0.01$。

（2）验证性因子分析：量表模型及标准化路径系数见图6-2。从表6-13可见，模型的基本适配指标均达到检验标准。如表6-14所示，整体模型适配度的检验方面共12个指标达到标准。验证性因子分析的结果支持了心理咨询适宜性量表的五维度结构。

表6-13 基本适配度检验摘要（$n = 352$）

评价项目	检验结果数据	模型适配判断
是否没有负的误差变异量	均为正数	是
因素负荷量是否介于0.5～0.95	0.630～0.930	是
是否没有很大的标准误	0.020～0.057	是

表6-14 整体模型适配度检验摘要（$n = 352$）

检验统计量	适配的标准或临界值	检验结果数据	模型适配判断
绝对适配度指数			
RMR	<0.05	0.044	是
RMSEA	<0.05优良；<0.08良好	0.052	是
GFI	>0.9	0.924	是
AGFI	>0.9	0.898	否
增值适配度指数			
NFI	>0.9	0.912	是
IFI	>0.9	0.955	是

续表

检验统计量	适配的标准或临界值	检验结果数据	模型适配判断
TLI值（NNFI值）	＞0.9	0.945	是
CFI值	＞0.9	0.954	是
简约适配度指数			
PGFI值	＞0.5	0.691	是
PNFI值	＞0.5	0.753	是
PCFI值	＞0.5	0.788	是
CN值	＞200	214	是
χ^2/df	＜2.00	1.965	是

注：RMR，残差均方根；RMSEA，近似误差均方根；GFI，拟合优度指数；AGFI，调整拟合优度指数；NFI，规范拟合指数；IFI，增值拟合指数；TLI，Tucker-Lewis指数；CFI，比较拟合指数；PGFI，简约适配度指数；PNFI，简约拟合优度指数；PCFI，简约比较拟合指数；CN，临界样本数。

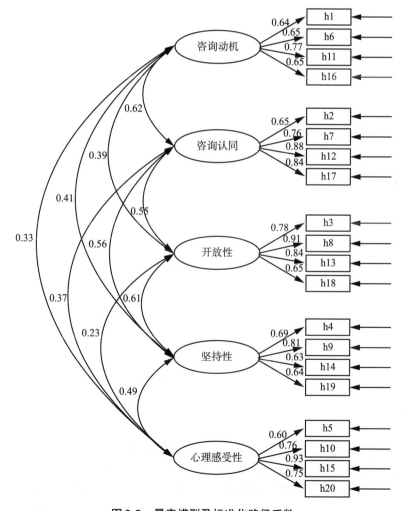

图6-2　量表模型及标准化路径系数

3.实证效度 t 检验结果见表6-15。与心理咨询适宜性量表低分组相比，心理咨询适宜性高分组在首次咨询后的会谈效果（深度、顺畅和积极）值均更高（$P < 0.01$）。

表6-15　心理咨询适宜性高分组与低分组来访者首次咨询的会谈效果比较（$n = 352$）

心理咨询适宜性	分组	会谈效果		
		深度	顺畅	积极
量表总分	低（$n = 104$）	4.33±1.00	4.58±1.13	4.15±1.22
	高（$n = 104$）	5.55±0.98	5.55±1.19	5.45±1.09
t		-8.815	-5.982	-8.014
p		<0.001	<0.001	<0.001
咨询动机	低（$n = 104$）	4.62±1.17	4.94±1.20	4.52±1.49
	高（$n = 104$）	5.11±1.22	5.40±1.13	5.36±1.13
t		-2.991	-2.828	-4.557
p		0.003	0.005	<0.001
咨询认同	低（$n = 104$）	4.42±1.21	4.73±1.24	4.29±1.24
	高（$n = 104$）	5.13±1.02	5.45±1.03	5.46±1.08
t		-4.538	-4.572	-7.203
p		<0.001	<0.001	<0.001
开放性	低（$n = 104$）	4.51±1.12	4.76±1.12	4.56±1.22
	高（$n = 104$）	5.29±1.08	5.33±1.25	5.16±1.28
t		-5.135	-3.435	-3.432
p		<0.001	0.001	0.001
坚持性	低（$n = 104$）	4.63±1.04	4.90±1.15	4.713±1.31
	高（$n = 104$）	5.17±1.36	5.32±1.28	5.22±1.26
t		-3.223	-2.477	-2.859
p		0.001	0.014	0.005
心理感受性	低（$n = 104$）	4.51±1.00	4.76±1.01	4.72±1.39
	高（$n = 104$）	5.31±1.25	5.42±1.25	5.31±1.16
t		-5.056	-4.134	-3.336
p		<0.001	<0.001	0.001

四、小结

量表信度考评方面，总量表的Cronbach α系数为0.896，分半信度系数为0.745，均 >0.7，信度系数达到统计学要求。通过内容效度、结构效度和实证效度检验，发现量表具有良好的效度。量表内容设置合理，具有较好的内容效度。相关分析发现，各维度之间的相关系数在0.230～0.549，各维度与总量表的相关系数在0.658～0.782（$P < 0.01$），均符合

统计学要求。验证性因子分析的结果支持了心理咨询适宜性量表的五维度结构。*t*检验结果发现，与心理咨询适宜性低分组相比，心理咨询适宜性高分组在首次咨询后的会谈效果（深度、顺畅和积极）值均更高（$P < 0.05$），量表的实证效度符合统计学要求。

信度检验发现，总量表的Cronbach α系数为0.896，各维度的Cronbach α系数为0.765～0.866；总量表的分半信度系数为0.745，各维度的分半信度系数为0.715～0.860（均＞0.7）（吴明隆，2003），说明量表的信度较好。

在内容效度方面，通过文献调研和专家讨论法确定了心理咨询适宜性的概念和维度，通过文献查阅、专家访谈，构建条目池，通过2轮Delphi专家咨询、项目分析和探索性因子分析确立量表初稿。信效度检验发现，量表信效度较好。量表编制过程规范，内容设置合理，具有较好内容效度。

本研究采用相关分析和验证性因子分析对量表的结构效度进行考评。相关分析结果发现，各维度之间的相关系数为0.230～0.549（$P < 0.01$），各维度之间低至中等相关，符合相关系数为0.1～0.6的标准；各维度与总量表的相关系数为0.658～0.782（$P < 0.01$），维度与总量表高相关，符合相关系数为0.3～0.8的标准，量表结构效度较好（金瑜，2001）。验证性因子分析中，模型的3个基本适配指标和12个整体模型适配度指标均达到检验标准（吴明隆，2010a），说明没有违反模型辨认原则，模型与实际观察数据的适配情形较好。验证性因子分析的结果支持了心理咨询适宜性量表的五维度结构。实证效度分析发现，与心理咨询适宜性量表低分组相比，心理咨询适宜性高分组在首次咨询后的会谈效果（深度、顺畅和积极）值均更高（$P < 0.01$），表明心理咨询适宜性能预测心理咨询效果，实证效度可。

本研究采用科学、严谨的方法和步骤，开发了跨理论心理咨询适宜性评估工具，并对其信效度进行了考评。在信度考评中，量表的内部一致性信度、分半信度均达到统计学要求；在效度考评中，量表的内容效度较好，结构效度和实证效度均达到统计学要求，信效度较好。这表明确实存在跨理论的心理咨询适宜性，且其是可测、可评估的。最终形成的心理咨询适宜性量表包含20个条目、5个维度，量表简短、清晰。与以往各取向咨询适宜性评估工具的他评方法不同，本研究编制的心理咨询适宜性量表采用来访者自评的评估方法，操作简便，对使用者的专业知识要求不高，适用性强。与以往各咨询取向咨询适宜性评估工具主要针对达到诊断标准的患者不同，本研究编制的量表以未达到诊断标准的来访者群体为对象。目前，寻求心理咨询的个体中，有很大一部分群体为未达到诊断标准的个体，且其与患者群体在问题时长、社会功能等诸多方面有着较大不同。因此，非常需要针对该群体的心理咨询适宜性评估工具。本研究编制的量表为该群体提供了较好的评估工具。

第五节　正式量表在精神科门诊患者中的信效度检验

一、研究目的

研究者前期编制的心理咨询适宜性量表主要基于大学心理咨询中心的来访者群体编制

而成，其应用研究也仅限于大学心理咨询中心的来访者样本。鉴于医院精神科与大学咨询中心在干预方式、干预对象、干预设置、干预人员等方面存在诸多不同之处，本研究采用标准的量表检验程序，检验心理咨询适宜性量表在精神科门诊患者群体中的因子结构和心理测量学特征，为针对患者群体的心理治疗适宜性研究提供有效的测量工具。

二、研究对象和方法

（一）研究对象

1. 纳入和排除标准

纳入标准：①精神科门诊患者；②对本研究内容知情同意者；③自愿参与研究，问卷填答有效者。

排除标准：①排除严重精神障碍患者（包括精神病性问题、双相情感障碍和重性神经症）；②排除严重心理危机者（自杀、伤人等严重危机）；③问卷填答不认真者。

本研究的心理治疗师纳入标准：①医院精神心理科心理治疗专业人员；②心理治疗累计个案时长超过500小时；③接受过系统的心理治疗训练并且有定期督导（团体督导或个体督导）。

2. 样本量和抽样方法

吴明隆（2003）建议探索性因素分析的样本量至少是问卷条目数的5～10倍，基于此标准，本节研究的有效样本量至少需要200（20×10）份。考虑到本节研究非集体实测，预估最低有效问卷回收率为85%，因此本研究至少需要发放问卷236份。本研究采取方便抽样法，选取在广州某三级甲等医院精神心理科门诊患者450人为研究对象，用于检验心理咨询适宜性量表的信度、结构效度；部分患者填写了用于评估区分效度的测评工具。此外，为验证工具的预测效度，在招募了82名心理治疗门诊患者。

（二）研究工具

1. 一般人口学调查

以问卷形式调查患者的基本人口学信息，包括性别、年龄、家庭收入等。

2. 心理咨询适宜性量表（suitability for psychotherapy scale，SFPS）

基于前期研究所得的心理咨询适宜性量表，主要调查患者拥有的促进其心理治疗卷入和参与程度的心理特征，心理咨询适宜性高的个体，更快地与心理治疗师建立关系并建立任务层面的同盟。

3. 症状自评量表（symptom checklist-90，SCL-90）（王征宇，1984）

采用当前最为广泛使用的SCL-90（中文版）测量患者的精神心理症状，代表过去一周内症状出现的频率。量表共包括90个项目，包括躯体化、强迫、人际关系敏感、抑郁、焦虑、敌对、恐怖、偏执、精神病性、其他共10个症状因子。采用Likert 5点记分，1＝没有，2＝很轻，3＝中等，4＝偏重，5＝严重，得分越高表明个体精神病症状越严重。结果计算9个分量表和总分。该量表在中国人群中具有良好的信效度（辛自强，池丽萍，2020）。在本研究中，样本的Cronbach α 系数为0.98。

4. 焦虑自评量表（self-rating anxiety scale，SAS）（Zung，1971；王征宇，迟玉芬，

1984） 用于评定患者在过去一周对焦虑的主观感受，共20个条目。按症状出现的频度分为4级评分，其中15个条目为正向评分，5个条目为反向评分，若为正向评分条目，依次为1、2、3、4分；反向评分条目则依次为4、3、2、1分。结果计算总分，得分越高，表明患者的焦虑症状越严重。该量表在中国人群具有良好的信效度（Xu & Wei，2013）。在本研究中，样本的Cronbach α 系数为0.92。

5. 抑郁自评量表（self-rating depression scale，SDS）（Zung，1967） 用于评定患者在过去一周对抑郁的主观感受，共20个条目。采用4级评分制，其中10个条目为正向陈述，10个条目为反向陈述。若为正向评分条目，依次评分为1、2、3、4分；反向评分条目则为4、3、2、1分。结果计算总分，得分越高，表明患者的抑郁症状越严重。该量表在中国人群具有良好的信效度（彭慧等，2013）。在本研究中，样本的Cronbach α 系数为0.91。

6. 匹兹堡睡眠质量指数（pittsburgh sleep quality index，PSQI）（Buysse et al.，1989；刘贤臣等，1996） 用于评定被试最近1个月的睡眠质量。量表由9道题组成，前4题为填空题，后5题为选择题。所有的条目分为主观睡眠质量、入睡时间、睡眠时间、睡眠效率、睡眠障碍、催眠药物及日间功能7个维度。每个维度按0～3分计分，累计各维度得分，即为PSQI总分，总分范围为0～21分，得分越高表示睡眠质量越差。该量表在中国人群具有良好的信效度（郑棒等，2016）。在本研究中，患者样本的Cronbach α 系数为0.93。

7. 会谈评价问卷（session evaluation questionnaire，SEQ）（Stiles & Snow，1984；Stiles et al.，1994；秦旻，2010） 问卷详情见第六章第四节。

（三）研究过程

本节研究采用横断面调查研究的方法。与三级甲等医院精神心理科负责人取得联系，明确研究目的和流程，由科室培训患者接待的工作人员。要求对每位参与治疗的患者说明本研究的目的、内容和过程，首先获得患者的知情同意，再由工作人员在首次治疗会谈结束后指引患者现场填写纸质版量表，对刚结束的治疗会谈进行评价。时间约为30分钟。

（四）统计分析

采用SPSS23.0和AMOS23.0对数据进行验证性因素分析（CFA），采用主成分因子分析和最大似然估计法。按照吴明隆（2010b）的理论，通过计算GFI、NFI、TLI、CFI、SRMR、RMSEA及其90%置信区间来估计模型的拟合优度。计算Cronbach α 系数和皮尔逊相关系数来检验信度和区分效度。通过独立样本 t 检验，验证工具的预测效度。

三、研究结果

（一）研究对象的一般情况

本次研究共发放量表450份，剔除规律填答、漏填条目超过30%的量表后，回收有效量表390份，有效回收率为86.7%。患者样本为某综合医院精神心理科接受心理治疗和（或）药物治疗的390名门诊患者。年龄在12～57岁。女性255人（65.40%），男性135人（34.60%）。大多数患者被诊断为双相情感障碍、抑郁障碍或焦虑症，部分患者有共病。采用症状自评量表对患者基线症状进行评定，患者量表总分在90～432分。

（二）量表信度

1. Cronbach α系数　全量表的Cronbach α系数为0.92，各维度的Cronbach α系数为0.82～0.91。所有量表的内部一致性系数超过0.8。

2. 分半信度系数　将量表按照条目号分成两部分计算分半信度，结果发现总量表分半信度系数为0.83，各分量表的分半信度系数均超过0.8，表明该量表具有较好的信度。

量表信度检验结果见表6-16。

表6-16　量表信度检验结果（$n = 390$）

	治疗动机	治疗认同	开放性	坚持性	心理感受性	总量表
条目数	4	4	4	4	4	20
Cronbach α系数	0.82	0.89	0.91	0.86	0.84	0.92
分半信度系数	0.81	0.84	0.89	0.85	0.83	0.83

（三）量表效度

1. 结构效度

（1）相关分析：结果显示（表6-17），5个维度与量表总分的相关在0.588～0.793（$P < 0.01$），维度之间相关性为0.230～0.594（$P < 0.01$）。维度与总分呈现高度相关，维度之间存在低、中度相关，与理论构想一致，量表结构效度良好。

表6-17　量表的相关分析（$n = 390$）

	总量表	治疗动机	治疗认同	开放性	坚持性	心理感受性
总量表	1					
治疗动机	0.712**	1				
治疗认同	0.742**	0.427**	1			
开放性	0.786**	0.437**	0.519**	1		
坚持性	0.793**	0.444**	0.533**	0.594**	1	
心理感受性	0.588**	0.324**	0.230**	0.240**	0.314**	1

（2）验证性因子分析：采用AMOS20.0建立理论假设模型，对量表进行验证性因素分析（CFA），估算并检验路径系数，根据吴明隆（2010b）的标准对模型的拟合程度进行评价和判断。量表模型及标准化路径系数见图6-3。

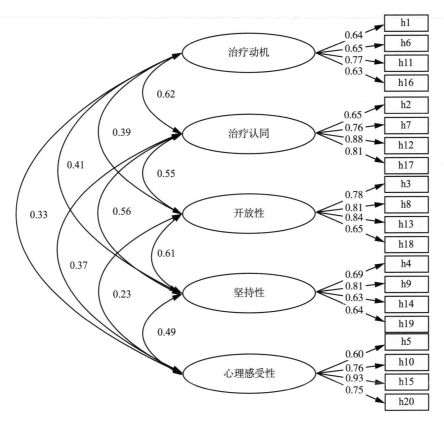

图6-3　量表模型及标准化路径系数

验证性因子分析结果表明，本量表的GFI（0.92）、NFI（0.93）、TLI（0.96）和CFI（0.97）均＞0.90，SRMR（0.04）和RMSEA（0.05，90%CI，0.04～0.06）均＜0.08。根据吴明隆（2010b）的理论，上述结果表明模型拟合良好。心理咨询适宜性量表在精神心理科门诊患者群体中的五维度结构得到验证。

2.区分效度　根据心理咨询适宜性的概念界定，心理咨询适宜性测量患者的心理学特征，不同于患者的症状，故本研究选用症状自评量表、抑郁自评量表和焦虑自评量表做效标，检验量表的区分效度。

结果显示，门诊样本中心理咨询适宜性及其各维度得分与自评90项症状、睡眠质量、焦虑症状、抑郁症状无相关性或仅呈弱相关（$r < 0.24$）。结果表明，心理咨询适宜性可能与精神心理症状有所不同（表6-18）。在心理咨询适宜性的5个维度中，动机因子与SCL-90总分及其7个因子分的轻度正相关有统计学意义（r为0.11～0.24，$P < 0.05$）。这些结果表明，治疗动机可能比其他因子与症状有更强的相关性。

表6-18　心理咨询适宜性与症状的相关分析（$n = 390$）

	心理咨询适宜性	治疗动机	治疗认同	开放性	坚持性	心理感受性
SCL90						
总分	0.013	0.185	0.002	-0.117	-0.013	0.020
躯体化	0.006	0.113	-0.029	-0.097	0.024	0.029
强迫	0.054	0.200	0.043	-0.105	0.011	0.075
人际敏感	0.037	0.204	0.030	-0.109	-0.031	0.068
抑郁	0.043	0.205	0.015	-0.064	0.013	0.010
焦虑	0.080	0.236	0.052	-0.015	0.049	-0.009
敌对	-0.098	0.046	-0.087	-0.151	-0.124	-0.022
恐怖	-0.079	0.060	0.021	-0.195	-0.070	-0.071
偏执	-0.036	0.091	-0.055	-0.158	-0.064	0.076
精神病性	0.038	0.196	0.011	-0.087	0.015	0.029
其他	-0.033	0.145	-0.038	-0.127	-0.033	-0.041
PSQI	-0.104	0.026	-0.097	-0.096	-0.037	-0.161
SAS	-0.079	0.090	-0.106	-0.107	-0.054	-0.088
SDS	-0.183	0.027	-0.126	-0.190	-0.136	-0.207

3. 预测效度　独立样本 t 检验结果（表6-19）显示，心理咨询适宜性高低两组患者的治疗效果（会谈评价）存在显著性差异，心理咨询适宜性高组患者的治疗效果优于低组患者。

表6-19　心理咨询适宜性高分组与低分组的会谈效果比较（$n = 390$）

心理咨询适宜性	分组	会谈效果		
		深度	顺畅	积极
量表总分	低	4.82±1.14	5.23±1.12	4.53±0.99
	高	5.35±1.04	5.84±0.99	5.02±1.10
t		-2.227	-2.625	-2.120
p		0.029	0.010	0.037
治疗动机	低	4.87±1.00	5.33±1.10	4.60±0.97
	高	5.31±1.19	5.76±1.05	4.96±1.15
t		-1.823	-1.822	-1.509
p		0.072	0.072	0.135
治疗认同	低	4.76±1.05	5.22±1.08	4.36±0.98
	高	5.38±1.10	5.83±1.03	5.14±1.03

续表

心理咨询适宜性	分组	会谈效果		
		深度	顺畅	积极
t		−2.584	−2.610	−3.450
p		0.012	0.011	0.001
开放性	低	4.85±1.07	5.22±1.01	4.43±.93
	高	5.33±1.11	5.86±1.08	5.12±1.11
t		−1.991	−2.750	−3.035
p		0.050	0.007	0.003
坚持性	低	4.79±1.11	5.21±1.11	4.53±0.97
	高	5.44±1.02	5.93±0.94	5.06±1.13
t		−2.757	−3.145	−2.289
p		0.007	0.002	0.025
心理感受性	低	4.80±1.16	5.33±1.20	4.71±1.07
	高	5.33±1.03	5.72±0.96	4.84±1.08
t		−2.176	−1.620	−0.527
p		0.033	0.109	0.600

四、小结

研究通过在精神心理科门诊患者中施测，对心理咨询适宜性量表在精神心理科门诊患者群体中的信度、结构效度、区分效度和实证效度进行检验。

在信度分析中，总量表和5个分量表均具有良好的内部一致性系数和分半信度系数。结构效度的验证性因子分析方面，数据与模型拟合良好，支持量表的五维度结构，各条目在所属分量表上的因子负荷均达到显著性水平。对量表5个维度及总分进行相关分析发现，量表各维度与总分高相关，各维度之间呈现中等程度的正相关性，表明量表各维度与总体概念一致，且每个维度代表的概念间既有一致性，又有差异性，5个维度不可相互替代。在量表使用上既可以评价量表的各维度得分，也可以评价量表的总分。以上分析均表明该量表在精神心理科门诊患者群体的结构效度良好。

在区分效度方面，精神心理科门诊患者群体中的心理咨询适宜性与自评症状、睡眠质量、焦虑、抑郁症状相关性无统计学意义或仅微弱相关，表明心理咨询适宜性与上述精神心理症状均有所不同，可以测评精神心理症状之外的其他变量。在实证效度方面，心理咨询适宜性高组患者的咨询效果优于心理咨询适宜性低组患者，表明心理咨询适宜性量表可有效用于门诊患者的心理咨询效果预测。

综上，心理咨询适宜性量表的五维度结构在精神心理科门诊患者群体中得到验证，其内部一致性信度、分半信度、结构效度、区分效度、预测效度良好。这表明心理咨询适宜性量表在患者群体具有良好的信效度，可准确、有效地评估个体的心理咨询适宜性程度，为下一阶段患者心理咨询适宜性现状研究和心理咨询适宜性对治疗效果的影响研究提供了可靠的测量工具。

跨理论心理咨询适宜性研究，应顺应当代心理治疗整合取向发展的需要，能够预测大学咨询中心来访者的首次心理咨询效果。但过往关于跨理论心理咨询适宜性的研究，量表编制时仅纳入大学咨询中心来访者样本，且效果变量评价仅囊括心理治疗过程变量，未见心理咨询适宜性对心理治疗结果变量的影响。

精神心理科门诊多可同时提供心理治疗、药物治疗等多种精神心理健康干预方式，患者选择心理治疗这一常用的治疗方式多依据经验判断（张智丰等，2009）。精神心理问题的心理治疗常需要持续治疗，短程心理治疗常为 8～12 次，长程心理治疗中患者参与心理治疗的次数更多（Aziz et al.，2020；Krischer et al.，2020）。若患者每周参加一次治疗活动，则治疗至少需要持续 2～3 个月；按照广州市医疗机构心理治疗的常规定价，单次心理治疗持续 1 小时，所需费用为 600（初级或中级职称心理治疗专业人员）～800元（高级职称心理治疗专业人员）。故若患者在心理治疗中的效果不佳，则给患者带来严重疾病负担，严重损耗其时间与金钱成本，甚至给患者带来副作用（王玥等，2019）。同样，对于那些基于经验选择了药物治疗（药物治疗通常需要持续 3 个月）且药物治疗副作用大，但实际上心理咨询适宜性高的个体，若能在首次就诊、开始实施干预前，预测其心理咨询适宜性，科学合理选择心理治疗，也可减少其时间和金钱成本。另外，精神心理科门诊患者的症状普遍较为严重，若不能科学选择干预方式、节约"试错法"带来的时间，很可能延误最佳治疗时机，加重症状和患者痛苦。此外，提供心理治疗专业服务的专业人员的数量严重不足（竭婧，2017），在治疗开始前科学选择治疗方式，也可适当缓解心理治疗专业人员的工作压力，提升心理健康专业服务的整体工作效率，节约医疗资源，优化医疗资源配置。

本研究以精神心理科门诊患者为研究对象，检验前期研究以大学咨询中心样本为研究对象，采用该量表了解精神科门诊患者群体的心理咨询适宜性现状，并探索基于该量表的心理咨询适宜性评估对心理治疗效果的影响作用，从而为精神心理科门诊患者的心理治疗选择提供科学的证据。

本研究考察了心理咨询适宜性量表在精神心理科门诊患者群体中应用的信效度，结果发现其具有较好的结构效度、区分效度、内部一致性信度，表明该量表的理论构想在精神心理科门诊患者群体中得到初步验证，这与该量表在被应用于大学咨询中心来访者群体具有良好的信效度的结果一致。这表明心理咨询适宜性量表不仅可有效测量大学咨询中心来访者群体的心理咨询适宜性，也有效评估精神心理科门诊患者的心理咨询适宜性，扩大了量表的使用范围，为临床实践提供了良好的心理咨询/心理治疗选择的工具。

本研究进行了结构效度检验，结果发现模型的各项指标拟合较好，与研究者在大学咨询中心来访者样本的验证结果一致，这表明心理咨询适宜性量表具有良好且稳定的结构效度。此外，参考已有研究，本研究也选用 SCL-90、SDS、SAS 和 PSQI 对量表进行区分效度检验，结果发现心理咨询适宜性量表与上述量表得分不相关或仅微弱相关。这符合心理咨询适宜性量表的理论构想：心理咨询适宜性量表旨在测量与心理治疗参与与卷入相关患者的心理特征，而不是关注精神病理症状（Bizzini et al.，1997；Truant，1999）。先前经过验证的分取向心理咨询适宜性测评工具，也通过探究取向心理咨询适宜性与症状之间的关系来评估量表的区分度（Baumann et al.，2001；Laaksonen et al.，2012；McLellan et al.，2016），研究结果也均显示患者在特定取向心理咨询适宜性与症状之间的关联很小。以上研究结果均提示，心理咨询适宜性量表测量的是患者广泛的心理特征，而不是症状/痛苦变量。同时，量表各维度与总分高相关，各维度间中等程度的正相关性，表明在精神心理科门诊患者群体中，量表各维度与总体概念一致，5个维度不可相互替代。

在预测效度方面，本研究考察了精神心理科门诊患者的心理咨询适宜性与会谈评价的关联。研究结果表明，心理咨询适宜性高低两组患者在会谈评价的深度、顺畅、积极3个维度存在显著性差异，心理咨询适宜性高组患者的会谈深度、顺畅和积极维度均优于心理咨询适宜性低组患者。这表明心理咨询适宜性确实可以有效预测患者的心理治疗效果。患者的症状/痛苦变量是心理治疗效果的重要预测因子（Steketee et al.，2019）。本研究及上述3个关于分取向心理咨询适宜性的研究发现，患者心理咨询适宜性可从另一个角度提供心理治疗效果预测的重要信息，为患者心理治疗效果预估提供科学依据。此外，当考察心理咨询适宜性量表的维度因素时，研究结果表明心理咨询适宜性的不同维度可能与心理治疗效果的不同方面的变量相关。这些结果表明，在临床实践中遇到心理咨询适宜性偏低的患者时，必须分析和重视患者心理咨询适宜性量表的维度特征。因为患者的心理咨询适宜性的维度特征可以告知临床工作者患者心理咨询适宜性在哪个具体方面存在不足。另外，关于治疗动机，它似乎与会谈评价和治疗前痛苦都有轻微的联系，这表明治疗动机和治疗过程之间的相关性似乎至少部分是因为较高的初始痛苦分数与较高的会谈评价分数相关。

本研究还发现，以精神心理科门诊患者群体为被试者，心理咨询适宜性量表内部一致性系数大于0.9，5个维度的内部一致性系数大于0.8，量表和5个维度的分半信度均大于0.8，说明5个维度在精神科心理门诊患者群体中均具有较好的信度，这与之前在大学咨询中心来访者群体中的结果一致。

综上，心理咨询适宜性量表在患者群体中的信效度都达到了心理测量学要求，可以作为测量患者心理咨询适宜性的有效工具。但本研究对象仅仅包括综合医院精神心理科门诊患者，今后研究需进一步考察量表在精神专科医院患者群体、精神心理科住院患者群体的适用性，以了解不同医院类型、不同就诊类型患者心理咨询适宜性的特点。

第七章

咨询师心理咨询干预取向量表的研制

第一节　心理咨询干预取向量表条目池的构建

一、研究目的

基于前期相关研究，构建心理咨询干预取向量表的初始条目池，为正式量表的条目筛选、修改和检验提供备选条目库。

二、研究对象和方法

（一）文献调研法

从相关文献中筛选与干预取向相关的陈述和条目。文献来源包括：①主流心理咨询与治疗学派的代表性书籍和涉及心理咨询与治疗方法的权威教材，以"认知""情绪/情感"和"行为/行动"为关键词，搜索相关的干预程序和治疗技术；②以"心理咨询/治疗""心理咨询/治疗技术""心理咨询/治疗方法""咨询/治疗策略""咨询/治疗取向""counseling""psychotherapy""counseling strategies""psychotherapy strategies""counseling orientation""therapy/psychotherapy orientation""intervention orientation""intervention strategies"为关键词，在PsychoInfo、EBSCO、Proquest、BioMed Central、JSTOR、中国知网数据库（CNKI），以及Google Scholar和Bing Scholar等互联网资源库中搜集相关文献，提取与思考、感受和行动有关的干预策略与干预程序；③收集并整理已发表的与心理咨询干预方法和干预策略相关问卷与量表，从相关条目中选择与思考、感受和行动有关的条目。

（二）协商一致的类属分析法

基于第四章中对9名主流心理治疗学派代表人物的实际会谈录像所进行的类属分析，提取可描述治疗师在实际会谈过程中不同干预取向的陈述，并加以整理。

三、研究结果

通过文献调研，从心理咨询与治疗专业书籍中抽取和干预取向相关的67个条目，并共收集14种与心理治疗思考、感受和行动干预取向相关的已发表测量工具，包括理论评价自评量表（TEST）（Coleman，2007），咨询师理论取向量表（counsellor

theoretical position scale，CTPS）（Poznanski & McLennan，1999），治 疗 取 向 问 卷
（therapeutic orientations questionnaire，TOQ-R）（Tartakovsky，2016），治疗过程问卷修
订版（the therapeutic procedures inventory-revised，TPI-R）（McNeilly & Howard，1991），
个体治疗过程问卷（ITPQ）（Mander et al.，2015），心理治疗过程比较量表（comparative
psychotherapy process scale，CPPS）（Hilsenroth et al.，2005），心 理 治 疗 过 程 清 单
（therapy procedures checklist）（Weersing et al.，2002），大学咨询偏好问卷（preferences
for college counseling inventory，PCCI）（Hatchett，2015），会谈过程和结果问卷（Goates-
Jones，2006），多理论治疗干预清单（MULTI）（McCarthy & Barber，2009），心理治
疗干预综合评定量表（CPIRS）（Trijsburg et al.，2002），治疗焦点编码系统（CSTF）
（Goldfried et al.，1989），解释和支持技术量表（ITST）（Piper et al.，2002），并共计翻
译283条有关条目；从质性研究中提取10类干预策略，每类策略包含4项具体干预程序
共计40个条目。将上述所有条目整理合并，得到390个原始条目。

随后，基于本研究对心理咨询干预取向的概念界定及对思考取向干预、感受取向干
预和行动取向干预的操作性定义，对原始条目进行整理，去除无关条目，合并表意接近
的条目，对于过于具体的治疗技术进一步提炼使其达到与干预取向一致的抽象水平，删
除反映特定治疗理论模型的条目（如"移情解释"等），对存在语法错误或表意不清晰
的条目进行修改。

有关咨询过程中咨询师实际干预的评估包括来访者评价、咨询师评价和第三方他评
三种方法，从评估方法的成本效益及评估方法的准确性等多方面权衡，过往大部分研究
选择以来访者在会谈后评价为主要测量方法。本研究沿用来访者会谈评价的测量思路，
拟由来访者在每次咨询会谈结束后现场填写量表，评估咨询师在会谈中的思考、感受和
行动干预取向。因此，研究中剔除来访者难以理解的专业性术语，以贴近来访者体验的
方式组织陈述，以"在本次咨询中，咨询师所做的需要我……"作为条目的主要陈述方
式。最终获得60个条目，完成问卷条目池的初始构建。

四、小结

在研究中，通过调研国内外与心理咨询干预取向相关的书籍、研究和测量工具，再
结合对心理咨询实际过程的质性研究所明确的心理咨询干预取向的概念界定，在选择和
构建条目池的过程中，研究者将明确指向某种具体治疗技术或咨询理论的条目剔除，确
保条目所反映的概念在抽象水平上介于咨询理论与具体技术之间，使其具有跨学派的共
性。在条目结构方面，研究者从咨询师在会谈中对来访者思考、感受、功能的激发（如
咨询师在会谈中所做的"需要我进行理性的思考或反思"）、咨询师本身在思考、感受和
行动方面的咨询风格（如"咨询师是温暖、关怀的"）及咨询师在干预方式上的倾向性
（如咨询师"倾向于分析和给出解释"）这三个方面来组织有关条目的陈述。

基于以上原则和研究过程，共得到390个原始条目，通过对条目的进一步整理、筛
选和修改，最终组建由60个条目构成的初始条目池。

第二节 量表初测版的构建与内容效度检验

一、研究目的

研究拟采用专家评价法对心理咨询干预取向量表的初始条目与所要测量的干预取向之间的相关性进行评价，基于专家评价的条目内容效度指数（content validity index，CVI）对初始条目进行筛选（Davis，1992），并基于专家意见修改条目，为接下来的预实验及正式量表的确定提供内容上更符合理论构想的心理咨询干预取向量表初测版。

二、研究对象和方法

（一）研究对象

根据Davis（1992）的建议，第一轮专家组中成员总数宜在5～10人，专家数目超过10人意义不大，且专家组成员至少包括2名内容专家和1名工具构建专家。第二轮专家评价可从原来专家组中选择3～5人。本研究中专家的入组标准：①心理咨询与治疗经验≥10年；②累计咨询个案时长≥2000小时；③至少接受1种主流心理咨询与治疗流派的系统训练，熟悉不同流派的理论与方法；④专家组成员的理论取向应涵盖3种主要理论模型（心理动力学理论、认知行为治疗理论和人本-存在主义理论）；⑤具有心理咨询与治疗相关研究经历，并发表过工具编制或工具检验类期刊论文。

本研究纳入来自河南省、广东省4所普通高校心理学系8名评价专家，全部参加2轮评价。专家的年龄为35～61岁，平均为（41.1±8.49）岁，其中男性3人（37.5%），女性5人（62.5%），研究生学历8人（100%），中级职称3人（37.5%），副高级职称3人（37.5%），正高级职称2人（25%）。所有专家的心理咨询工作经验均超过10年，累计咨询个案时长在3500～10000小时。主要理论取向为心理动力学取向者2人（25%），认知行为治疗取向3人（37.5%），人本-存在主义理论取向1人（12.5%），家庭系统取向者1人（12.5%），后代取向（包括叙事疗法、短程焦点解决疗法等）者1人（12.5%），其中有3人同时选择整合-折衷主义取向（37.5%）。

（二）研究工具

根据Polit等（2010）的建议，构建专家评价问卷。专家评价问卷包含3个部分：基本介绍、研究介绍和内容评价表。基本介绍是向专家说明心理咨询干预取向问卷编制的目的和意义，并清楚说明需要专家完成何种工作。在研究介绍部分，向专家提供该问卷所测对象的概念定义、维度分类及维度的界定，并且为专家提供实施评价工作所必需的理论研究背景，进一步澄清研究目的。

内容评价表先向专家陈述填表说明，再提供问卷所有条目的评价表。条目的评价表以4分制对条目的相关性进行评价。专家将根据每个条目与其所要测量的概念的关联性进行评分，1为"无相关"，2为"弱相关"，3为"较强相关"，4为"强相关"。在内容评价表中，也请专家填写对每个条目的修改意见（删除、修改或补充条目意见）。

（三）研究过程

本研究采用2轮专家评价，在联系并征得专家的同意后，根据研究条件向专家发放纸质版或电子版专家评价问卷。第一轮专家评价邀请专家完成条目的关联性评价，并提出修改或补充条目意见。在第一轮专家评价完成后，对数据进行统计分析，剔除内容效度指数不理想的条目，并根据专家意见对相关条目进行修改后补充，更新内容评价表中的条目，再返还给专家组成员进行第二轮评价。第一轮专家评价的主要目的在于通过专家评价的关联一致性对问卷条目进行筛选，根据专家意见对部分条目进行修改或补充。第二轮专家评价的目的则在于组建初测版问卷，并以内容效度指数验证初测版问卷的内容效度。

（四）统计分析

应用SPSS20.0软件进行数据统计分析。

内容效度是指一个量表在多大程度上有一个适当的项目样本来反映其所要测量的理论建构，即建构的内容能否被项目充分地表示出来（Lenz，2010）。评估量表的内容效度是提高量表结构效度的一个关键的早期步骤（Haynes et al.，1995），也有众多期刊要求涉及量表编制的论文必须报告内容效度及检验方法（Polit et al.，2010）。本研究拟计算3种内容效度指数。

（1）条目水平的内容效度指数（item-level CVI，I-CVI）：是指每个条目给出3（较强相关）或4（强相关）评分的专家人数除以参评专家总人数所得数值。当专家人数超过6人时，条目的I-CVI > 0.78，表明该条目可接受。根据条目的I-CVI可决定是保留、修改还是剔除该条目。

（2）调整后Kappa值（K^*）：由于多个专家的关联性评价的一致性可能受到专家对随机选择的影响，故而Polit等（2010）建议对这种随机一致性（chance agreement）进行校正，并计算调整后Kappa值（K^*）。

根据Polit等的建议，首先估计随机一致性概率（Pc）。

$$Pc = \frac{n!}{A!(n-A)!} \times 0.5^n$$

基于Pc值，再计算I-CVI的调整后Kappa值（K^*）。

$$K^* = \frac{\text{I-CVI} - Pc}{1 - Pc}$$

当K^*在0.40 ~ 0.59时，评价条目的内容效度为"一般"，0.60 ~ 0.74为"良好"，超过0.74为"优秀"。

（3）量表水平的CVI（scale-level，S-CVI）：本研究选用2个指标来反映S-CVI。①全体一致率（S-CVI/UA），即被所有专家评为3或4分的条目除以条目总数，S-CVI/UA应该达到0.80；②均值S-CVI（S-CVI/Ave），即所有条目I-CVI的平均值。S-CVI反映了全体专家在量表水平的关联一致性情况。根据Polit等（2010）的建议，S-CVI/Ave应达到0.90以上。

三、研究结果

（一）第一轮专家评价结果

1.条目内容效度　本研究采用 Polit 等（2010）提出的内容效度指标评价标准，即当 K^* 在 0.40 ～ 0.59 时，评价条目的内容效度为"一般"，0.60 ～ 0.74 为"良好"，超过 0.74 为"优秀"。基于此标准，在 18 个思考取向干预的条目中，有 8 个条目被评为"优秀"（44.4%），3 个条目为"良好"（16.7%），7 个条目为"一般"（38.9%）。

在 20 个感受取向干预的条目中，有 12 个条目达到"优秀"标准（60%），2 个条目被评为"良好"（10%），6 个项目为"一般"（30%）。

在 22 个行动取向干预的条目中，有 12 个条目被评为"优秀"（54.5%），3 个条目被评为"良好"（13.6%），7 个条目被评为"一般"（31.8%）。

2.基于专家评价的条目筛选和修改　在思考取向干预分量表中，条目 9 和条目 14 的 I-CVI 值过低，表明专家对其与理论概念的关联性评价整体偏低，故予以删除处理。条目 16 和条目 17 表意重复，而且来访者更易理解条目 17 的陈述，故删除条目 16。条目 8 和条目 13 根据专家意见，对其陈述进一步精炼和修改。

在感受取向干预分量表中，专家认为缺乏专业背景的来访者无法理解条目 24、条目 25、条目 28、条目 32、条目 33 和条目 38 所表达的意思，建议删除。条目 26 的 I-CVI 和 K^* 未达到良好标准，专家意见表示该条目只具备理论上的可能性，在实际干预中难以被来访者所觉察评估，建议删除。条目 35 的 I-CVI 过低，专家意见指出该条目与拟评估的感受干预取向并不吻合，故删除。条目 30 的 I-CVI 达到优秀水平，但其与条目 29 意思重叠，故删除。

在行动取向干预分量表中，条目 49、条目 50、条目 54、条目 55、条目 56、条目 57、条目 58、条目 59 和条目 60 因陈述难以贴近来访者的体验，或过于专业化而导致来访者难以理解，且 I-CVI 指数未达到良好水平，故统一予以删除处理。条目 52 根据专家意见，将其简化。条目 47 和条目 45 意思重叠，故将两者加以合并。

根据第一轮专家评价意见，共删除条目 22 个，修改条目 3 个，最终形成包含 38 个条目的条目池。进入第二轮专家评价。

（二）第二轮专家评价结果

剔除和修改条目后的条目池共包含 38 个条目，其中思考取向干预维度包含 15 个条目，感受取向干预维度包含 11 个条目，行动取向干预维度包含 12 个条目。将调整后的条目内容评价表再次提交专家，进行第二轮专家评价。本次专家评价的目的在于确定量表初测版的条目，并对初测版量表的条目内容效度和量表内容效度进行评价。第二轮专家评价在条目筛选上的标准要高于第一轮，仅保留 $K^* > 0.8$ 的条目，以确保所有条目关联一致性上达到量表的内容效度要求。

第二轮专家评价结果显示，大部分条目的内容效度指数保持在优秀水平。

条目 12 和条目 37 在条目修改后的内容效度指数依然未达到优秀水平，专家意见提到，这 2 个条目需要来访者评价咨询师在会谈中涉及咨询取向的价值信念，其测量的准确性可能存在问题，建议删除。此外，条目11在第二轮专家评价中依然未达到内容效度的要求，最终将这3个条目删除。

最终保留34个条目，组成心理咨询干预取向量表的初测版。所有条目的I-CVI均＞0.8。经计算，初测版量表水平的内容效度指数S-CVI/UA为0.82（28/34），S-CVI/Ave为0.98，表明心理咨询干预取向量表初测版达到了内容效度要求。

四、小结

研究通过2轮专家评价法，对问卷的初始条目池进行评价和筛选。经过2轮专家评价，最终确立了34个条目的初测版，其中思考取向干预分量表包含12个条目，感受取向干预分量表包含11个条目，行动取向干预分量表包含11个条目。第二轮专家评价结果对该问卷的内容效度进行了检验，表明其条目在内容上与所测概念保持一致。

第三节　预实验和量表正式版的建立

一、研究目的

本节研究拟通过预实验对咨询师心理咨询干预取向量表初测版进行项目分析和探索性因素分析，在此基础上对条目进行筛选或调整，最终建立正式问卷。

二、研究对象和方法

（一）研究对象

1.纳入和排除标准

纳入标准：①大学心理咨询中心的来访大学生；②对本研究内容知情同意；③自愿参与研究，问卷填答有效。

排除标准：①排除严重精神障碍患者（包括精神病性问题、双相情感障碍和重性神经症）；②排除严重心理危机者（自杀、伤人等严重危机）；③问卷填答不认真者。

本研究的心理咨询师纳入标准：①高校心理咨询中心的专职或兼职心理咨询师，每周至少进行3次咨询会谈工作；②均具有国家二级心理咨询师或心理治疗师资格证书；③心理咨询累计个案时长超过300小时（心理咨询从业资格的通行标准）；④接受过系统的心理咨询训练并且有定期督导（团体督导或个体督导）。

2.样本量和抽样方法　有学者提出探索性因素分析的样本量至少是问卷条目数的5～10倍（吴明隆，2013），也有研究者提出因素分析样本量应在200以上，因此本研究拟采集有效样本200份。考虑到本研究非集体实测，预估最低有效问卷回收率为85%，因此本研究至少需要发放问卷236（200/0.85）份。

本研究采取整群抽样法，选取广东省（4所）和河南省（1所）共5所高校的心理咨询中心来访大学生作为研究对象。

（二）研究工具

1.一般人口学调查 以问卷形式调查心理咨询来访者的基本人口学信息，包括性别、年龄、专业、年级等。

2.心理咨询干预取向量表初测版 基于前期研究所得的心理咨询干预取向量表初测版，主要调查心理咨询师在一次咨询会谈中所呈现出来的干预取向，也即咨询师在一次会谈中倾向于在思考、感受和行动哪一方面进行干预。问卷共34个条目。采用Likert 5点记分，1＝非常不符合，2＝比较不符合，3＝不符合与符合之间，4＝比较符合，5＝非常符合。所有条目均为正向记分，维度总分代表来访者评价的咨询师在一次具体会谈中的思考、感受和行动干预取向，得分越高代表咨询师该取向越显著。

（三）研究过程

本研究采用横断面调查研究的方法，在获得来访者的知情同意后，由经过培训的工作人员在每次咨询会谈结束后指引来访者现场填写纸质版量表，对刚结束的咨询会谈进行评价。时间约为10分钟。

（四）统计分析

采用SPSS20.0进行数据录入和统计分析。

1.项目分析 采用决断值法和相关法进行项目分析。具体介绍见第六章第三节。

2.探索性因素分析 本研究采用探索性因素分析对问卷初测版的结构效度进行检验，同时进一步对条目进行筛选或调整。本研究采用主成分分析法抽取公共因子，采用最大平衡值法进行旋转，根据理论假设限定抽取3个因子，并参考特征值碎石图和方差贡献率进行探索性因素分析。

三、研究结果

（一）研究对象的一般情况

本次研究共发放量表274份，剔除规律填答、漏填条目超过30%的量表后，回收有效量表253份，有效回收率为92.3%。

253次咨询会谈共由34名心理咨询师完成。咨询师年龄为24～53岁，平均年龄为（32.24±6.693）岁，动力学理论取向人数均值为2.812±0.859，人本存在主义理论取向人数均值为3.343±0.703，认知行为治疗理论取向人数均值为3.872±0.799，家庭系统理论取向人数均值为2.902±0.889，后现代理论取向人数均值为3.058±0.893。女性26人（76.5%），男性8人（23.5%）。中级职称10人（29.4%），个案咨询时长在300～1000小时者18名（52.9%），1000～2000小时者12名（35.3%），2000～3000小时者2名（5.9%），3000小时以上者2名（5.9%）。

（二）初测版量表的项目分析

从项目决断值和项目相关可看到，所有条目的决断值均达到显著水平，所有条目的总分相关都达到显著水平并高于0.4，对所有项目予以保留，进入探索性因素分析（表7-1）。

表7-1　心理咨询干预取向量表初测版项目分析（$n=253$）

条目	决断值	与总分相关	备注	条目	决断值	与总分相关	备注
1	-13.158^{***}	0.627^{**}	保留	18	-19.562^{***}	0.733^{**}	保留
2	-13.071^{***}	0.593^{**}	保留	19	-14.134^{***}	0.622^{**}	保留
3	-12.061^{***}	0.637^{**}	保留	20	-15.178^{***}	0.685^{**}	保留
4	-14.279^{***}	0.651^{**}	保留	21	-14.329^{***}	0.635^{**}	保留
5	-13.541^{***}	0.654^{**}	保留	22	-15.360^{***}	0.667^{**}	保留
6	-14.430^{***}	0.620^{**}	保留	23	-12.818^{***}	0.649^{**}	保留
7	-16.158^{***}	0.671^{**}	保留	24	-20.122^{***}	0.735^{**}	保留
8	-16.334^{***}	0.693^{**}	保留	25	-17.216^{***}	0.696^{**}	保留
9	-8.621^{***}	0.462^{**}	保留	26	-20.585^{***}	0.759^{**}	保留
10	-11.647^{***}	0.523^{**}	保留	27	-22.456^{***}	0.760^{**}	保留
11	-19.208^{***}	0.755^{**}	保留	28	-18.782^{***}	0.724^{**}	保留
12	-18.646^{***}	0.754^{**}	保留	29	-15.680^{***}	0.692^{**}	保留
13	-20.504^{***}	0.769^{**}	保留	30	-21.542^{***}	0.764^{**}	保留
14	-16.546^{***}	0.686^{**}	保留	31	-22.024^{***}	0.770^{**}	保留
15	-17.481^{***}	0.728^{**}	保留	32	-19.193^{***}	0.745^{**}	保留
16	-20.540^{***}	0.770^{**}	保留	33	-17.919^{***}	0.710^{**}	保留
17	-16.231^{***}	0.716^{**}	保留	34	-15.244^{***}	0.672^{**}	保留

注：$**P<0.01$；$***P<0.001$。

（三）初测版量表的探索性因素分析

本研究首先对问卷所有项目进行Bartlett球形检验与KMO检验，判断其是否适合进行因素分析。本问卷34个条目Bartlett球形检验χ^2为10774.350（$P<0.001$），表明问卷条目的相关系数矩阵有共同因子存在，适合进行因素分析。KMO检验值为0.938，大于0.8，适合进行因素分析（吴明隆，2003）。本研究条目保留的标准如下：①条目的共同度（公因子方差）≥ 0.4，即条目信息基本能被因子所提取；②条目在某因素上的负荷≥ 0.4，不能同时在2个因素上的负荷≥ 0.3；③每个维度最终保留的条目数≥ 3个，且与假设的量表结构保持一致。

根据以上标准，本研究依次进行了19次探索，共删除19个条目，条目删除顺序和理由如下：条目2、条目3、条目8、条目9、条目18、条目20、条目24、条目31和条目32的公因子方差<0.4，予以删除；条目10、条目11、条目12、条目21、条目22、条目23在两个因素上的负荷均>0.3，予以删除。

对剩余15个条目进行探索性因素分析。KMO检验值为0.866（>0.5），Bartlett球形检验χ^2为4021.582（$P=0.000$），提示数据适合进行因子分析。

通过特征值碎石图检验可发现，从第3个因子后坡度趋于平缓，因而抽取3个因子进行主成分分析（图7-1），采用最大平衡值法进行旋转，3个因子的累计方差贡献率为65.18%，每个因子方差解释率为12.514%～35.517%，具体见表7-2。

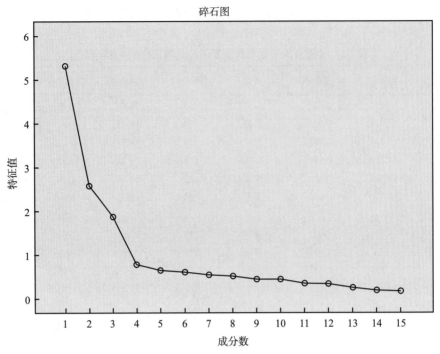

图 7-1　因子分析碎石图

表 7-2　因子分析解释总变异量（ $n = 253$ ）

因子	初始特征值		
	特征值	方差的（%）	累积（%）
1	5.328	35.517	35.517
2	2.572	17.146	52.663
3	1.877	12.514	65.177

注：提取方法为主成分分析。

　　共同性检验结果显示，所有条目的公因子方差均超过 0.4，为 0.466 ～ 0.821。使用最大平衡值法旋转后的因子负荷矩阵显示，各条目与其理论因子的负荷均超过 0.6，且在其他因子上的负荷均低于 0.3，因子与量表理论结构一致。

　　根据条目内容可保留量表维度的理论命名。因子 1 反映了咨询师在会谈中倾向于进行思考取向的干预，包括协助来访者进行思考和理性加工，参与认识、分析和理性决策等活动，故命名为"思考取向干预"，包括 5 个条目；因子 2 反映了咨询师在具体会谈中倾向于进行感受取向的干预，包括协助来访者探索、体验、表达其感受，故命名为"感受取向干预"，包括 5 个条目；因子 3 反映了咨询师在具体会谈中倾向于进行行动取向的干预，包括聚焦于来访者的行为，协助来访者进行行为训练和行为活动计划，故命名为"行动取向干预"，包括 5 个条目。

（四）建立心理咨询干预取向量表正式版

对条目进行重新排序编号，心理咨询干预取向量表正式版。正式版量表共15个条目，包含3个分量表，分别是思考取向干预分量表（5个条目）、感受取向干预分量表（5个条目）和行动取向干预分量表（5个条目）。

四、小结

本研究对心理咨询干预取向量表初测版进行预实验。项目分析结果显示所有条目的决断值及总分相关均达到显著水平，故予以保留。进一步的探索性因素分析删除未达到测量学要求的条目，最终形成心理咨询干预取向量表正式版。正式版包含15个条目，由3个因子组成，与量表的理论结构一致。

第四节 正式量表的信效度检验

一、研究目的

研究目的在于对心理咨询干预取向量表正式版的信效度进行检验，确保该工具可准确、可靠地反映理论构念，为后续的干预取向和来访者倾向的匹配研究提供工具支持。

二、研究对象和方法

（一）研究对象

1. 纳入与排除标准 本研究同样以多所高校心理咨询中心的来访大学生为对象，来访者和咨询师的具体纳入标准和排除标准与本章第三节保持一致。

2. 样本量和抽样方法 本研究的样本量估算方法与本章第三节的研究方法一致，考虑到本研究是对正式问卷的信效度检验，故而将有效样本量提升为条目数的15倍，预计采集225（15×15）份有效样本。以最低有效问卷回收率为85%估算，本研究至少需要发放问卷265（225/0.85）份。本研究以高校心理咨询中心来访学生为研究对象，采取整群抽样法。

（二）研究工具

1. 来访者一般情况调查表 包括调查来访者性别、年龄、专业、年级等基本人口学资料，以及求询问题类型（自我意识、家庭关系、情感关系、学校适应、人际关系、情绪调节、心身健康、危机干预、生涯咨询）和改变阶段等信息。

2. 咨询师一般情况调查表 包括调查提供本次会谈的咨询师的性别、年龄、专业资质、职称等基本人口学资料，以及累计个案咨询时长和咨询理论取向等专业信息。

3. 心理咨询干预取向量表（intervention-orientation scale，IOS） 本节研究所确定

的心理咨询干预取向量表正式版，包含3个因子，共15个条目，项目采用1（非常不符合）~5（非常符合）的5点记分法，得分越高，代表咨询师在本次会谈中的思考、感受或行动干预取向越显著。

4. 会谈评价问卷（session evaluation questionnaire，SEQ）（Stiles & Snow，1984；Stiles et al.，1994；秦旻，2010）问卷详情见第六章第四节。

（三）研究过程

采用横断面调查研究的方法，在获得来访者的知情同意后以发放问卷，以电子邮件或纸质版问卷的形式回收。时间约为20分钟。

（四）统计分析

采用SPSS20.0进行数据录入，采用SPSS20.0和Amos20.0统计分析。

1. 信度分析 本研究采用Cronbach α 系数和分半信度系数作为信度指标，信度指标的相关标准见第六章第四节。

2. 效度分析 采用内容效度、结构效度和实证效度对量表的效度进行考评，3种效度的介绍见第六章第四节。

三、研究结果

（一）研究对象的一般情况

本次研究共发放问卷342份，剔除规律填答、漏填条目超过30%的问卷后，回收有效问卷298份，有效回收率为87.1%。298次咨询会谈共由34名心理咨询师完成，咨询师相关信息见本章第三节。

（二）信度检验

1. Cronbach α 系数 全量表的Cronbach α 系数为0.867，各维度的Cronbach α 系数为0.890 ~ 0.920。所有量表的内部一致性系数超过0.8，详见表7-3。

2. 分半信度系数 将量表按照题号分成两部分计算分半信度，结果发现总量表分半信度系数为0.713，各分量表的分半信度系数均超过0.8，表明该量表具有良好的内部一致性（表7-3）。

表7-3 量表的信度（ $n = 298$ ）

	思考取向干预	感受取向干预	行动取向干预	总量表
条目数	5	5	5	15
Cronbach α 系数	0.883	0.867	0.826	0.867
分半信度系数	0.878	0.812	0.839	0.713

（三）量表效度

1.内容效度 本研究采用专家评价法评估量表的内容效度，由8名专家对量表条目与所测概念的关联性进行评价，并计算每个条目的内容效度指数（I-CVI）和量表水平的内容效度指数（S-CVI/UA和S-CVI/Ave），根据Polit等（2010）的建议，条目内容效度指数的调整后Kappa值超过0.74，S-CVI/UA超过0.8，S-CVI/Ave超过0.9表明该量表的内容效度良好。经过2轮专家评价（详见本章第三节），心理咨询干预取向量表正式版的条目内容效度指数Kappa值均超过0.74，S-CVI/UA为0.82，S-CVI/Ave为0.98，表明该量表具有良好的内容效度。

2.结构效度

（1）相关分析：通过对各分量表分之间及各分量表分与量表总分之间的相关分析可发现，各分量表之间的相关系数为0.240 ~ 0.427，分量表与总量表的相关系数为0.675 ~ 0.783，均具有统计学意义（$P < 0.01$），详见表7-4。

表7-4 量表的相关分析（$n = 298$）

	$M \pm s$	思考取向	感受取向	行动取向	总量表
思考取向分量表	17.73 ± 3.73	1			
感受取向分量表	19.42 ± 3.49	0.297**	1		
行动取向分量表	17.57 ± 3.78	0.427**	0.240**	1	
总量表	54.72 ± 8.15	0.783**	0.675**	0.762**	1

注：**$P < 0.01$。

（2）验证性因子分析：采用AMOS20.0建立理论假设模型，对量表进行验证性因子分析（CFA），估算并检验路径系数。量表模型及标准化路径系数见图7-2。

在基本适配度方面（basic fit index），结果显示所有项目的误差变异量均为正值，因素负荷均高于0.5，提示该量表满足基本适配度要求（吴明隆，2003）。

在整体适配度方面（overall fit index），结果显示RMR为0.044（< 0.05），RMSEA为0.060（< 0.08），GFI为0.940（> 0.9），调整后拟合优度指数（AGFI）为0.916（> 0.9），NFI为0.940（> 0.9），IFI为0.961（> 0.9），均达到模型理想要求。

在简约适配度指数方面，验证性因素分析常通过卡方与自由度之比（χ^2/df）检验样本协方差矩阵和估计协方差矩阵之间的相似程度，本研究发现量表的χ^2/df为2.706（< 3），表明模型拟合良好（表7-5）。

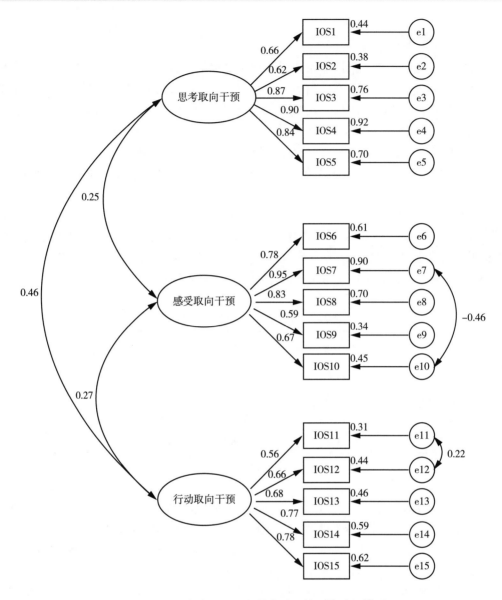

图7-2　心理咨询干预取向量表验证性因素分析模型

表7-5　心理咨询干预取向量表验证性因素分析的拟合指标（$n=298$）

χ^2	df	χ^2/df	GFI	AGFI	NFI	CFI	IFI	RMR	RMSEA
230.021	85	2.706	0.940	0.916	0.940	0.961	0.961	0.044	0.060

3. 实证效度　由于本量表所测的思考、感受和行动干预取向并无类似的概念的评估工具，因此无法检验本量表的效标关联效度。理论上每一种干预取向都可以带来良好的咨询效果，因此本研究进行了实证效度检验，结果发现3种干预取向高低分组的咨询效果（会谈评价）存在显著差异（表7-6）。

表7-6　心理咨询干预取向高分组与低分组的会谈效果比较（$n = 298$）

心理咨询干预取向	分组	会谈效果		
		深度	顺畅	积极
量表总分	低（$n = 111$）	4.09±0.60	3.88±0.99	3.89±0.73
	高（$n = 103$）	4.34±1.05	4.36±1.24	4.03±1.16
t		-2.106	-3.124	-1.080
P		<0.05	<0.01	0.282
思考取向干预	低（$n = 80$）	4.12±0.63	4.94±1.20	4.52±1.49
	高（$n = 91$）	4.39±1.12	5.40±1.13	5.36±1.13
t		-1.908	-2.828	-4.557
P		0.003	0.005	<0.001
感受取向干预	低（$n = 104$）	4.42±1.21	4.73±1.24	4.29±1.24
	高（$n = 104$）	5.13±1.02	5.45±1.03	5.46±1.08
t		-4.538	-4.572	-7.203
P		<0.001	<0.001	<0.001
行动取向干预	低（$n = 104$）	4.51±1.12	4.76±1.12	4.56±1.22
	高（$n = 104$）	5.29±1.08	5.33±1.25	5.16±1.28
t		-5.135	-3.435	-3.432
P		<0.001	0.001	0.001

四、小结

通过正式实测，对心理咨询干预取向量表正式版的内部一致性系数、分半信度和结构效度进行检验。

前期研究的内容效度表明该量表条目与所测概念之间的关联性均达到较强水平，且专家评价的一致性很高，说明该量表具有良好的内容效度。

信度检验结果显示，量表的Cronbach α系数为0.867，各维度的Cronbach α系数为0.890～0.920。所有量表的内部一致性系数超过0.8，此外总量表分半信度系数为0.713，各分量表分半信度系数均超过0.8，说明该量表具有良好的内部一致性。

验证性因子分析结果显示，量表的数据与模型拟合立项，因子负荷均在0.5之上，表明该量表的结构效度良好。

研究结果表明，心理咨询干预取向量表可有效测量一次咨询会谈中咨询师主要的干预取向。该工具可用于心理咨询过程及心理咨询机制的研究。

（一）测量单次会谈中的咨询师干预活动

Poznanski和Mclennan（1999）提出，理论取向并不等同于咨询师在特定咨询会谈中的具体行为，因为具体会谈中的咨询师干预受到各种因素影响，除了咨询师的理论取向外，还包括来访者的需要和期待、机构的政策、咨询师的经验水平等。咨询师在特定咨询会谈中的实际做法并不总能反映他们所坚持的理论。对咨询师的实际行为而言，理论取向只是一个具有重要影响力的输入变量。在咨询中，咨询师常根据实际需要，在某些时候选择了与其理论取向不一致的策略。相比于一般化的理论取向，对咨询师在一次会谈中的具体行为特征进行评估，可以找到与咨询进展关联更紧密的因素。以一次咨询会谈为单位进行评估，也为心理咨询过程的微观分析和宏观分析提供了一个便利的评价咨询影响的中间单元（杨家平等，2018），对单次会谈的过程和结果进行评估可以对咨询过程研究和改变机制研究提供更为聚焦的视角。本研究与上述研究者的观点一致，尝试在心理咨询的微观-宏观过程之间寻找有效的研究单元，以每一次具体的咨询会谈作为主要研究对象，探索和检验基于思考-感受-行动的咨询师干预取向对咨询效果的影响作用，以及干预取向和来访者思考、感受和行动风格之间的匹配关系。基于此，本研究所编制的心理咨询干预取向量表以每次咨询会谈为对象，评估咨询师在每一次咨询会谈中的干预特征，以便更准确地反映咨询师干预和来访者咨询效果之间的关系。

（二）基于来访者视角评估干预取向

对咨询师在会谈中的干预活动有3种评估方式。①他评法：是由外部评估者根据咨询录音或咨询逐字稿对咨询师使用特定方法和技术的程度进行评级（Ablon & Jones，2002；Barber et al.，1996；Hilsenroth et al.，2005）；②咨询师自评法：是由咨询师在会谈后根据回忆直接报告其使用了什么咨询方法（Bøgwald，2001；Hilsenroth et al.，2005；Trijsburg et al.，2006）；③由来访者评价咨询师在会谈中的咨询活动（Bøgwald，2001；Hilsenroth et al.，2005；Ogrodniczuk et al.，2000）。他评法通常用于心理咨询与治疗效果的临床随机对照研究，研究者通过观察者他评来确保咨询师的实际干预对治疗指南的依从性（Kazdin，1994），咨询师自评法在研究中较少使用，而且存在评价者主观偏倚和项目范围狭窄等问题（Trijsburg et al.，2002），而且前2种方法需要更高的人力成本和时间成本。近年来研究者开始探索由来访者评价会谈中的咨询师干预（Bøgwald，2001；Hilsenroth et al.，2005；Ogrodniczuk et al.，2000）。除了研究可行性更强之外，研究者认为治疗进展在很大程度上取决于来访者的积极参与、理解和贡献，评估来访者的观点对于理解治疗结果至关重要（2008）。Silove等（1990）要求来访者对咨询师在会谈中可能使用的135项技术进行评分，结果发现接受认知行为治疗的来访者评估咨询师在会谈中更重视认知，以行为-任务为导向，而接受心理动力学治疗的来访者评估其咨询师的行为更关注关系、来访者的内心冲突和移情。研究者认为，以贴近来访者经验的方式编制的会谈评估工具，可以经由来访者的评估区分其咨询师的工作取向。Mccarthy 和 Barber（2009）编制治疗干预多元理论清单（the multitheoretical list of therapeutic interventions，MULTI），并同时评估观察者他评、咨询师自评和来访者评价的工具，结果发现3种方法评估的咨询师干预方法都可以准确反映会谈的咨询取向，同时来访者所评价的咨询干预措施在信度上高于外部评估者他评。DeFife等（2008）将比较心理治疗过程量表（CPPS）改编为来访者评估版，结果发现来访者可以明确区分咨询师使用的是心理动力学治疗技术还是认知行为治疗技术。Miranda等（2010）建议，由来访者来评估咨询师的干预措施可以为心理咨询过程研究提供重要且准确的信息，是协助心理咨询师改进其咨询干预的有效方法。

本研究并不评价咨询师的干预是否依从特定咨询取向，且在建立思考-感受-行动的跨理论咨询框架时主要聚焦于来访者在会谈中如何启动思考、感受和行动，以及如何与咨询师的特定干预取向互动从而产生咨询效果，将来访者作为咨询的主体和改变的主要动因，因此所编制的心理咨询干预取向量表也交由来访者进行评估。为了确保来访者评价可以准确反映咨询师在会谈中的干预特征，本研究进行如下处理：①根据Mccarthy和Barber（2009）的建议，在构建量表条目时，所有陈述都以贴近来访者体验的方式进行；②进行2轮专家评价，进行每个条目和所测概念的一致性评价，剔除专家一致性较低的条目，确保量表项目的内容效度。最后结果显示，量表所有条目均可为来访者理解，不包含特定术语，且经2轮专家评价法修正条目后，所有条目的内容效度系数均达到优秀水平。

（三）心理咨询干预取向量表的测量学质量

对心理咨询干预取向量表正式版的内部一致性系数、分半信度和结构效度进行检验。信度检验结果显示，全量表的Cronbach α 系数为0.867，各维度的Cronbach α 系数为0.890～0.920。所有量表的内部一致性系数超过0.8。结合总量表和分量表的分半信度系数，该量表具有良好的内部一致性。

验证性因子分析结果显示，量表的 χ^2/df 为2.706，RMR为0.044，RMSEA为0.060，GFI为0.940，AGFI为0.916，NFI为0.940，NFI为0.940，CFI为0.961，IFI为0.961，数据与模型拟合理想，因子负荷均在0.5之上，表明该量表的结构效度良好。

本研究的结果表明，心理咨询干预取向量表具有良好的信度和效度，可用于心理咨询过程及心理咨询机制的研究。由于本研究所纳入的咨询会谈均在自然情境下发生，尽管咨询师的理论取向存在差异，但大部分咨询师都以整合-折衷的方式实施干预（Norcross & Hill，2002；Worthington & Dillon，2003），因此无法要求咨询师使用标准治疗指南来控制咨询取向，也无法以咨询师的理论取向来代表其对不同来访者的不同会谈中的干预取向。本研究结果显示，3种干预取向的高低组会谈，来访者所评价的咨询获益、工作同盟和会谈评价均有显著差异，为量表的实证效度提供了支持，但未来研究需寻找合适的方式标定每次会谈的干预取向效标，如由观察者用标准化的评估手册对会谈中咨询师所使用的咨询技术进行评分，从而进一步检验量表的效标关联效度。

第八章
来访者问题解决风格量表的研制

第一节　问题解决风格量表条目池的构建

一、研究目的

在前期研究基础上，为评估来访者思考、感受和行动型问题解决风格构建初始条目池，为正式量表的条目筛选、修改和检验提供备选条目库。

二、研究对象和方法

（一）文献调研法

从相关文献中筛选与干预取向相关的陈述和条目。文献来源包括：①以"思考/认知""感受/情感""行为/行动""问题解决""thinking""feeling""acting""cognition""emotion""behavior""emotional""rational""problem solving"为关键词，在PsychoInfo、EBSCO、Proquest、BioMed Central、JSTOR、中国知网数据库（CNKI）、Google Scholar和Bing Scholar等互联网资源库中搜集相关文献，提取与思考、感受和行动倾向有关的理论、研究与描述；②收集并整理已发表的与思考、感受、行动相关的量表，从相关条目中筛选与思考、感受和行动型问题解决有关的条目。

（二）专家访谈法

邀请7名经验丰富的心理咨询师进行半结构访谈，请专家描述思考、感受和行动倾向者的特点。专家的年龄在31～40岁，平均为（36.4±2.88）岁，其中男性3人，女性4人；博士研究生学历4人，硕士研究生学历3人；正高职称1人，副高职称1人，中级职称5人；咨询年限为10～16年，平均为（12.1±2.55）年；累计咨询个案时长为1500～5000小时，平均为（2571.4±1239.24）小时。

在文献调研的基础上，自编半结构式访谈提纲。访谈提纲为：①您是否留意到人在解决问题时在思考、感受和行动方面存在个体差异？②根据您的日常观察和临床经验，请具体说一说思考型、感受型和行动型的人有什么特征？

将访谈录音转为文本资料后进行逐句分析，提取和思考倾向、感受倾向及行动倾向相关的专家描述，整理表达方式，纳入条目池。

三、研究结果

通过文献调研，参考Hutchins行为问卷（HBI）（Mueller et al.，1990）、迈尔斯-布里格斯类型指标（MBTI）（Myers et al.，1998）、大五人格量表修订版（NEO PI-R）（Costa & McCrae，2008）、人格适应量表（Joines，2002）、行为风格量表（Huelsman et al.，2014），编撰53个条目。从专家访谈的文本资料中抽取33个量表条目。将上述所有条目整理合并，统一条目的语言表达风格，去除无关条目，合并表意接近的条目，最终获得69个条目，其中思考型问题解决维度包含26个条目，感受型问题解决维度包含23个条目，行动型问题解决维度包含20个条目。完成量表条目池的初始构建。

四、小结

在本研究中，通过调研国内外与思考、感受和行动倾向相关的研究和测量工具，再结合专家访谈，最终组建由69个条目构成的初始条目池。

第二节　量表初测版的构建与内容效度检验

一、研究目的

本节研究拟采用专家评价法对问题解决风格量表的初始条目与所要测量的概念之间的相关性进行评价，基于专家评价的条目内容效度指数（content validity index，CVI）对初始条目进行筛选（Polit et al.，2010），并基于专家意见修改条目，由此构建问题解决风格量表初测版。

二、研究对象和方法

（一）研究对象

本研究中评价专家的入组标准以及所纳入的专家与本书第七章一致，详见第七章第二节。

（二）研究工具

根据Polit等（2010）的建议，构建专家评价量表。专家评价量表包含三个部分：基本介绍、研究介绍和内容评价表。基本介绍是向专家说明问题解决风格量表编制的目的和意义，其他部分和第七章保持一致。

（三）研究过程

本研究采用2轮专家评价，根据专家评价对条目进行修改、删除或补充，最终建立量表初测版，具体过程参见第七章第二节。

（四）统计分析

应用SPSS20.0软件进行数据统计分析。本研究拟计算3种内容效度指数：①条目水平的内容效度指数（I-CVI）；②调整后Kappa值（K^*）；③量表水平的CVI（S-CVI）。

三、研究结果

（一）第一轮专家评价结果

1.条目内容效度　本研究采用Polit等（2010）提出的内容效度指数评价标准（详见第七章第二节）。基于此标准，在26个思考型问题解决风格的条目中，有13个条目被评为"优秀"（50%），2个条目为"良好"（7.7%），7个条目为"一般"（42.3%）。在23个感受型问题解决风格的条目中，有12个条目达到"优秀"标准（52.2%），2个条目被评为"良好"（8.7%），6个条目为"一般"（39.1%）。在20个行动型问题解决风格的条目中，有11个条目被评为"优秀"（55%），有3个条目被评为"良好"（15%），有6个条目被评为"一般"（30%）。

2.基于专家评价的条目筛选和修改　第一轮专家评价法共发现有26个条目的K^*＜0.6，提示参与专家对这些条目与其理念构念之间关联性的评价一致性较低。

在思考型问题解决风格的条目中，条目11、条目25、条目14和条目20被专家认为并不能直接反映个体的思考倾向，区分度不高，故而从条目池剔除。条目12和条目4表意重复，且I-CVI不高，故删除。条目13被专家评价为"口语化表达"和"不喜欢盲目并非思考倾向者所特有"，故I-CVI低，从条目池剔除。条目15、条目17和条目18都涉及在思考和行动之间的选择，可能导致2个维度之间的重叠，故遵循专家意见，从条目池中删除。条目19反映了一种基于思考的特殊问题解决方式，但难以代表个体总体的问题解决倾向，故删除。条目21和条目26的表述过于口语化，且I-CVI低，表明专家对其与概念之间的相关性表示怀疑，故从条目池中删除。条目24和条目10意义接近，且I-CVI一致，条目10更接近本研究对思考倾向的概念界定，故删除条目24，保留条目10。

在感受型问题解决风格的条目中，条目27和条目29意思极为相近，且其I-CVI未达到优秀水平，故而从条目池中剔除。条目33和条目48两者意义十分接近，且I-CVI均达到优秀水平，经专家组讨论，保留条目33，删除条目48。条目36、条目38、条目39、条目40和条目43试图反映通过人际行为表现出来的感受倾向，但专家评价的I-CVI均未达到理想水平，故从条目池中删除。条目49有专家表示"并不能反映感受倾向的核心特征"，故从条目池中删除。

在行动型问题解决风格的条目中，条目59、条目62反映的是"冲动性"，而本量表要测的是中性的行为倾向，且两者的I-CVI较低，故而从条目池中去除。条目55和条目61的专家一致性较低，经过专家组讨论，也将两者删除。条目58易偏向"冲动性"，且与条目51重叠，两者I-CVI不高，故而将两者从条目池中删除。

根据专家评价后反馈的修改意见，对表达模糊、冗余的条目进行修改。条目2和条目23在表意上有所重复，但两者都得到一致的专家内容效度评价，最终根据专家意见，对条目2进行调整，使其在表意上更为清晰。另外，有5位专家提出，思考型问题解决和感受型问题解决反映了大脑信息加工的2种模式：理性模式和体验模式，而体验模式的信息加工常涉及直觉加工和问题解决，故建议添加有关直觉加工的条目。根据专家意见，查阅理性-体验加工相关研究文献，添加1个条目。

（二）第二轮专家评价结果

剔除和修改条目后的条目池共包含36个条目，其中思考型问题解决风格维度包含13个条目，感受型问题解决风格维度包含14个条目，行动型问题解决风格维度包含10个条目。将调整后的条目内容评价表再次提交专家，进行第二轮专家评价。

I-CVI和K^*统计显示，在第二轮专家评价中，34个条目的内容效度指数（I-CVI）均达到优秀水平，另有3个条目评分为3或4的专家人数不足6人，I-CVI低于0.78，故而将之删除。最终由34个条目组建来访者问题解决风格量表（PSS）初测版。

经计算，量表水平的内容效度指数，S-CVI/UA为0.85（29/34），S-CVI/Ave为0.97，表明问题解决风格量表初测版达到了量表的内容效度要求。

四、小结

本研究通过2轮专家评价法，对问题解决风格量表的初始条目池进行评价和筛选。经过2轮专家评价，最终确立了34个条目的问题解决风格量表初测版，第二轮专家评价结果对该量表的内容效度进行了检验，表明其条目在内容上与所测概念保持一致。

第三节　预实验和量表正式版的建立

一、研究目的

本节研究拟在全国多所高校的心理咨询中心向来访大学生施测问题解决风格量表初测版，通过预实验对问题解决风格量表初测版进行项目分析和探索性因子分析，进一步筛选或调整条目，以建立正式量表。

二、研究对象和方法

（一）研究对象

1.纳入和排除标准　本研究的被试纳入标准和排除标准与第七章第三节保持一致。

2.样本量和抽样方法　本研究采取整群抽样法，以心理咨询中心来访学生为研究对象，具体样本量估算和抽样方法和第七章第三节保持一致。

（三）研究工具

1. 一般人口学调查　包括性别、年龄、专业、年级等。

2. 问题解决风格量表初测版　基于前期研究所得的问题解决风格量表初测版，主要调查来访者在问题解决过程中思考、感受和行动方面的个人风格，量表共34个条目。采用 Likert 5点记分，1＝非常不符合，2＝比较不符合，3＝不符合与符合之间，4＝比较符合，5＝非常符合。所有条目均为正向记分，维度总分代表个体在思考、感受和行动型问题解决风格上的显著性，得分越高，代表该风格越显著。

（四）研究过程

本研究采用横断面调查研究的方法，对每位首次预约的来访者说明本研究的目的、内容和过程，在获得来访者的知情同意后以发放量表，以电子邮件或纸质版量表的形式回收。时间约为10分钟。

（五）统计分析

采用 SPSS20.0 进行数据录入和统计分析。

1. 项目分析　采用决断值法和相关法进行项目分析。具体介绍见第六章第三节。

2. 探索性因子分析　本研究采用探索性因子分析对问题解决风格量表初测版的结构效度进行检验，同时进一步对条目进行筛选或调整。本研究采用主成分分析法抽取公共因子，因思考型、感受型和行动型在理论上相互影响，并非正交，故采用最大平衡值法进行旋转，根据理论假设限定抽取3个因子，并参考特征值碎石图和方差贡献率进行探索性因子分析。

三、研究结果

（一）研究对象的一般情况

本次研究共发放量表310份，剔除规律填答、漏填条目超过30%的量表后，回收有效量表287份，有效回收率为92.6%。来访者年龄为17～30岁，平均年龄为（21.2±2.2）岁；男性88人（30.7%），女性199人（69.3%）；大学一年级学生44人（15.3%），大学二年级学生53人（18.5%），大学三年级学生88人（30.7%），大学四年级或大学五年级学生（建筑学或医学专业）69人（24.0%），研究生33人（11.5%）。

（二）初测版量表的项目分析

从项目决断值和项目相关可看到，所有条目的决断值均达到显著水平，所有条目的总分相关都达到显著水平，且高于0.4（条目12与总分的相关系数为0.403），对所有项目予以保留，进入探索性因子分析（表8-1）。

表8-1 问题解决风格量表初测版项目分析（$n=287$）

条目序号	决断值	与总分相关	备注	条目序号	决断值	与总分相关	备注
1	-14.248^{***}	0.700^{**}	保留	18	-15.623^{***}	0.719^{**}	保留
2	-12.837^{***}	0.673^{**}	保留	19	-21.225^{***}	0.806^{**}	保留
3	-15.844^{***}	0.747^{**}	保留	20	-23.383^{***}	0.835^{**}	保留
4	-15.668^{***}	0.783^{**}	保留	21	-18.149^{***}	0.774^{**}	保留
5	-9.062^{***}	0.576^{**}	保留	22	-11.191^{***}	0.689^{**}	保留
6	-10.107^{***}	0.671^{**}	保留	23	-11.436^{***}	0.614^{**}	保留
7	-16.104^{***}	0.820^{**}	保留	24	-15.378^{***}	0.699^{**}	保留
8	-10.767^{***}	0.654^{**}	保留	25	-12.056^{***}	0.573^{**}	保留
9	-9.814^{***}	0.556^{**}	保留	26	-15.047^{***}	0.714^{**}	保留
10	-12.077^{***}	0.620^{**}	保留	27	-18.605^{***}	0.769^{**}	保留
11	-14.141^{***}	0.729^{**}	保留	28	-18.493^{***}	0.754^{**}	保留
12	-7.942^{***}	0.403^{**}	保留	29	-17.214^{***}	0.774^{**}	保留
13	-11.036^{***}	0.568^{**}	保留	30	-13.158^{***}	0.672^{**}	保留
14	-10.821^{***}	0.572^{**}	保留	31	-23.738^{***}	0.811^{**}	保留
15	-21.220^{***}	0.787^{**}	保留	32	-19.804^{***}	0.781^{**}	保留
16	-19.655^{***}	0.783^{**}	保留	33	-13.021^{***}	0.629^{**}	保留
17	-22.736^{***}	0.791^{**}	保留	34	-16.987^{***}	0.704^{**}	保留

注：$^{**}P<0.01$；$^{***}P<0.001$。

（三）初测版量表的探索性因子分析

本研究首先对量表所有项目进行Bartlett球形检验与KMO检验，判断其是否适合进行因子分析。本量表34个项目Bartlett球形检验χ^2为7252.810（$P<0.001$），表明量表条目的相关系数矩阵有共同因子存在，适合进行因子分析。KMO检验值为0.890（>0.8），适合进行因子分析（吴明隆，2003）。

本研究依次进行了8次探索，共删除8个条目，条目删除顺序和理由如下：条目12、条目5、条目14、条目13、条目9、条目25、条目10和条目33的公因子<0.4，予以删除。

对剩余26个条目进行探索性因子分析。KMO检验值为0.889，Bartlett球形检验χ^2为5835.376（$P=0.000$），提示数据适合进行因子分析。

通过特征值碎石图检验发现，从第3个因子后坡度趋于平缓（图8-1），因而抽取3个因子进行主成分分析，采用最大平衡值法进行旋转，3个因子的累计方差贡献率为58.30%，每个因子的方差解释率为12.71%～27.55%，详见表8-2。

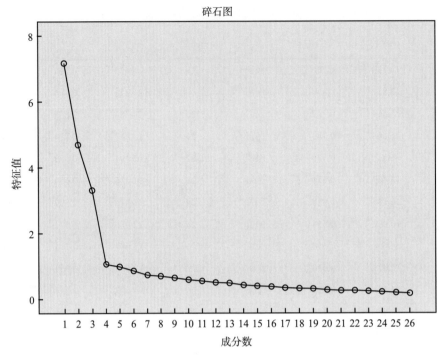

图8-1 因子分析碎石图

表8-2 因子分析解释总变异量（$n=287$）

因子	初始特征值		
	特征值	方差的（%）	累积（%）
1	7.164	27.554	27.544
2	4.688	18.030	45.584
3	3.305	12.711	58.295

注：提取方法为主成分分析。

共同性检验结果显示，所有条目的公因子方差均超过0.4，为0.432～0.720（表8-3）。

使用最大平衡值法旋转后的因子负荷矩阵显示，各条目与其理论因子的负荷均大于0.6，且在其他因子上的负荷均小于0.3，因子与量表理论结构一致，根据条目内容可保留量表维度的理论命名。

表8-3　因子分析的共同性检验结果（$n=287$）

条目序号	初始	提取	条目序号	初始	提取
1	1.000	0.617	20	1.000	0.720
2	1.000	0.588	21	1.000	0.634
3	1.000	0.637	22	1.000	0.452
4	1.000	0.649	23	1.000	0.417
6	1.000	0.479	24	1.000	0.528
7	1.000	0.719	26	1.000	0.538
8	1.000	0.432	27	1.000	0.619
11	1.000	0.476	28	1.000	0.600
15	1.000	0.611	29	1.000	0.632
16	1.000	0.612	30	1.000	0.533
17	1.000	0.615	31	1.000	0.684
18	1.000	0.541	32	1.000	0.621
19	1.000	0.701	34	1.000	0.501

注：提取方法为主成分分析。

（四）建立问题解决风格量表正式版

对条目进行重新排序编号，形成问题解决风格量表正式版。量表共26个条目，包含3个分量表，分别是思考型问题解决风格分量表（8个条目）、感受型问题解决风格分量表（10个条目）和行动型问题解决风格分量表（8个条目）。

四、小结

本研究对问题解决风格量表初测版进行预实验。项目分析结果显示所有条目的决断值及总分相关均达到显著性水平，故予以保留。进一步的探索性因素分析删除未达到测量学要求的8个条目，最终形成问题解决风格量表正式版。正式版量表包含26个条目，由3个因子组成，与量表的理论结构一致。

第四节　正式量表的信效度检验

一、研究目的

本研究的目的在于对问题解决风格量表正式版的信效度进行检验，确保该工具可准确、可靠地反映理论构念，为后续的干预取向和来访者特征的匹配研究提供工具支持。

二、研究对象和方法

（一）研究对象

1.纳入和排除标准　本研究同样以多所高校心理咨询中心的来访大学生为对象，具体纳入标准和排除标准与第七章第三节一致。

2.样本量和抽样方法　本研究的样本量估算方法、研究对象及抽样方法与第七章第三节一致。

（二）研究工具

1.来访者一般情况调查表　详见第七章第三节。

2.问题解决风格量表（problem-solving style scale，PSSS）　本研究所确定的问题解决风格量表正式版分为3个维度，共26个条目，项目采用1（非常不符合）～ 5（非常符合）的5点记分，得分越高，代表来访者在该行为倾向上特征越明显。

3.学习风格问卷（Kolb learning style inventory，LSI）（Kolb，2005）　是基于Kolb体验学习模型（the experiential learning model）测量个体四种学习风格的标准化工具。LSI由12个陈述组成，要求被试针对每条陈述从1～4将4种学习风格与自身的匹配情况进行排序。4种学习风格包括具体体验学习（CE）、观察学习（RO）、抽象概念学习（AC）和主动实践学习（AE）。过往研究表明LSI具有良好的信效度（Kayes，2005），CE分量表的Cronbach α 为0.77，RO为0.81，AC为0.84，AE为0.80（Kolb，2005）。本研究选择LSI作为问题解决风格量表的效标工具，根据理论假设，个体的思考型问题解决风格应与抽象概念学习风格（AC）正相关，感受型问题解决风格与具体体验学习风格（CE）正相关，行动型问题解决风格与主动实践学习（AE）正相关。

4.理性体验问卷（rational experiential inventory，REI）（Pacini & Epstein，1999）
以Epstein的认知体验自我理论（cognitive-experiential self-theory，CEST）为基础（Epstein，1994），主要评估个体2种不同的信息加工模式：理性模式和体验模式。该量表在理论上与问题解决风格量表所测的思考型问题解决风格和感受型问题解决风格具有一致性，故而纳入本研究作为效标工具。REI包含40个条目，分为4个分量表（体验偏好、体验能力、理性偏好和理性能力）。过往研究表明该量表具有良好的信效度。

（三）研究过程

本研究采用横断面调查研究的方法，对首次预约的来访者进行调查，在获得来访者的知情同意后以发放量表，以电子邮件或纸质版量表的形式回收。完成量表时间约为20分钟。

（四）统计分析

采用SPSS20.0进行数据录入，采用SPSS20.0和Amos20.0统计分析。

1.信度分析　本研究采用Cronbach α 系数和分半信度系数作为信度指标，信度指标的相关标准详见第六章第四节。

2.效度分析　采用内容效度、结构效度和效标关联效度对量表的效度进行考评。内容效度和结构效度介绍详见第六章第四节；效标关联效度指量表与外在效标间的关系程度，量表和外在效标相关越高，表示量表效标效度越高。

三、研究结果

（一）研究对象的一般情况

本次研究共发放量表460份，剔除规律填答、漏填条目超过30%的量表后，回收有效量表418份，有效回收率为90.9%。来访者年龄为17～32岁，平均（22.1±2.5）岁；男性120人（28.7%），女性298人（71.3%）；大学一年级学生93人（22.2%），大学二年级学生75人（17.9%），大学三年级学生107人（25.6%），大学四年级或大学五年级学生（建筑学或医学专业生）97人（23.2%），研究生46人（11.0%）。

（二）量表信度

1. Cronbach α 系数　全量表的Cronbach α 系数为0.801，各维度的Cronbach α 系数为0.890～0.920。所有量表的内部一致性系数超过0.8，表明本量表具有较佳的信度。

2.分半信度系数　总量表分半信度系数为0.702，各分量表的分半信度系数在0.8以上，表明该量表具有良好的内部一致性。

信度分析结果详见表8-4。

表8-4　量表的信度（$n=418$）

	思考型分量表	感受型分量表	行动型分量表	总量表
条目数	8	10	8	26
Cronbach α 系数	0.890	0.920	0.893	0.801
分半信度系数	0.826	0.879	0.843	0.502

（三）量表效度

1.内容效度　本研究采用专家评价法对所测条目的内容效度进行检验，经过2轮专家评价，量表正式版条目水平内容效度指数均超过0.8，26个条目所组成的量表水平内容效度指数，S-CVI/UA为0.81（21/26），S-CVI/Ave为0.98，表明本量表条目可以准确反映所测的理论构念，具有良好的内容效度。

2.结构效度

（1）相关分析：从相关分析来看，3个分量表与量表总的相关在0.383～0.650（$P<0.01$），思考型分量表和感受型分量表呈负相关（-0.301，$P<0.01$），和行动型分量表呈显著正相关（0.149，$P<0.01$），感受型分量表和行动型分量表之间的相关均不显著（表8-5）。

表8-5　量表的相关分析（$n = 418$）

	$M \pm s$	思考型	感受型	行动型	总量表
思考型分量表	30.11 ± 5.39	1			
感受型分量表	31.67 ± 7.63	-0.301^{**}	1		
行动型分量表	22.49 ± 6.27	0.149^{**}	-0.036	1	
总量表	84.29 ± 10.37	0.383^{**}	0.557^{**}	0.650^{**}	1

注：$**P < 0.01$。

（2）验证性因子分析：采用AMOS20.0建立理论假设模型，对量表进行验证性因子分析（CFA），估算并检验路径系数，对模型的拟合程度进行评价和判断。量表模型及标准化路径系数见图8-2。

通过基本适配度（basic fit index），所有项目的误差变异量均为正值，因素负荷均高于0.5，说明该量表满足基本适配度要求（吴明隆，2003）。

在整体适配度方面（overall fit index），结果显示RMR为0.043（<0.05），RMSEA为0.051（<0.08），GFI为0.911（>0.9），AGFI为0.901（>0.9），NFI为0.918（>0.9），CFI为0.960（>0.9），均达到模型理想要求。

在简约适配度指数方面，本研究发现量表的χ^2/df为1.869（<3），表明模型拟合良好（表8-6）。

表8-6　心理咨询干预取向量表验证性因素分析的拟合指标（$n = 418$）

χ^2	df	χ^2/df	GFI	AGFI	NFI	CFI	IFI	RMR	RMSEA
529.067	283	1.869	0.911	0.901	0.918	0.960	0.960	0.043	0.051

3.效标关联效度　根据问题解决风格量表所测构念的概念界定，本研究选学习风格问卷（LSI）和理性–体验问卷（REI）作为效标，检验量表的效标关联效度。

问题解决风格量表与学习风格问卷各维度的相关分析结果显示，思考型问题解决风格和抽象概念学习（AC）呈显著正相关（$r = 0.354$，$P < 0.01$），感受型问题解决风格和具体体验学习（CE）呈显著正相关（$r = 0.411$，$P < 0.01$），行动型问题解决风格和主动实践学习（AE）呈显著正相关（$r = 0.320$，$P < 0.01$），与理论假设相符（表8-7）。此外，本研究还发现思考型问题解决风格和具体体验学习（CE）及主动实践学习（AE）均呈负相关，感受型问题解决风格与抽象概念学习（AC）呈显著负相关，行动型问题解决风格与具体体验学习（CE）和反思观察学习（RO）均呈显著负相关。

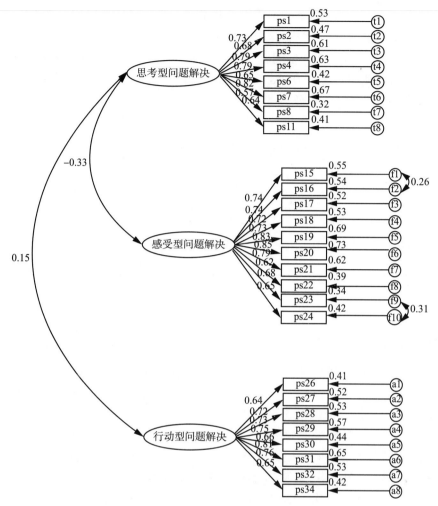

图 8-2 问题解决风格量表验证性因素分析模型

表 8-7 问题解决风格量表与学习风格问卷的相关分析（$n = 418$）

	具体体验学习（CE）	反思观察学习（RO）	抽象概念学习（AC）	主动实践学习（AE）
思考型问题解决	-0.177**	0.100	0.354**	-0.139**
感受型问题解决	0.411**	-0.062	-0.270**	-0.081
行动型问题解决	-0.125*	-0.147**	0.079	0.320**

注：*$P < 0.05$；**$P < 0.01$。

问题解决风格量表与理性-体验问卷（REI）各维度的相关分析结果显示，思考型问题解决风格与理性能力（RA）呈显著正相关（$r = 0.495$，$P < 0.01$），与理性偏好（RF）呈显著正相关（$r = 0.462$，$P < 0.01$），与理性加工（R）呈显著正相关（$r = 0.495$，$P < 0.01$）；感受型问题解决风格与体验能力（EA）呈显著正相关（$r = 0.445$，$P < 0.01$），与体验偏好（EF）呈显著正相关（$r = 0.562$，$P < 0.01$），与体验加工（E）

呈显著正相关（$r = 0.561$，$P < 0.01$），与理论假设一致。详见表8-8。

此外，本研究还发现思考型问题解决风格与体验偏好（EF）呈显著负相关（$r = -0.192$，$P < 0.01$）；感受型问题解决分割与理性能力、理性偏好和理性加工均呈显著负相关，且r为$-0.319 \sim 0.418$；行动型问题解决与体验相关的维度相关不显著，但与理性加工的各维度呈显著正相关，r为$0.227 \sim 0.324$（$P < 0.01$）。

表8-8　问题解决风格量表与理性-体验问卷（REI）的相关分析（$n = 418$）

	体验能力（EA）	体验偏好（EF）	体验加工（E）	理性能力（RA）	理性偏好（RF）	理性加工（R）
思考型问题解决	0.007	-0.192**	-0.098	0.495**	0.462**	0.516**
感受型问题解决	0.445**	0.562**	0.561**	-0.418**	-0.319**	-0.400**
行动型问题解决	0.080	-0.114	-0.012	0.324**	0.227**	0.297**

注：**$P < 0.01$。

四、小结

本研究对问题解决风格量表正式版的信度、结构效度、效标关联效度和内容效度进行检验。信度分析中，总量表和3个分量表均具有良好的内部一致性系数，各分量表的分半信度均高于0.8，但总量表的分半信度只有0.502。本研究所进行的相关分析结果也显示思考型分量表和感受型分量表呈显著负相关（$r = -0.301$，$P < 0.01$），而行动型分量表和感受型分量表之间的相关性并不显著，思考型分量表和行动型分量表的相关系数为0.149（$P < 0.01$），这说明3种问题解决风格之间并非统一的正相关，三者反映了相互独立的问题解决风格，因此量表的总分并无实际意义，在量表使用上需要分别评价3种不同的问题解决风格。验证性因子分析的结果支持了本量表的三因子结构，而3个因子之间的关系也进一步证实了3种问题解决风格之间的相对独立性。在效标关联效度方面，问题解决量表和学习风格问卷及理性-体验问卷的相关分析表明本量表所测的思考、感受和行动型问题解决风格可以真实反映个体在思考、感受和行动方面的特殊倾向。值得注意的是，思考型问题解决风格和抽象概念学习风格的相关系数低于0.4（$r = 0.354$，$P < 0.01$），行动型问题解决风格和主动实践学习风格的相关系数低于0.4（$r = 0.320$，$P < 0.01$），提示问题解决和学习风格在概念上并非完全一致。尤其是反思观察学习（RO）风格和思考型问题解决风格的相关并不显著，其原因在于命名为"反思观察学习"的维度条目实际上仅反映了个体在学习时偏好不采取行动和保持观察的学习方式，其主要在于信息的采集，并未进入到信息加工（理性加工或感性加工）过程，本研究发现行动型问题解决风格与反思观察学习风格呈负相关（$r = -0.147$，$P < 0.01$），该结果也支持了前述假设。

本研究发现问题解决风格与理性-体验加工过程之间的关系非常紧密，思考型问题解决与理性加工方式的相关系数在0.462以上，感受型问题解决与体验加工方式的相关系数在0.445以上，既反映了这2个分量表良好的效标效度，也提示思考型问题解决和感受型问题解决方式反映了2种不同的信息加工方式。在本研究中，感受型问题解决风格和理性加工方式之间呈显著负相关，代表了2种问题解决风格在某种程度的不相容性。另外，本研究还发现行动型问题解决风格与体验加工方式的相关性不显著，但与理性加工方式呈显著正相关。这说明社会问题解决理论只看到行动取向的问题解决中消极的冲动性一面，忽略了适应良好的行动型问题解决也可以应用理性加工过程。

总之，本研究结果表明问题解决风格量表具有良好的信效度，可准确和有效地评估个体在问题解决中3种独特的问题解决风格，为下一阶段基于思考-感受-行动框架的心理咨询干预取向和来访者问题解决风格之间的匹配研究提供可靠的测量工具。

（一）问题解决风格量表的测量学质量和因子结构

本研究对问题解决风格量表正式版的信度、结构效度、效标关联效度和内容效度进行检验。信度分析发现，全量表的Cronbach α 系数为0.801，各维度的Cronbach α 系数为0.890～0.920，所有量表的内部一致性系数高于0.8，表明量表具有良好内部一致性。研究还发现，各分量表的分半信度均高于0.8，但总量表的分半信度只有0.502。分半信度是按照奇、偶数将所有条目的序号分半，再计算两组条目得分之间的相关，以此反映量表的内部一致性程度，它代表了量表条目测量相同特征的程度（孙大强，郑日昌，2012）。分半信度结果提示，3个分量表具有良好的内部一致性，但总量表内部一致性不足，这可能是因为3个分量表的理论构念之间并非一致。对分量表得分所进行的相关分析结果也显示，思考型分量表和感受型分量表呈显著负相关，而行动型分量表和感受型分量表的相关并不显著，思考型分量表和行动型分量表的相关系数为0.149（$P < 0.01$），这说明所测量的3种问题解决风格之间具有相对独立性，因此量表的总分并无实际意义，在量表使用上需要分别评价3种不同的问题解决风格。

（二）问题解决风格与学习风格、信息加工方式的关系

效标关联效度的检验结果表明本量表所测的思考、感受和行动型问题解决风格可以反映问题解决过程中个体在思考、感受和行动方面的不同倾向。

Kolb等（2001）提出体验学习理论（experiential learning），将体验学习视为从具体体验到观察，从中上升为抽象概念并付诸实践的循环过程。在具体体验阶段，学习者必须充分投入，接触并产生新的经验；在反思观察阶段，学习者需从经验中退后一步，用多元视角进行观察；在抽象概念阶段，学习者需要理解这些观察并将它们整合到逻辑自洽的理论之中；最后在主动实践阶段，学习者需要测试这些抽象的概念并且将其作为决策和解决问题的基础。Kolb认为这4个过程并非对所有人同等有效，人们有各自的学习偏好和习惯的学习方式（Kolb et al.，2001）。他将4种学习方式两两配对形成具体体验-抽象概念化和反思观察-主动实践2个维度，基于此提出4种学习风格。具体体验学习-抽象概念学习反映了个体学习的认知方式，反思观察学习-主动实践学习则反映了个体学习的活动形式。本研究对来访者的问题解决风格与4种学习风格的相关分析结果发现，思考型问题解决风格和抽象概念学习呈显著正相关，感受型问题解决风格和具体体验学习呈显著正相关，行动型问题解决风格和主动实践学习呈显著正相关，表明思考型问题解决风格的个体更倾向于抽象概念学习，感受型问题解决风格的个体更倾向于

具体体验学习，行动型问题解决风格的个体更倾向于主动实践学习，与理论假设一致（图8-3）。

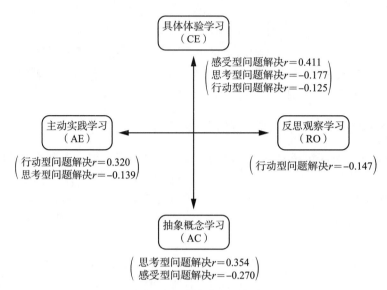

图8-3 问题解决风格与学习风格的相关分析

此外，本研究还发现思考型问题解决风格和具体体验学习及主动实践学习均呈负相关，感受型问题解决风格与抽象概念学习呈显著负相关，行动型问题解决风格与具体体验学习和反思观察学习均呈显著负相关，这恰好与Kolb体验学习模型2个维度对应。问题解决风格量表与学习风格问卷的相关分析结果不仅支持了问题解决风格量表的效标关联效度，也表明个体在思考、感受和行动上的偏好与优势可以一致而稳定地反映在学习和问题解决过程中。

Epstein（1998）提出认知体验自我理论（CEST），认为个体存在两种信息处理系统，理性系统和体验系统，两者独立存在同时相互作用。理性系统主要在意识层面运作，以有意、推理、相对缓慢、逻辑、分析、理性为特征；体验系统是自动的、前意识的、相对迅捷、整体的，和情感密切联系（Epstein et al., 1992），两者也与自然的启发式思维和逻辑思维风格有关。理性模式和体验模式代表了人们处理信息和适应环境的2种基本方式，对个体的应对、适应、人际等行为均有影响。基于CEST，Pacini和Epstein（1999）编制了理性–体验问卷（REI），用4个分量表（共40个项目）来评估个体直觉–体验加工和分析–理性加工倾向。本研究以理性–体验问卷（REI）作为效标与问题解决风格量表进行相关分析后发现，来访者的思考型问题解决风格与理性加工方式呈显著正相关（$r > 0.462$），感受型问题解决风格与体验加工方式呈显著正相关（$r > 0.445$），这反映了问题解决风格量表具有良好的效标关联效度，也说明思考型问题解决风格和感受型问题解决风格与2种不同的信息加工方式密切相关。

本研究还发现，思考型问题解决风格与直觉–体验加工的相关并不显著（仅和体验偏好呈负相关，$r = -0.192$），但感受型问题解决风格和分析–理性加工风格呈显著负相关，且相关系数达到 -0.400 以上。传统理论常将理性/思考-感性/感受视为同一维度的两端（Meyers et al.，2003；Cacioppo et al.，1984），暗示两者之间的对立性，但 Pacini和 Epstein（1999）提出2种信息加工模式相互独立，所以应该用2个维度来分开评估。本研究的结果提示，对于偏好思考型问题解决风格者，并不一定排斥直觉-体验加工模式，但偏好感受型问题解决风格者在进行判断、决策等过程中可能更少使用分析-理性加工模式，两者在2种信息加工系统上的差异可能会影响其对不同取向干预策略和干预方式的反应，如有关态度改变的社会心理学研究发现倚重直觉-体验加工模式的个体，更关注情感、个人体验和具体经验类材料，对于分析-理性加工模式的个体，向其呈现事实和逻辑论证可能更有效（Epstein et al.，1996）。

最后，本研究发现行动型问题解决风格与直觉-体验加工模式的相关不显著，但与理性加工方式呈显著正相关，相关系数在 0.227 ~ 0.324（$P < 0.01$）。基于思考/理性-感受/感性的信息加工双过程模型将行为视为是理性系统与感性系统交互作用后的结果，但在更为宽泛的理论框架中，认知（思考）、情感（感受）和行为（行动）又被认为是相互影响的三种核心心理成分，因此更为合理的框架是将行动作为与思考-感受信息加工过程独立的活动，这意味着行动可以与2种不同的信息加工模式结合，从而形成相应的行动风格。D'Zurilla 和 Nezu（1990）提出社会问题解决包含3种风格：理性问题解决风格、冲动-草率问题解决风格和回避型问题解决风格。Epstein（2012）在其CEST模型中提到，理性系统是分析性的，是合乎逻辑的，且以仔细的评价来引导行为，体验系统则是自发的、基于快乐-痛苦体验的快速反应，并通过体验氛围而直接影响行为。根据社会问题解决理论对3种问题解决风格定义和描述，结合认知体验自我理论，可以发现，理性问题解决风格是分析-理性信息加工影响下的聚焦于问题的行为方式，冲动-草率问题解决风格是在直觉-体验信息加工系统影响下聚焦于问题的行为方式，而回避型问题解决风格则是直觉-体验信息加工有关痛苦回避的体验反应与特定行为方式（回避）的一种结合。社会问题解决模型只看到行动取向问题解决中的消极冲动性一面，与之相反，本研究所编制的问题解决风格量表聚焦于个体在问题解决过程中的偏好与优势能力，基于此目的所测量的行动型问题解决风格，更接近于在分析-理性系统引导下的问题聚焦行为方式，而与社会问题解决理论中受体验加工系统影响的行为方式相反，本研究发现行动型问题解决风格与分析-理性加工偏好与能力正相关，与直觉-体验加工方式相关不显著，也支持了这一假设。与体验加工模式结合的问题解决行为方式和与理性加工模式相结合的问题解决行为方式可能会影响来访者在咨询参与及对不同咨询干预的反应，未来可对此进行更为深入的探索研究。

第九章

心理咨询风格量表的研制

第一节　心理咨询风格量表条目池的构建

一、研究目的

依据心理咨询风格定义和结构，在前期研究基础上，构建心理咨询风格量表的初始条目池，为正式工具的条目筛选、修改和检验提供备选条目。

二、研究对象和方法

（一）文献调研法

根据心理咨询风格内涵及结构，以"心理咨询风格""心理治疗风格""指导性""亲近性""计划性""心理咨询风格偏好""心理治疗风格偏好""therapy style""therapist style""counseling style""the personal style of the therapist""therapy style preference"为检索词，查询中国知网（CNKI）数据库、万方数据库、PubMed、Psyclnfo数据库资源，以及百度学术、Google Scholar等互联网资源，搜集、鉴别、整理与咨询风格相关的文献资料，从中提取形成心理咨询风格量表条目。

（二）专家讨论法

1.研究对象　邀请7名从事心理咨询临床实践和研究工作的高校心理咨询教师组成专家组，专家详细情况详见第六章第一节。

2.研究方法　采用专家讨论法对条目进行讨论，本研究具体程序：邀请专家组就心理咨询风格条目编写开会，主持人介绍会议目的、心理咨询风格的定义和维度设想，强调不评判、鼓励创新的原则；讨论阶段每位专家自由表达自己想到的条目，记录员记下每条条目；每位专家都没有新想法后，对每个条目逐一进行讨论，保留内涵准确、表达简洁的条目，修改和删除含义模糊、表述累赘的条目，直到所有专家达成共识。

三、研究结果

（一）文献调研法

通过查阅文献，搜集到"personal style of the therapist questionnaire""therapy process rating scale""the psychotherapy preferences and experiences questionnaire""the preferences for college counseling inventory""the Cooper-Norcross inventory of preferences"等关于心理咨询风格和心理咨询风格偏好的量表。根据心理咨询风格的定义和结构，在参考借鉴这些量表条目基础上，课题组编写了心理咨询风格原始条目。

（二）专家讨论法

通过专家讨论法，对心理咨询风格原始条目进行修改、删减和增加，最终初步建立了原始条目池。条目池包括40个条目，其中指导性维度10个条目，亲近性维度18个条目，计划性维度12个条目。

四、小结

通过文献调研法和专家讨论法，初步形成心理咨询风格量表条目池。通过专家讨论法，最终初步建立了40个原始条目池，其中指导性维度10个条目，亲近性维度18个条目，计划性维度12个条目。

第二节　量表初测版的构建与内容效度检验

一、研究目的

采用Delphi专家咨询法对心理咨询风格量表的初始条目进行评价，基于专家评价结果对初始条目进行筛选、修改，为预实验及正式量表的确定提供初测版量表。

二、研究对象和方法

（一）研究对象

Delphi专家咨询法的专家入组标准详见第六章第二节。

（二）研究过程

本研究进行2轮意见征询，请专家对量表条目质量进行评定和筛查。课题组按照纳入标准选择确定专家名单，通过电话或电子邮件联系专家，简要介绍研究背景、目的和要求，以征求专家意见。专家同意参加研究后，给专家发送"心理咨询风格及其与偏好一致性研究第一轮专家咨询表"（简称第一轮咨询表）。第一轮咨询表主要包括两部分，第一部分收集专家基本信息，第二部分邀请专家对心理咨询风格量表条目池各条目重要性进行评价或修改，并调查专家对各维度熟悉程度和判断依据。重要性评价采用5级计分，其中5为很重要，1为很不重要。熟悉程度采用6级计分，其中5为很熟悉，0为很不熟悉。判断依据分为实践经验、理论分析、同行了解和直觉4个方面，每个方面影响程度分为大、中、小三个等级。专家可以修改或增加条目。

第一轮专家咨询结束后，课题组对专家的评分结果进行统计，对专家的条目修改、删减和增加意见进行整理。课题组对相关结果进行讨论，确定了最终修改、删减和增加条目，形成"心理咨询风格及其与偏好一致性研究第二轮专家咨询表"（简称第二轮咨询表）。第二轮咨询表再次邀请专家对条目池各条目进行重要性评价，并将第一轮专家评价得分反馈给各位专家供其参考。

（三）统计分析

本研究采用专家的积极系数反映专家对研究的关心程度。采用变异系数（CV）和协调系数（Kendall's W）反映专家意见的协调程度。采用专家判断依据和熟悉程度的算术平均数反映专家意见的权威程度（权威系数，Cr）。采用界值法进行条目筛选。各指标详细解释详见第六章第二节。

三、研究结果

（一）第一轮专家咨询结果

1.专家的积极程度 第一轮共发送专家咨询表30份，回收有效咨询表27份，专家的积极系数为90%，专家参与的积极性比较高。

2.专家意见的权威程度 各维度专家的判断依据系数在0.92～0.93，熟悉程度系数在0.70～0.85，故各维度上专家的权威程度系数在0.81～0.89，符合大于0.70的要求（表9-1）。

表9-1 第一轮咨询专家权威程度（$n=27$）

	熟悉程度系数	判断依据系数	权威程度系数
指导性维度	0.75±0.14	0.93±0.07	0.84±0.09
亲近性维度	0.85±0.86	0.93±0.08	0.89±0.06
计划性维度	0.70±0.19	0.92±0.08	0.81±0.12

3.专家意见的协调程度 通过各条目所有专家重要性评价的平均数和标准差计算变异系数，各条目变异系数在0.10～0.45。个别条目变异系数较高，大部分条目变异系数较低。总量表协调系数为0.114，其中指导性维度协调系数为0.336，亲近性维度协调系数为0.158，计划性维度协调系数为0.267。对协调系数进行χ^2检验，总量表和各维度协调系数均有统计学意义（表9-2）。

表9-2 第一轮咨询专家意见的协调系数（$n=27$）

	Kendall's W	χ^2（df）	P
指导性维度	0.336	148.583（17）	0.000***
亲近性维度	0.158	45.268（11）	0.000***
计划性维度	0.267	270.329（39）	0.000***
总量表	0.114	26.789（9）	0.002***

注：***$P<0.001$。

4.条目的评价和筛选结果 计算各条目的均值、变异系数、高分频率和满分频率，各条目均值在2.62～4.69，变异系数在0.10～0.45，满分频率在0.08～0.81，高分频率在0.19～1.00。

计算量表各维度的均值、变异系数、高分频率和满分频率的平均数和标准差，确定临界值（表9-3）。

表9-3 第一轮专家咨询条目筛选临界值（$n=27$）

	指导性维度			亲近性维度			计划性维度		
	平均数	标准差	临界值	平均数	标准差	临界值	平均数	标准差	临界值
均值	3.70	0.33	3.37	4.06	0.59	3.47	3.51	0.37	3.14
变异系数	0.28	0.06	0.34	0.21	0.10	0.31	0.31	0.05	0.36
满分频率	0.25	0.10	0.15	0.41	0.20	0.21	0.21	0.12	0.09
高分频率	0.63	0.14	0.49	0.76	0.25	0.51	0.53	0.16	0.37

比较各条目均值、变异系数、满分频率和高分频率与相应临界值，确定条目的保留和删除。删除的条目：指导性维度中的条目2、条目3；亲近性维度中的条目4、条目5、条目6、条目18；计划性维度中的条目3、条目6。建议修改的条目：亲近性维度中的条目14。建议增加的条目：指导性维度中建议增加3个条目。

课题组对咨询结果和专家建议进行讨论，决定接受统计结果和专家建议，形成了第二轮专家咨询条目池。条目池包括条目36条，其中，指导性维度11个条目，亲近性维度14个条目，计划性维度11个条目。

（二）第二轮专家咨询结果

1.专家的积极系数 第二轮共发送专家咨询表16份，回收有效咨询表16份，专家的积极系数为100%，专家参与非常积极。

2.专家的权威程度 各维度专家的判断依据系数在0.91～0.96，熟悉程度系数在0.76～0.86，各维度上专家的权威程度系数在0.84～0.91，专家权威程度较好（表9-4）。

表9-4 第二轮咨询专家权威程度（$n=16$）

	熟悉程度系数	判断依据系数	权威程度系数
指导性维度	0.81±0.13	0.91±0.06	0.86±0.08
亲近性维度	0.86±0.08	0.96±0.06	0.91±0.05
计划性维度	0.76±0.17	0.91±0.08	0.84±0.11

3.专家意见的协调程度 各条目的变异系数在0.07～0.32，总量表协调系数为0.285，各维度协调系数在0.116～0.213，χ^2检验显示协调系数均有统计学意义（表9-5）。

表9-5 第二轮咨询专家意见的协调系数（n＝16）

	Kendall's W	χ^2（df）	P
指导性维度	0.213	34.049（10）	0.000***
亲近性维度	0.210	43.723（13）	0.000***
计划性维度	0.116	18.609（10）	0.046***
总量表	0.285	159.594（35）	0.000***

注：***$P＜0.01$。

4. 条目的评价和筛选结果 各条目均值在 3.44 ～ 4.75，满分频率在 0.63 ～ 0.88，高分频率在 0.43 ～ 1.0。计算量表各维度的均值、变异系数、高分频率和满分频率的平均数和标准差，确定临界值（表9-6）。

表9-6 第二轮专家咨询条目筛选临界值（n＝16）

	指导性维度			亲近性维度			计划性维度		
	平均数	标准差	临界值	平均数	标准差	临界值	平均数	标准差	临界值
均值	3.86	0.45	3.41	4.50	0.30	4.20	3.83	0.52	3.31
变异系数	0.22	0.07	0.29	0.14	0.04	0.18	0.21	0.04	0.25
满分频率	0.26	0.13	0.13	0.58	0.20	0.38	0.22	0.11	0.11
高分频率	0.69	0.20	0.49	0.93	0.09	0.84	0.67	0.13	0.54

比较各条目均值、变异系数、满分频率和高分频率与相应临界值，确定条目的保留和删除。删除的条目：亲近性维度中，条目3"我会表达自己的感受"，条目12"我会避免在情感上的卷入"。课题组对咨询结果和专家建议进行讨论，形成了心理咨询风格量表条目池。条目池包括34个条目，其中指导性维度11个条目，亲近性维度12个条目，计划性维度11个条目。

四、小结

通过2轮Delphi专家咨询法对量表条目重要性进行评价，按照临界值法对条目进行筛选。在第二轮专家评估中，量表各维度上专家的权威系数在 0.84 ～ 0.91，专家对量表各维度都比较熟悉，总量表协调系数为0.285，有统计学意义，专家意见较为一致。经过修改后，各条目均值在 3.44 ～ 4.75，高分频率在 0.44 ～ 1.0，条目能够反映咨询风格情况。最终条目池包括34个条目，其中指导性维度11个条目，亲近性维度12个条目，计划性维度11个条目。

Delphi专家咨询法最大特色是通过专家判断来进行条目评价，专家的选择成为最关键的因素。在数量方面，一般认为15 ～ 50人为宜（王春枝等，2011）。本研究第一轮选择30名专家，第二轮选择16名专家，因为首轮咨询评价应充分考虑不同专家的意见，增加专家数量有利于提高评价精确度。第二轮评价条目质量已经提高，选择有代表性的专家即可。在代表性方面，要求专家熟悉相关领域。考虑到我国心理咨询服务主要在学校、医院和社会机构开展，心理咨询主要流派为心理动力学治疗、认知行为疗法、以人为中心疗法、家庭疗法及整合主义取向治疗，心理咨询师年龄、地域跨度较大，第一轮专家选择便考虑到了这些因素。第二轮专家选择则以整合主义取向为主，因为这些专家至少对2种流派比较熟悉，有利于通过对比发现不同的咨询风格。在参与度方面，一般认为70%的回收率为非常好，本研究2轮评价回收率均较高，反映专家参与热情较高。

经过2轮评价，条目均值、高分频率、满分频率明显增加，反映条目质量进一步提高。相对来说，亲近性维度和指导性维度评分较高，专家意见相对统一，计划性维度专家意见差异较大。这可能和专家熟悉程度有关。专家对亲近性和指导性更为熟悉，而对计划性维度熟悉系数相对较低。另外，可能也受到专家心理咨询风格的影响，专家自身的理论取向、对心理咨询的观点也会影响其评价得分。总体来看，专家的评价意见为下一步条目分析和信效度分析奠定了较好基础。

第三节　预实验和量表正式版的建立

一、研究目的

通过预实验使用心理咨询风格量表条目对心理咨询师进行测量，进行项目分析和探索性因素分析，进一步筛选、修正条目，进而建立正式量表。

二、研究对象和方法

（一）研究对象

为了方便取样，在河南、广东两省邀请心理咨询师推荐同行参加研究，首先邀请河南师范大学、南方医科大学、深圳大学等学校心理咨询师参与调查，然后请其邀请自己熟悉的心理咨询师参与研究以保证调查对象质量，共有235名心理咨询师参加研究。其中，女性占58.2%，男性占48.1%；在学校工作者占62.9%，在医院工作者占14.0%，在社会机构工作者占15.3%，在其他单位工作者占7.9%；47.7%的咨询师参加过心理动力学取向训练，57.4%的咨询师参加过认知行为取向训练，43.4%的咨询师参加过人本-存在主义取向训练，37.4%的咨询师工作参加了其他取向训练，如EMDR、家庭治疗、叙事治疗、格式塔治疗等；58.1%的咨询师累计心理咨询时长在300～500小时，24.4%的咨询师累计心理咨询时长在500～1000小时，17.5%的咨询师累计心理咨询时长在1000小时以上。

（二）研究工具

心理咨询风格量表条目池。经过2轮Delphi专家咨询法评估，条目池能够反映心理咨询风格3个维度基本情况。条目池包括34个条目，其中指导性维度11个条目，亲近性维度12个条目，计划性维度11个条目。采用5级评分，1代表从不如此，5代表总是如此。

（三）统计分析

使用SPSS20.0进行数据录入和分析。

1.项目分析 采用决断值法和相关法进行项目分析。具体介绍见第六章第三节。

2.结构效度分析 采用探索性因素分析进行心理咨询风格量表效度分析。心理咨询风格量表在编制阶段已确定为3个维度，故采用事先决定准则法（吴明隆，2010），同时考虑统计检验和实际意义，限定因子数为3。条目保留标准为条目负荷大于0.4，不存在归类不当或在多个因子上有负荷。

3.信度分析 采用Cronbach α 系数和折半信度系数进行量表信度分析。如果量表的Cronbach α 系数在0.80以上，代表量表有较高信度。

三、研究结果

（一）项目分析

1.高低分组 t 检验 指导性维度中，每个条目上高低分组差异均有统计学意义（表9-7），全部予以保留。亲近性维度中，条目高低分组差异有统计学意义（表9-8），予以保留。计划性维度中，条目6、条目12、条目24高低分组差异未达到显著性水平，予以删除，其余条目高低分组差异有统计学意义（表9-9），予以保留。

表9-7 指导性维度各条目分析结果（ $n = 235$ ）

指导性维度条目	高分组	低分组	t	P	95%CI
T1	3.82±0.77	2.35±0.85	-10.363	0.000***	-1.75～-1.19
T4	3.40±0.75	1.88±0.54	-13.345	0.000***	-1.75～-1.30
T7	3.74±0.78	2.32±0.68	-11.123	0.000***	-1.67～-1.17
T10	4.20±0.62	2.94±0.89	-9.389	0.000***	-1.53～-1.00
T13	4.03±0.66	2.92±0.82	-8.220	0.000***	-1.37～-0.84
T16	3.89±0.66	2.53±0.90	-9.877	0.000***	-1.64～-1.09
T19	2.77±0.98	2.20±1.03	-3.262	0.001**	-0.92～-0.23
T22	3.69±0.85	2.61±0.96	-6.870	0.000***	-1.40～-0.77
T25	3.79±0.82	2.68±0.96	-7.061	0.000***	-1.41～-0.79
T28	3.42±0.90	1.92±0.64	-10.918	0.000***	-1.76～-1.22
T31	3.79±0.72	1.85±0.59	-16.896	0.000***	-2.16～-1.71

注：**$P < 0.01$；***$P < 0.001$。

表9-8 亲近性维度各条目分析结果（n=235）

亲近性维度条目	高分组	低分组	t	P	95%CI
T2	4.87±0.34	4.04±0.91	-7.097	0.000***	-1.06～-0.60
T5	4.74±0.47	3.41±0.86	-10.778	0.000***	-1.57～-1.08
T8	4.74±0.54	3.41±0.75	-11.736	0.000***	-1.55～-1.10
T11	4.50±0.62	3.37±0.94	-8.251	0.000***	-1.40～-0.86
T14	4.39±0.55	2.90±0.87	-11.840	0.000***	-1.74～-1.24
T17	4.87±0.34	3.74±0.76	-11.285	0.000***	-1.33～-0.93
T20	4.61±0.52	3.41±0.75	-10.725	0.000***	-1.42～-0.98
T23	4.73±0.45	3.51±0.68	-12.250	0.000***	-1.41～-1.02
T26	4.61±0.49	3.47±0.74	-10.579	0.000***	-1.36～-0.93
T29	4.63±0.58	3.50±0.81	-9.271	0.000***	-1.37～-0.89
T32	4.55±0.56	3.54±0.77	-8.596	0.000***	-1.24～-0.77
T34	4.55±0.64	3.34±0.80	-9.601	0.000***	-1.45～-0.96

注：***P＜0.001。

表9-9 计划性维度各条目分析结果（n=235）

计划性维度条目	高分组	低分组	t	P	95%CI
T3	3.63±0.85	2.31±0.78	-10.338	0.000***	-1.57～-1.07
T6	2.11±0.71	2.05±0.69	-0.556	0.579	-0.29～0.16
T9	3.91±0.84	3.23±0.87	-5.054	0.000***	-0.95～-0.41
T12	2.62±0.98	2.44±0.92	1.163	0.247	-0.12～0.47
T15	3.69±0.75	2.55±0.79	-9.471	0.000***	-1.39～-0.91
T18	4.00±0.59	2.55±0.74	-13.913	0.000***	-1.66～-1.25
T21	4.21±2.40	2.74±0.82	-5.403	0.000***	-2.01～-0.94
T24	2.60±0.77	2.40±0.77	-1.675	0.096	-0.44～0.03
T27	3.87±0.72	2.49±0.82	-11.428	0.000***	-1.62～-1.14
T30	4.04±0.67	2.53±0.74	-13.645	0.000***	-1.73～-1.29
T33	2.59±0.96	1.99±0.69	-4.503	0.000***	-0.87～-0.34

注：***P＜0.001。

2.相关分析 指导性维度中条目19与指导性总分相关为0.215（＜0.4）（表9-10），为低度相关，故予以删除。亲近性维度中，所有条目与亲近性总分均有较高相关（表9-11），故予以保留。计划性维度中，条目9、条目33与所属维度低度相关（表9-12），故予以删除。

表9-10　指导性维度中各条目与维度总分的相关分析（ $n=235$ ）

	T1	T4	T7	T10	T13	T16	T19	T22	T25	T28	T31
相关性	0.683	0.703	0.666	0.667	0.563	0.680	0.215	0.485	0.532	0.687	0.754
显著性	0.000***	0.000***	0.000***	0.000***	0.000***	0.001**	0.000***	0.000***	0.000***	0.000***	0.000***

注：**$P<0.01$；***$P<0.001$。

表9-11　亲近性维度中各条目与维度总分的相关分析（ $n=235$ ）

	T2	T5	T8	T11	T14	T17	T20	T23	T26	T29	T32	T34
相关性	0.538	0.620	0.688	0.567	0.686	0.686	0.674	0.750	0.654	0.633	0.564	0.568
显著性	0.000***	0.000***	0.000***	0.000***	0.000***	0.000***	0.000***	0.000***	0.000***	0.000***	0.000***	0.000***

注：***$P<0.001$。

表9-12　计划性维度中各条目与维度总分的相关分析（ $n=235$ ）

	T3	T9	T15	T18	T21	T27	T30	T33
相关性	0.590	0.334	0.576	0.696	0.569	0.647	0.658	0.344
显著性	0.000***	0.000***	0.000***	0.000***	0.000***	0.000***	0.000***	0.000***

注：***$P<0.001$。

（二）探索性因子分析

在条目分析结果基础上，对剩余28个条目进行探索性因子分析。采样充足性检验（KMO）和Bartlett球形检验显示，KMO系数为 $0.838>0.5$ ， χ^2 为1576.708， $P<0.001$ ，说明适宜进行因子分析。

采用主成分分析法进行探索性因子分析，限定因子数为3，采用最大平衡值法进行旋转，删除在多个因子上有负荷、因素负荷量小于0.4及归类不当的条目，经过多轮探索旋转，最终保留17个条目，得到3个因子，正交旋转显示3个因子的方差解释率为55.854%。

根据原初构想和各条目内涵，对3个因子命名。因子1反映了咨询师在工作中的主导性强弱特点，命名为指导性，包括6个条目。因子2反映了咨询师在工作中与来访者心理距离远近特点，命名为亲近性，包括6个条目。因子3反映了咨询师推进心理咨询进展方面的特点，命名为计划性，包括5个条目。

（三）信度

1. 内部一致性系数（Cronbach α 系数）　总量表的内部一致性系数为0.854，各因子内部一致性系数：指导性为0.828，亲近性为0.831，计划性为0.806。总量表和各因子一致性信度较好。

2. 折半信度系数　按照条目编号将量表分成奇数和偶数两部分，这两部分的信度系数分别为0.720、0.735，量表分半相关系数为0.818，量表的Spearman-Brown系数为0.900，Guttman折半系数为0.900。折半信度较好。

四、小结

本研究对初始条目池进行预测试，使用决断值法和相关法进行项目分析，删除了6个条目。对剩余28个条目进行探索性因素分析，根据理论构想，限定因子数为3，使用主成分分析法和最大平衡值旋转法，得到3个因子，方差解释率为55.854%，结构效度较好。3个因子和理论预想完全一致，也反映出经过Delphi专家咨询法，量表内容效度较好。对3个因子进行命名，因子1为指导性，包括6个条目，因子2为亲近性，包括6个条目，因子3为计划性，包括5个条目。总量表内部一致性系数为0.854，各因子内部一致性系数均大于0.80，量表分半相关系数为0.818，量表的Spearman-Brown系数为0.900，Guttman折半系数为0.900，整个量表信度较好。

预测试是对量表条目进一步进行分析并对量表信效度进行首次检验。样本代表性与预测试效果紧密相关。Gorsuch（2014）认为样本数量要尽可能大，不少于100人，与题项比为5∶1。本研究条目池为34项，样本数235，符合要求。确定因素保留数目是因素分析的一个重要工作，常用陡坡图检验法等，Harman（1976）强调在选取共同因素时，统计检验必须与实际意义共同考虑。本研究预先确定心理咨询风格包括3个维度，故限定因子数为3。实际检验结果也证实了这一预想结构。本研究基本形成了心理咨询风格量表，这为正式测试奠定了较好的基础。

第四节　正式量表的信效度检验

一、研究目的

对心理咨询风格量表的信效度再次进行验证，确保该工具准确、可靠反映理论构念，为评估咨询师咨询风格提供工具。

二、研究对象和方法

（一）研究对象

为了方便取样，由南方医科大学、深圳大学、河南师范大学、南昌大学、华中师范大学的学校心理咨询师开始调查，并请受调查对象邀请同事或同行参与调查。纳入对象标准：心理咨询累计时间超过300小时；有过较为正规系统心理咨询培训；近1年时间正常进行心理咨询工作。

最终共有468名心理咨询师参加研究。其中，男性占36.1%，女性占63.9%；在学校工作者占31.0%，在医院工作者占34.9%，在社会机构工作者占19.4%，在其他单位工作者占14.7%；41.9%的咨询师累计心理咨询时长在300～500小时，24.4%的咨询师累计心理咨询时长在500～1000小时，33.7%的咨询师累计心理咨询时长在1000小时以上。41.9%的咨询师工作对象包括儿童，74.7%的咨询师工作对象包括青年，37.1%的咨询师工作对象包括壮年，26.3%的咨询师工作对象包括老年。

（二）研究工具

1.**心理咨询风格量表**（counseling style scale，CSS）　量表分为3个维度共17个条目：指导性6个条目、亲近性6个条目、计划性5个条目。采用5级评分，1代表从不如此，5代表总是如此。维度总分越高代表该维度倾向越强。

2.**人际环形量表**（international personality item pool-interpersonal circumplex，IPIP-IPC）（郝艳娜，2016）　人际环形模型认为人际可用一个圆来表示，其中纵轴表示控制，横轴表示亲和。人际环形量表据此编制，分为8个维度：支配性、竞争性、冷淡性、回避性、顺从性、合作性、热情性、乐群性。每个维度4个条目，采用5点计分。量表多元尺度分析，Stress为0.056，RSQ为0.971。验证性因子分析GFI、IFI等指标均大于0.90，效度较好。分量表内部一致性系数在0.621 ～ 0.796，信度较好。本研究使用其支配性、热情性两个维度作为心理咨询风格量表指导性和亲近性两个维度的效标。

3.**NEO个性问卷严谨性维度条理性特质分量表**（NEO personality inventory，NEO-PI-R）（戴晓阳等，2004）　是根据大五人格结构模型编制的使用最广泛的人格评估工具，量表包括5个维度，每个维度下又包括6个特质分量表，均为8个条目，采用5级计分。该量表的中国修订版抽取5个公共因子，可解释57.65%的总体方差，结构效度较好，各维度内部一致性系数均大于0.77，重测信度均大于0.81，信度较好。本研究使用量表严谨性维度下条理性特质分量表作为心理咨询风格量表计划性维度的效标。

（三）统计分析

使用SPSS20.0和AMOS7.0进行统计分析。

1.**信度分析**　采用Cronbach α 系数和折半信度系数进行量表的信度检验。信度指标的相关标准详见第六章第四节。

2.**效度分析**

（1）内容效度：指量表内容或题目的适切性与代表性，即测验内容能否反映要测量的心理特质，能否达到测量的目的和行为构念。一般通过专家判断来评估。

（2）结构效度：正式施测采用验证性因子分析进行结构效度检验。判断拟合程度的指标及标准见第六章第四节。

（3）效标关联效度：鉴于心理咨询风格各维度内涵，选择相应量表作为测验效标：人际环形量表支配性维度反映了个体人际交往中处于主导地位，热情性维度反映了个体在人际交往中亲和性较强，心理咨询也是一种特殊的人际互动，选择人际环形量表支配性维度和热情性维度作为心理咨询风格指导性和亲近性维度效标。NEO个性问卷严谨性维度条理性特质分量表反映了个体生活中计划性情况，和心理咨询计划性有一致性，选择它作为计划性维度效标。

三、研究结果

（一）量表信度

内部一致性系数（Cronbach α 系数）：总量表的内部一致性系数为0.909，各因子内部一致性系数：指导性为0.840，亲近性为0.902，计划性为0.861。总量表和各因子一致性信度比预测试时更高，量表信度较好。

（二）量表效度

1.内容效度　编制量表各维度条目时，专家组对条目质量进行讨论。条目筛选时，德尔菲专家对各条目重要性进行两轮评价，保证了条目质量。验证性因子分析证实了量表维度构想，量表内容效度较好。

2.结构效度　建立预设模型，对量表进行验证性因子分析。分析模型见图9-1，模型的拟合指标见表9-13。如图9-1和表9-13所示，χ^2/df为2.762（<3），GFI、CFI、AGFI、NFI、IFI等指标均大于0.90，RMSEA、RMR均小于0.08，数据与模型拟合较好，因子在各维度负荷在0.50～0.84，负荷值均较高，心理咨询风格量表结构效度较好。

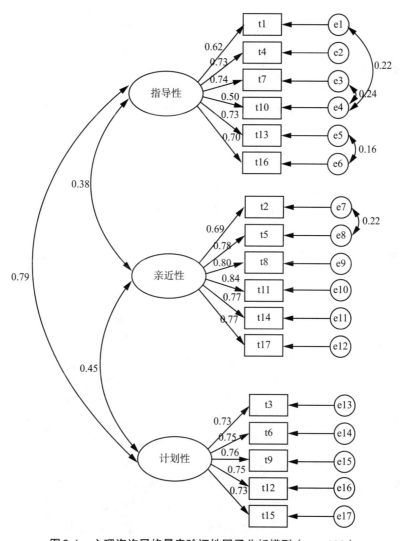

图9-1　心理咨询风格量表验证性因子分析模型（$n=468$）

表9-13　心理咨询风格量表验证性因子分析模型的拟合指标（$n=468$）

χ^2	df	χ^2/df	CFI	GFI	RMSEA	AGFI	NFI	IFI	RMR
309.355	112	2.762	0.951	0.928	0.062	0.901	0.926	0.951	0.062

3.效标关联效度　对心理咨询风格量表指导性维度与人际环形量表支配性维度进行相关分析，相关系数为0.411，$P<0.001$，有统计学意义，表明指导性维度效标关联效度较好。

对心理咨询风格量表亲近性维度与人际环形量表热情性维度进行相关分析，相关系数为0.595，$P<0.001$，有统计学意义，表明亲近性维度效标关联效度较好。

对心理咨询风格量表计划性维度与NEO个性问卷严谨性维度条理性特质分量表进行相关分析，相关系数为0.279，$P<0.001$，有统计学意义，表明计划性维度效标关联效度较好。

四、小结

本研究编制了心理咨询风格量表并检验其信效度。按照心理咨询风格内涵和结构，参考其他相关量表条目，根据实践经验和专家讨论编写量表条目。采用Delphi专家咨询法对条目进行筛选，经过2轮专家咨询，各条目均值在3.44～4.75，高分频率在0.44～1.0，各维度专家的权威系数在0.84～0.91，专家对量表各维度都比较熟悉，总量表协调系数为0.285，有统计学意义，专家意见较为一致。

项目分析表明各条目有较好的项目区分度，条目与维度总分有中等以上相关，条目质量较好。预测验和正式测验信度分析表明量表及各维度内部一致性系数均在0.80以上，量表稳定性较好，符合心理测量学要求。探索性因子分析表明3个维度累计方差贡献率为55.854%，验证性因子分析进一步证实了3个维度结构，量表结构效度较好。探索性因子分析和验证性因子分析表明量表维度划分和理论构想一致，量表条目能够反映心理咨询风格特质，量表内容效度较好。量表相关维度与效标显著相关，量表效标关联效度较好。

最终，形成心理咨询风格量变。量表分为3个维度共17个条目，其中指导性维度6个条目、亲近性维度6个条目、计划性维度5个条目。采用5级评分，1代表从不如此，5代表总是如此。维度总分越高代表该维度倾向越强。

心理咨询风格引发研究者的关注，但测量工具相对比较缺乏。Beutler及其同事编制了心理咨询风格他评问卷，用于研究心理咨询风格对心理咨询过程的影响，但相对于自评问卷，他评问卷使用时并不方便，量表可检测心理咨询过程，但不能在心理咨询前帮助来访者选择更为适合的心理咨询师。Fernández-Álvarez编制了心理咨询师个人风格问卷，但其维度划分和临床实践"脱离"，限制了其在心理咨询中的实际运用。本研究编制的心理咨询风格量表通过自评问卷测量心理咨询师习惯化的工作特点，和心理咨询临床实践紧密结合，可以帮助人们更好地了解心理咨询师的风格及其影响因素，也可以用于了解心理咨询师的工作特点更适合什么样的来访者，实现咨询师和来访者匹配。

本量表在编制前，通过协商一致的质化研究、专家讨论法及Delphi专家咨询法预先确定了心理咨询风格的维度。故而在探索性因子分析时，采用事先决定法则，限定因子数为3。确定因子保留数目是探索性因子分析中的一项重要工作，常用特征值大于1、陡坡图检验法等。统计学家均强调提取因子需为实践服务，Harman（1976）认为在选取共同因子时，必须共同考虑统计检验与实际意义。本研究预先确定心理咨询风格包括3个维度，故限定因子数为3。实际检验结果也证实了这一预想，在使用该量表时应注意这一特点。

第十章
心理咨询风格偏好量表的研制

第一节　心理咨询风格偏好量表条目池的构建

一、研究目的

依据心理咨询风格定义和结构，借鉴前期研究成果，构建心理咨询风格偏好量表的初始条目池，为正式工具的条目筛选、修改和检验提供备选条目。

二、研究对象和方法

（一）文献调研法

根据心理咨询风格内涵及结构，以"心理咨询风格偏好""心理治疗风格偏好""心理咨询风格""心理治疗风格""指导性""亲近性""计划性""therapy style""therapist style""counseling style""the personal style of the therapist""therapy style preference"为检索词，查询中国知网（CNKI）数据库、万方数据库、PubMed、Psyclnfo数据库资源，以及百度学术、Google Scholar等互联网资源，搜集、鉴别、整理与心理咨询风格偏好相关的文献资料，从中提取形成心理咨询风格偏好量表条目。心理咨询风格是咨询师工作特点的反映，心理咨询风格偏好是来访者对咨询师工作特点的偏爱情况的反映，在编制过程中，尽量对应心理咨询风格编制访者的咨询风格偏好量表。

（二）专家讨论法

1.研究对象　邀请7名从事心理咨询临床实践和研究工作的高校心理咨询学教师组成专家组，专家详细情况见第五章第二节。

2.研究方法　采用专家讨论法，具体程序：邀请专家就心理咨询风格偏好条目池编写召开会议，主持人介绍会议目的、心理咨询风格偏好的定义和维度设想，强调不评判、鼓励创新的原则；讨论阶段每位专家自由表达自己想到的条目，记录员记下每条条目；每位专家都没有新想法后，对每个条目逐一进行讨论，保留内涵准确、表达简洁的条目，修改和删除含义模糊、表述累赘的条目，直到所有专家达成共识。

三、研究结果

（一）文献调研法

通过查阅文献，搜集到"personal style of the therapist questionnaire""therapy process rating scale""the psychotherapy preferences and experiences questionnaire""the preferences for college counseling inventory""the cooper-norcross inventory of preferences" 等关于心理咨询风格和心理咨询风格偏好量表。根据心理咨询风格偏好的定义和结构，在参考借鉴这些量表条目基础上，本课题组编写心理咨询风格偏好原始条目。

（二）专家讨论法

通过专家讨论法，对心理咨询风格偏好原始条目进行修改、删减和增加，最终初步建立原始条目池。条目池包括44个条目，其中指导性偏好12个条目，亲近性偏好19个条目，计划性偏好13个条目。

四、小结

本研究通过文献调研法和专家讨论法，初步形成心理咨询风格偏好量表条目池，条目池包括44个条目，其中指导性偏好12个条目，亲近性偏好19个条目，计划性偏好13个条目。

第二节　量表初测版的构建和内容效度检验

一、研究目的

采用Delphi专家咨询法对心理咨询风格偏好量表的初始条目进行评价，基于专家评价结果对初始条目进行筛选、修改，为预实验及正式量表的确定提供初测版量表。

二、研究对象和方法

（一）研究对象

共进行2轮意见征询。专家详细情况详见第六章第二节。

（二）研究方法

按照Delphi专家咨询法程序开展研究，具体研究程序详见第九章第一节。

（三）统计分析

本研究采用专家的积极系数反映专家对研究的关心程度。采用变异系数（CV）和协调系数（Kendall's W）反映专家意见的协调程度。采用专家判断依据和熟悉程度的算术平均数反映专家意见的权威程度（权威系数，Cr）。采用界值法进行条目筛选。各指标详细解释详见第六章第二节。

三、研究结果

（一）第一轮专家咨询结果

1.专家的积极系数　共发送专家咨询表30份，回收有效咨询表27份，专家的积极系数为90%，专家参与积极性比较高。

2.专家意见的权威程度 各维度专家的判断依据系数在0.90～0.93，熟悉程度系数在0.71～0.85，各维度上专家的权威程度系数在0.80～0.89（表10-1），符合大于0.70的要求。

表10-1 第一轮咨询专家意见的权威程度（$n = 27$）

	熟悉程度系数	判断依据系数	权威程度系数
指导性偏好	0.78±0.16	0.91±0.10	0.80±0.12
亲近性偏好	0.85±0.10	0.93±0.07	0.89±0.06
计划性偏好	0.71±0.17	0.90±0.09	0.81±0.12

3.专家意见的协调程度 通过各条目所有专家重要性评价的平均数和标准差计算变异系数，各条目变异系数在0.14～0.42，个别条目变异系数较高，大部分条目变异系数较低。总量表协调系数为0.201，其中，指导性偏好协调系数为0.159，亲近性偏好协调系数为0.260，计划性偏好协调系数为0.134。对协调系数进行χ^2检验，总量表和各维度协调系数均有统计学意义（表10-2）。

表10-2 第一轮咨询专家意见的协调程度（$n = 27$）

	Kendall's W	χ^2（df）	P
指导性偏好	0.159	45.515（11）	0.000[***]
亲近性偏好	0.260	121.545（18）	0.000[***]
计划性偏好	0.134	41.684（12）	0.000[***]
总量表	0.201	224.235（43）	0.000[***]

注：***$P < 0.001$。

4.条目的评价和筛选结果 计算各条目的均值、变异系数、高分频率和满分频率，各条目均值在2.88～4.54，变异系数在0.14～0.42，满分频率在0.04～0.69，高分频率在0.19～0.92。计算量表各维度的均值、变异系数、高分频率和满分频率的平均数和标准差，确定临界值（表10-3）。

表10-3 第一轮专家咨询条目筛选临界值（$n = 27$）

	指导性偏好			亲近性偏好			计划性偏好		
	平均数	标准差	临界值	平均数	标准差	临界值	平均数	标准差	临界值
均值	3.68	0.40	3.28	3.87	0.49	3.38	3.52	0.36	3.16
变异系数	0.29	0.06	0.35	0.24	0.07	0.31	0.31	0.05	0.36
满分频率	0.28	0.12	0.16	0.32	0.17	0.15	0.23	0.11	0.12
高分频率	0.61	0.18	0.43	0.66	0.22	0.44	0.52	0.15	0.37

比较各条目均值、变异系数、满分频率和高分频率与相应临界值，确定条目的保留和删除。删除的条目：指导性偏好中，条目9"和朋友聊天时，我更喜欢自己主导话题"，条目10"和别人讨论问题时，我更愿意发表观点"，条目12"遇到问题时，我不喜欢别人直接告诉我解决问题的方法"；亲近性偏好中，条目8"我希望咨询师不要过于亲近"，条目9"别人向我表达深刻的感受，我总感到有压力"，条目11"和朋友相处时，我喜欢保持一定的距离"，条目14"向别人表露深层情感时，我会感到不好意思"，条目19"我希望咨询师会讲一些个人私事"；计划性偏好中，条目2"做事情我喜欢随性而为"，条目3"我希望咨询可根据情况提前结束或延迟"，条目13"做事情的时候我不喜欢有条条框框的限制"。建议增加的条目：指导性偏好中，建议增加条目"我希望咨询师对我的问题有一个清晰的评估和解释"；计划性偏好中，建议增加条目"我喜欢和有计划性的人一起工作"。

本课题组对咨询结果和专家建议进行讨论，决定接受统计结果和专家建议，形成了第二轮Delphi专家咨询条目池。条目池包括36个条目，其中，指导性偏好10个条目，亲近性偏好14个条目，计划性偏好11个条目。

（二）第二轮专家咨询结果

1.专家的积极系数　共发送专家咨询表16份，回收有效咨询表16份，专家的积极系数为100%，专家参与非常积极。

2.专家的权威程度　各维度上专家的判断依据系数在0.92～0.94，熟悉程度系数在0.80～0.84，各维度上专家的权威程度系数在0.86～0.89（表10-4），专家权威程度较好。

表10-4　第二轮咨询专家的权威程度（$n=16$）

	熟悉程度系数	判断依据系数	权威程度系数
指导性偏好	0.83±0.12	0.93±0.09	0.88±0.10
亲近性偏好	0.84±0.10	0.94±0.07	0.89±0.06
计划性偏好	0.80±0.15	0.92±0.09	0.86±0.11

3.专家意见的协调程度　各条目的变异系数在0.07～0.32，总量表协调系数为0.189，指导性偏好协调系数在0.116～0.286，χ^2检验显示协调系数均有统计学意义（表10-5）。

表10-5　第二轮咨询专家意见的协调程度（$n=16$）

	Kendall's W	χ^2（df）	P
指导性偏好	0.159	30.588（12）	0.002**
亲近性偏好	0.286	68.621（15）	0.000***
计划性偏好	0.116	31.409（10）	0.000***
总量表	0.189	117.930（35）	0.000***

注：**$P<0.01$；***$P<0.001$。

4.条目的评价和筛选结果 各条目均值在3.56～4.69，满分频率在0.12～0.69，高分频率在0.50～1.0。计算量表各维度的均值、变异系数、高分频率和满分频率的平均数和标准差，确定临界值（表10-6）。

比较各条目均值、变异系数、满分频率和高分频率与相应临界值大小，确定条目的保留和删除。删除的条目：指导性偏好中，条目1"我希望咨询师主导咨询的方向"，条目9"我希望咨询师在会谈中不要打断我的思路"；亲近性偏好中，条目8"我希望咨询师和我讨论我们之间的关系"，条目11"我希望咨询师是可以依靠的"，条目14"我喜欢让别人感到亲近"；计划性偏好中，条目5"我希望每次会谈的主要内容都预先明确"，条目7"我希望即使发现新信息，咨询也优先完成既定任务"，条目10"我喜欢按部就班地完成一件事情"。

表10-6 第二轮专家咨询条目筛选临界值（ $n = 16$ ）

	指导性偏好			亲近性偏好			计划性偏好		
	平均数	标准差	临界值	平均数	标准差	临界值	平均数	标准差	临界值
均值	4.13	0.24	3.79	4.11	0.37	3.74	3.87	0.55	3.32
变异系数	0.18	0.04	0.22	0.17	0.05	0.22	0.19	0.04	0.23
满分频率	0.33	0.13	0.20	0.36	0.20	0.16	0.19	0.07	0.12
高分频率	0.84	0.09	0.75	0.85	0.17	0.68	0.70	0.08	0.62

本课题组对咨询结果和专家建议进行讨论，形成了心理咨询风格偏好量表条目池。条目池包括27个条目，其中，指导性偏好8个条目，亲近性偏好11个条目，计划性偏好8个条目。

四、小结

本研究通过2轮Delphi专家咨询法对量表条目重要性进行评价，按照临界值法对条目进行筛选。在第二轮专家评估中，量表各维度专家的权威系数在0.86～0.89，专家对量表各维度都比较熟悉，总量表协调系数为0.189，专家意见较为一致。经过修改后，各条目均值在3.88～4.75，高分频率在0.63～1.0，条目能够反映咨询风格偏好情况。最终条目池包括27个条目，其中指导性偏好8个条目，亲近性偏好11个条目，计划性偏好8个条目。

第三节 预实验和量表正式版的建立

一、研究目的

通过预实验使用心理咨询风格偏好量表对心理咨询师进行测量，进行项目分析和探索性因子分析，进一步筛选、修正条目，进而建立正式量表。

二、研究对象和方法

（一）研究对象

为了方便取样，在河南选取3所本科院校、在广东选取2所本科院校心理健康教育中心来访者参加初测。被试均为2017年9～10月预约来访者。共有265名来访者参加测试，其中女性占68.3%，男性占31.7%；来访者平均年龄为（20.59±1.84）岁，最小年龄为17岁，最大年龄为28岁；本科一年级学生占24.5%，本科二年级学生占17%，本科三年级学生占30.9%，本科四年级学生占18.1%，研究生占8.3%，其他人群占1.2%；第一次预约心理咨询来访者占81.8%，非第一次预约来访者占18.2%；家庭经济条件较好来访者占11.9%，家庭经济条件一般来访者占80.4%，家庭经济条件贫困来访者占7.7%。

（二）研究工具

经过2轮Delphi专家咨询法评估，心理咨询风格偏好量表条目池能够反映咨询风格偏好3个维度基本情况。条目池包括27个条目，其中指导性偏好8个条目，亲近性偏好11个条目，计划性偏好8个条目。采用5级评分，1代表非常不符合，5代表非常符合。

（三）统计分析

使用SPSS20.0进行数据录入和分析。

1.项目分析　采用决断值法和相关法进行项目分析。具体介绍详见第六章第三节。

2.探索性因子分析　采用探索性因子分析进行心理咨询风格偏好量表效度分析。心理咨询风格偏好量表在编制阶段已确定为3个维度，故采用事先决定准则法，同时考虑统计检验和实际意义，限定因子数为3。条目保留标准为条目负荷大于0.4，不存在归类不当或在多个因子上有负荷。

3.信度分析　采用Cronbach α 系数和折半信度系数进行量表信度分析。如果量表 α 系数在0.80以上，代表量表有较高信度。

三、研究结果

（一）项目分析

1.高低分组 t 检验　指导性偏好中，条目19高低分组不存在显著差异，予以删除，其余条目高低分组差异均有统计学意义（表10-7），予以保留。亲近性偏好中，条目高低分组差异有统计学意义（表10-8），予以保留。计划性偏好中，条目24高低分组不存在显著差异，予以删除，其余条目高低分组差异有统计学意义（表10-9），予以保留。

表10-7　指导性偏好各条目分析结果（$n=265$）

指导性偏好条目	高分组	低分组	t	P	95%CI
T1	2.31±0.73	1.89±0.73	-3.962	0.000***	0.21～0.63
T4	4.48±0.66	3.19±0.95	-10.781	0.000***	-1.52～-1.05
T7	4.80±0.40	3.63±0.88	-11.577	0.000***	-1.37～-0.97
T10	4.75±0.50	3.71±0.77	-10.971	0.000***	-1.23～-0.85
T13	4.69±0.52	3.61±0.76	-11.319	0.000***	-1.27～-0.89
T16	4.52±0.64	3.46±0.80	-10.144	0.000***	-1.28～-0.86
T19	2.17±0.64	2.12±0.92	0.398	0.691	-0.18～0.27
T22	4.81±0.46	3.88±0.75	-10.240	0.000***	-1.11～-0.75

注：***$P<0.001$。

表10-8　亲近性偏好各条目分析结果（$n=265$）

亲近性偏好条目	高分组	低分组	t	P	95%CI
T2	4.55±0.61	3.52±0.76	-9.475	0.000***	-1.25～-0.82
T5	4.69±0.54	3.51±0.72	-11.524	0.000***	-1.38～-0.98
T8	4.27±0.72	3.15±0.59	-10.777	0.000***	-1.32～-0.91
T11	4.71±0.48	3.32±0.74	-13.863	0.000***	-1.59～-1.19
T14	4.41±0.78	2.95±0.73	-12.139	0.000***	-1.70～-1.22
T17	4.87±0.38	3.67±0.81	-11.738	0.000***	-1.40～-1.00
T20	4.87±0.41	3.39±0.80	-14.383	0.000***	-1.68～-1.28
T23	4.49±0.61	3.49±0.70	-9.549	0.000***	-1.21～-0.79
T25	4.70±0.60	3.47±0.80	-10.917	0.000***	-1.46～-1.01
T26	4.54±0.72	3.27±0.70	-11.231	0.000***	-1.50～-1.05
T27	3.83±1.03	2.80±0.97	-6.440	0.000***	-1.35～-0.71

注：***$P<0.001$。

表10-9　计划性偏好各条目分析结果（$n=265$）

计划性偏好条目	高分组	低分组	t	P	95%CI
T3	4.13±0.70	3.03±0.99	-7.948	0.000***	-1.37～-0.83
T6	3.56±0.84	2.45±0.79	-8.441	0.000***	-1.37～-0.85
T9	3.85±0.78	2.67±0.68	-10.004	0.000***	-1.42～-0.95
T12	3.69±0.76	2.63±0.77	-8.667	0.000***	-1.30～-0.82
T15	2.25±0.77	2.01±0.69	-2.019	0.045*	-0.47～-0.01
T18	4.09±0.70	2.93±0.76	-9.866	0.000***	-1.39～-0.92
T21	4.03±0.76	2.88±0.90	-8.564	0.000***	-1.41～-0.88
T24	2.12±0.80	2.01±0.77	-0.871	0.385	-0.14～0.36

注：*$P<0.05$；***$P<0.001$。

2.相关分析　指导性偏好中条目T1与指导性偏好总分相关为0.337（＜0.4）（表10-10），为低度相关，予以删除。亲近性偏好中，所有条目与亲近性总分均有较高相关（表10-11），予以保留。计划性偏好中，条目T15与所属维度相关不显著（$r=0.104$，$P＞0.05$）（表10-12），予以删除。

表10-10　指导性偏好各条目与维度总分的相关分析（$n=265$）

	T1	T4	T7	T10	T13	T16	T22
相关性	0.337	0.713	0.714	0.717	0.679	0.634	0.590
显著性	0.000***	0.000***	0.000***	0.000***	0.000***	0.001**	0.000***

注：**$P＜0.01$；***$P＜0.001$。

表10-11　亲近性偏好各条目与维度总分的相关分析（$n=265$）

	T2	T5	T8	T11	T14	T17	T20	T23	T24	T25	T26
相关性	0.555	0.729	0.596	0.775	0.724	0.591	0.672	0.642	0.681	0.630	0.474
显著性	0.000***	0.000***	0.000***	0.000***	0.000***	0.000***	0.000***	0.000***	0.000***	0.000***	0.000***

注：***$P＜0.001$。

表10-12　计划性偏好各条目与维度总分的相关分析（$n=265$）

	T3	T6	T9	T12	T15	T18	T21
相关性	0.538	0.554	0.632	0.543	0.104	0.615	0.495
显著性	0.000***	0.000***	0.000***	0.000***	0.091	0.000***	0.000***

注：***$P＜0.001$。

（二）探索性因子分析

在条目分析结果基础上，对剩余25个条目进行探索性因子分析。采样充足性检验（KMO）和Bartlett球形检验显示，KMO系数为0.867（＞0.5），χ^2值为1903.322，$P＜0.001$，说明适宜进行因子分析。

采用主成分分析法进行探索性因子分析，限定因子数为3，采用最大平衡值法进行旋转，删除在多个因子上有负荷、负荷量＜0.4及归类不当的条目，经过多轮探索旋转，最终保留15个条目，得到3个因子，正交旋转显示3个因子的方差解释率为51.007%。

根据原初构想和各条目内涵，对3个因子命名。因子1反映了来访者希望咨询计划明确情况，命名为计划性偏好，包括5个条目。因子2反映了来访者希望咨询师提供指导情况，命名为指导性偏好，包括5个条目。因子3反映了来访者希望咨询师与其心理距离远近情况，命名为亲近性偏好，包括5个因子。

（三）信度

1.内部一致性系数（Cronbach α 系数）　总量表的内部一致性系数为0.807，各因子内部一致性系数：指导性偏好为0.767，亲近性偏好为0.802，计划性偏好为0.637。总量表和各因子一致性信度较好。

2. 折半信度系数 按照条目编号将量表分成奇数和偶数两部分，分半量表的信度系数分别为0.628、0.673，两分半量表的相关系数为0.781，Spearman-Brown系数为0.877，Guttman折半系数为0.877。折半信度较好。

四、小结

本研究对初始条目池进行预测试，使用决断值法和相关分析进行项目分析，删除了4个条目。对剩余25个条目进行探索性因子分析，根据理论构想，限定因子数为3，使用主成分分析法和最大平衡值旋转法，得到3个因子，方差解释率为51.007%，结构效度较好。3个因子和理论预想完全一致，也反映出经过Delphi专家咨询法，量表内容效度较好。对3个因子进行命名：指导性偏好、亲近性偏好和计划性偏好，各包括5个条目。

总量表内部一致性系数为0.807，指导性偏好内部一致性系数为0.767，亲近性偏好内部一致性系数为0.802，计划性偏好内部一致性系数为0.637，两分半量表的相关系数为0.781，Spearman-Brown系数为0.877，Guttman折半系数为0.877，整个量表信度系数尚可。关于信度系数的可接受值，和量表构想层面、应用目的等相关，一般认为总量表信度系数在0.70以上即可接受，最好在0.80以上，分量表0.60以上即可接受，最好在0.70以上。本量表计划性偏好信度系数稍低，考虑到其是心理咨询风格分维度，主要用于咨询风格偏好的探索研究，条目较少，信度也可在接受范围。至此基本形成了心理咨询风格偏好量表，这为正式测试奠定了较好基础。

第四节　正式量表的信效度检验

一、研究目的

对心理咨询风格偏好量表的信效度再次进行验证，确保该工具准确、可靠反映理论构念，为评估来访者咨询风格偏好提供工具。

二、研究对象和方法

（一）研究对象

采取方便取样，在河南选取1所本科院校、在广东选取2所本科院校心理健康教育中心来访者参加正式测试。被试均为2017年10月至2018年1月预约来访者。共有266名来访者参加测试，其中，女性占77.1%，男性占22.9%；来访者平均年龄为（21.17±2.17）岁，最小年龄为17岁，最大年龄为30岁；本科一年级学生占14.1%，本科二年级学生占10.3%，本科三年级学生占39.7%，本科四年级学生占21.4%，研究生占9.9%，其他人群占4.6%；第一次预约心理咨询来访者占72.7%，非第一次预约来访者占

27.3%；家庭经济条件较好来访者占17.9%，家庭经济条件一般来访者占69.1%，家庭经济条件贫困来访者占13.0%。

（二）研究工具

采用心理咨询风格偏好量表。量表分为3个维度：指导性偏好、亲近性偏好和计划性偏好，每个维度有5个条目，共15个条目。采用5级评分，1代表非常不符合，5代表非常符合。维度总分越高代表该维度偏好越强。

（三）统计分析

使用SPSS20.0和AMOS7.0进行统计分析。

1.信度分析　采用Cronbach α 系数和折半信度系数进行量表信度分析。

2.效度分析

（1）内容效度分析：通过专家判断来评估内容效度。

（2）结构效度分析：正式施测采用验证性因素分析进行结构效度检验。采用判断拟合程度的指标主要包括：拟合优度的卡方检验（χ^2）、RMSEA、RMR，以及GFI、AGFI、NFI、CFI等。

三、研究结果

（一）量表信度

内部一致性系数（Cronbach α 系数）：总量表的内部一致性系数为0.830，各因子内部一致性系数：指导性偏好为0.742，亲近性偏好为0.826，计划性偏好为0.673。总量表和各因子一致性信度比预测试值更高，量表信度较好。

（二）量表效度

1.内容效度　经过Delphi专家咨询法评价，量表保留条目质量较高。探索性因子分析量表结构和预想结构一致，量表内容效度较好。

2.结构效度　建立预设模型，对量表进行验证性因子分析。模型的拟合指标见表10-13。χ^2/df 为1.986（<3），GFI、CFI、IFI等指标均大于0.90，RMSEA、RMR均小于0.080，数据与模型拟合理想，心理咨询风格偏好量表结构效度较好。

表10-13　心理咨询风格偏好量表验证性因素分析模型拟合指标（$n=266$）

χ^2	df	χ^2/df	CFI	GFI	RMSEA	IFI	AGFI	RMR
164.818	83	1.986	0.928	0.925	0.061	0.929	0.891	0.042

四、小结

本研究通过正式施测对心理咨询风格偏好量表的结构效度、内容效度和信度再次进行验证。探索性因子分析表明：χ^2/df 为 1.986（＜3），GFI 为 0.925，CFI 为 0.928，IFI 为 0.929，以上指标均大于 0.90，RMSEA 为 0.061，RMR 为 0.042，两者均小于 0.08，数据与模型拟合理想，心理咨询风格偏好量表结构效度较好。

经过 Delphi 专家咨询法评价，量表条目有较好的代表性和适切性，探索性因子分析证实量表结构和预想一致，量表内容效度较好。

正式施测时，心理咨询风格偏好量表的内部一致性系数为 0.830，各因子内部一致性系数：指导性偏好为 0.742，亲近性偏好为 0.826，计划性偏好为 0.673，量表信度较好。

不过，在量表信效度分析方面也存在一些不足。主要是量表缺乏效标效度检验。现有心理咨询风格偏好工具均在西方文化背景下编制，我国目前缺乏类似测量工具。心理咨询风格偏好和心理咨询风格不同，心理咨询风格和个体人际交往风格具有较强一致性，而偏好则反映了个体对咨询师行为的偏爱情况，而不是自身行为特点，故而心理咨询风格偏好和个体人际交往风格内涵不同，不能把人际交往风格作为效标。未来研究需要进一步收集心理咨询风格偏好的实证效度依据。

本研究从来访者角度编制了心理咨询风格偏好量表并检验了其信效度。对应心理咨询风格量表维度，参考相关量表条目、专家访谈及实际咨询经验，编写量表条目池。采用 Delphi 专家咨询法筛选条目，2 轮专家咨询后，各条目均值在 3.88～4.75，高分频率在 0.63～1.0，量表各维度专家的权威系数在 0.86～0.89，专家对量表各维度都比较熟悉，总量表协调系数为 0.189，有统计学意义，专家意见较为一致。项目分析表明各条目有较好的区分度，条目与维度总分达到中等程度以上相关，条目质量较高。预测试和正式测试信度分析表明量表内部一致性系数在 0.80 以上，指导性偏好内部一致性系数为 0.767，亲近性偏好内部一致性系数为 0.802，计划性偏好内部一致性系数为 0.637，均大于 0.60，信度系数较好。探索性因子分析表明 3 个维度累计贡献率为 51.007%，验证性因子分析进一步验证了 3 个维度结构，量表结构效度较好。探索性因子分析 3 个维度结构与理论构想一致，量表内容效度较好。

偏好反映了来访者认为什么样的咨询和咨询师对自己会有帮助，会影响咨询中来访者的行为表现和主观感受。早期对偏好的测量采用视频法或文字法，容易混杂无关变量，也无法反映偏好的强度。研究者尝试通过量表测量偏好。不过，现有测量工具信效度普遍不高，如 Cooper-Norcross 编制的心理咨询风格偏好量表各维度内部一致性系数在 0.60～0.84，可累计解释总方差变异的 39.2%。而且，这些量表的一些条目不适合我国文化背景，也没有对应的心理咨询风格测量工具，限制了实际运用。本研究编制的心理咨询风格偏好量表信效度进一步提高，为测量来访者心理咨询风格偏好提供了新工具，心理咨询风格偏好量表和心理咨询风格量表相互对应，为开展心理咨询风格偏好对心理咨询过程和效果的影响研究提供了条件。

心理咨询风格偏好量表在信效度方面也有一些局限性。在信度方面，总量表内部一致性系数在 0.80 以上，但计划性偏好内部一致性系数为 0.637。信度系数的可接受值和量表构想层面、应用目的等相关，一般认为总量表信度系数在0.70以上即可接受，最好在0.80以上，分量表0.60以上即可接受，最好在0.70以上。本量表计划性偏好信度系数稍低，考虑到其是量表的分维度指标，主要用于咨询风格偏好的探索研究，条目较少，信度也在接受范围，但实际运用时要注意这一局限性。在效度方面，现有心理咨询风格偏好工具均在西方文化背景下编制，我国目前缺乏类似测量工具，故而未能找到合适的效标工具，未来研究中应进一步搜集心理咨询风格偏好量表的效标效度和实证效度资料。

第四篇
实 证 研 究

　　精准心理治疗多维匹配模型在全面评估来访者、治疗师、治疗方法特征的基础上，依次回答来访者"是否适合心理干预""适合何种心理疗法""适合哪位心理治疗师"3个核心决策问题。本篇主要通过对心理咨询和治疗实际过程进行研究，对理论假设进行检验。本篇包括4章内容，第十一章以大学生来访者为研究对象，检验心理咨询适宜性对咨询效果的影响。第十二章以精神科门诊患者为研究对象，检验心理咨询适宜性对治疗效果的影响。第十三章以大学生来访者为研究对象，检验心理咨询干预取向对咨询效果的影响。第十四章以大学心理咨询中心来访者为研究对象，检验心理咨询风格偏好和心理咨询风格一致性对咨访关系的影响。

第十一章
大学生来访者心理咨询适宜性对咨询效果的影响

精准心理治疗多维匹配模型认为不同来访者在心理治疗和咨询中受益不同，"是否适合心理干预"是进行治疗和咨询决策的首要问题，心理咨询适宜性概念对该问题进行了回答。在跨理论视角下，心理咨询适宜性是指来访者拥有的促进心理咨询参与的心理特征。心理咨询适宜性高的来访者参与和卷入心理咨询的程度更高，会获得更好的工作同盟和会谈效果。

第一节　研究设计

一、研究目的

在真实的心理咨询情境中，分析心理咨询适宜性对咨询效果（会谈评价和工作同盟）的预测作用及影响规律。

二、研究对象和方法

（一）研究对象

1.纳入和排除标准　纳入标准与第六章第三节一致。

2.抽样方法　本次调查纳入380名被试者。采取目的抽样的方法，选取广东省（3所）和河南省（1所）共4所高校符合纳入标准的大学生来访者作为调查对象。参与研究的咨询师共55人。其中，男性16人，女性39人；咨询累计时长达300～500小时者12人，500～1000小时者18人，1000～1500小时者6人，1500小时及以上者19人；博士研究生12人，硕士研究生43人。咨询师接待的来访者人数为1～33人。

（二）研究工具

1.来访者一般情况调查表　包括年龄、性别、问题时长、既往有无咨询经历及疗法偏好相关资料。

2.心理咨询适宜性量表（suitability for psychotherapy scale，SFPS）　采用本书第六章所确定的心理咨询适宜性量表正式版。本研究中，总量表和咨询认同、咨询动机、开放性、坚持性、心理感受性的内部一致性信度分别为0.862、0.689、0.873、0.828、0.702、0.783。

3.简版工作同盟问卷（working alliance inventory-short form，WAI-S）（秦旻，2010） 工作同盟专门评估心理咨询过程中来访者和咨询师之间的合作关系品质。Bordin（1979）提出工作同盟的操作性定义，认为工作同盟包含来访者和咨询师在咨询目标上的一致性（目标一致），咨访双方就如何实现目标而形成的协议（任务一致）及来访者与咨询师之间的个人关系。基于Bordin的理论，Horvath和Greenberg（1989）研制出工作同盟问卷（working alliance inventory，WAI），可由来访者、咨询师及第三方人员对具体会谈中的工作同盟进行评估。Tracey和Kokotovic（1989）对WAI进行修订，将包含36个条目的WAI原始版本简化为12个条目的WAI-S，该问卷的信效度良好。本研究采用秦旻（2010）修订的中文版WAI-S，问卷采用5点Likert评定，1＝"不是"，5＝"总是"，其中第4和第10题为反向计分。中文版WAI-S的内部一致性系数为0.894，包含情感联结、目标一致和任务一致3个维度，具有较好的信效度。本研究中，工作同盟、目标一致、任务一致和情感联结的信度分别为0.941、0.881、0.894和0.838。

4.会谈评价问卷（session evaluation questionnaire，SEQ）（Stiles & Snow，1984；Stiles et al.，1994；秦旻，2010） 问卷详情见第六章第四节。本研究3个维度的内部一致性信度分别为0.760、0.815和0.891。

（三）研究过程

获得来访者的知情同意，由来访者在预约或首次咨询前填写基本情况和心理咨询适宜性量表。于首次咨询结束后填写WAI-S和会谈评价问卷。时间约为20分钟。

（四）统计分析

采用Epidata3.0软件进行数据录入，SPSS20.0软件和Amos20.0软件进行统计分析。统计方法主要有统计描述、相关分析、回归分析和中介作用分析。中介作用分析采用最大似然法，根据吴明隆（2010b）和温忠麟等（2004）的标准，以$\chi^2/df < 3$，RMSEA< 0.08，NFI、CFI和TLI均> 0.90作为评价模型拟合良好的标准。

第二节　研究结果

一、大学生来访者的首次咨询会谈效果及工作同盟得分

大学生来访者的工作同盟、目标一致、任务一致、情感联结的因子得分分别为（3.46±0.82）分、（3.40±0.94）分、（3.53±0.92）分、（3.45±0.82）分。咨询会谈效果的深度、顺畅、积极因子得分分别为（4.90±1.18）分、（5.14±1.16）分、（4.96±1.25）分。

二、大学生来访者心理咨询适宜性与首次咨询会谈效果及工作同盟的相关分析

大学生来访者心理咨询适宜性与首次咨询会谈效果的深度、顺畅、积极正相关；与首次咨询工作同盟、目标一致、任务一致和情感联结均呈正相关（$P < 0.01$）。

三、大学生来访者心理咨询适宜性对首次咨询会谈效果的影响

使用分层线性回归考察大学生来访者心理咨询适宜性对首次咨询会谈效果的影响。分别以咨询会谈效果的深度、顺畅和积极3个维度为因变量,将SCL90得分和问题时长当作控制变量纳入回归模型的第一层,将心理咨询适宜性的5个维度得分纳入回归模型的第二层。

(一)对深度的影响

回归分析模型的允差(容忍度)为0.634～0.896,均大于0;方差膨胀系数(VIF)为1.116～1.576,未大于评价指标值10,表示回归方程式的自变量间没有多元共线性的问题。模型具有统计学意义($F = 16.179$,$P < 0.001$)。在控制来访者基线SCL90得分及问题时长后,心理咨询适宜性解释深度变异量的16.2%。在最后的模型中,问题时长、咨询动机、开放性、坚持性和心理感受性对深度的影响有统计学意义($P < 0.05$)。对深度最具预测力的为心理感受性($\beta = 0.165$,$P < 0.01$)(表11-1,表11-2)。

表11-1　心理咨询适宜性对深度的影响($n = 383$)

因变量	步骤	变量	β	t	R	R^2	ΔR^2
深度	第一层	SCL90	-0.065	-1.273	0.265	0.070	0.070
		问题时长	-0.241	-4.726***			
	第二层	SCL90	-0.070	-1.439	0.482	0.232	0.162
		问题时长	-0.262	-5.481***			
		咨询动机	0.159	2.970**			
		咨询认同	0.004	0.064			
		开放性	0.151	2.914**			
		坚持性	0.119	2.246*			
		心理感受性	0.165	3.305**			

注:*$P < 0.05$;**$P < 0.01$;***$P < 0.001$。

表 11-2 心理咨询适宜性与工作同盟、会谈效果的相关分析（n=383）

	心理咨询适宜性	咨询动机	咨询认同	开放性	坚持性	心理感受性	深度	顺畅	积极	工作同盟	目标一致	任务一致	情感联结
心理咨询适宜性	1												
咨询动机	0.652**	1											
咨询认同	0.763**	0.470**	1										
开放性	0.662**	0.179**	0.404**	1									
坚持性	0.651**	0.261**	0.379**	0.338**	1								
心理感受性	0.645**	0.292**	0.286**	0.271**	0.315**	1							
深度	0.375**	0.219**	0.222**	0.285**	0.253**	0.288**	1						
顺畅	0.324**	0.178**	0.235**	0.244**	0.181**	0.247**	0.709**	1					
积极	0.410**	0.338**	0.347**	0.219**	0.265**	0.217**	0.582**	0.656**	1				
工作同盟	0.373**	0.184**	0.343**	0.278**	0.236**	0.209**	0.482**	0.560**	0.630**	1			
目标一致	0.322**	0.157**	0.311**	0.230**	0.196**	0.185**	0.389**	0.485**	0.586**	0.945**	1		
任务一致	0.377**	0.168**	0.336**	0.276**	0.251**	0.236**	0.481**	0.572**	0.601**	0.939**	0.876**	1	
情感联结	0.326**	0.184**	0.297**	0.262**	0.201**	0.151**	0.459**	0.480**	0.543**	0.862**	0.706**	0.689**	1

注：$**P < 0.01$。

（二）对顺畅的影响

回归分析模型的容忍度为 $0.634 \sim 0.896$，方差膨胀系数（VIF）为 $1.116 \sim 1.576$，表示回归方程式的自变量间没有多元共线性的问题。模型具有统计学意义（$F = 12.770$，$P < 0.001$）。在控制来访者基线 SCL90 得分及问题时长后，心理咨询适宜性解释顺畅变异量的 11.9%。在最后的模型中，基线 SCL90 得分、问题时长、咨询动机、开放性和心理感受性对顺畅的影响有统计学意义（$P < 0.05$）。对顺畅最具预测力的为心理感受性（$\beta = 0.145$，$P < 0.01$）（表 11-3）。

表 11-3　心理咨询适宜性对顺畅的影响（$n = 383$）

因变量	步骤	变量	β	t	R	R^2	ΔR^2
顺畅	第一层	SCL90	−0.139	−2.724**	0.270	0.073	0.073
		问题时长	−0.200	−3.926***			
	第二层	SCL90	−0.164	−3.290**	0.439	0.192	0.119
		问题时长	−0.204	−4.170***			
		咨询动机	0.117	2.138*			
		咨询认同	0.098	1.683			
		开放性	0.125	2.368*			
		坚持性	0.019	0.355			
		心理感受性	0.145	2.832**			

注：*$P < 0.05$；**$P < 0.01$；***$P < 0.001$。

（三）对积极的影响

回归分析模型的容忍度为 $0.634 \sim 0.896$，方差膨胀系数（VIF）为 $1.116 \sim 1.576$，表示回归方程式的自变量间没有多元共线性的问题。模型具有统计学意义（$F = 16.755$，$P < 0.001$）。在控制来访者基线 SCL90 得分及问题时长后，心理咨询适宜性解释积极变异量的 20.2%。在最后的模型中，基线 SCL90 得分、问题时长、咨询动机和咨询认同对积极的影响有统计学意义（$P < 0.05$）。对积极最具预测力的为咨询动机（$\beta = 0.254$，$P < 0.001$）（表 11-4）。

表 11-4　心理咨询适宜性对积极的影响（$n = 383$）

因变量	步骤	变量	β	t	R	R^2	ΔR^2
积极	第一层	SCL90	−0.099	−1.903	0.189	0.036	0.036
		问题时长	−0.139	−2.672**			
	第二层	SCL90	−0.135	−2.793**	0.488	0.238	0.202
		问题时长	−0.171	−3.598***			

续表

因变量	步骤	变量	β	t	R	R^2	ΔR^2
		咨询动机	0.254	4.783***			
		咨询认同	0.171	3.031**			
		开放性	0.047	0.921			
		坚持性	0.096	1.827			
		心理感受性	0.051	1.020			

注：**$P<0.01$；***$P<0.001$。

综上，大学生来访者心理咨询适宜性解释首次咨询的会谈深度、顺畅和积极变异量的16.2%、11.9%、20.2%。对深度和顺畅预测力最高的变量为心理感受性（$\beta=0.165$，$\beta=0.145$；$P<0.01$），对积极预测力最高的为咨询动机（$\beta=0.254$，$P<0.001$）。

四、大学生来访者心理咨询适宜性对首次咨询工作同盟的影响分析

使用分层线性回归考察心理咨询适宜性对工作同盟及各维度的影响。分别以工作同盟及维度得分为因变量，将SCL90得分和问题时长当作控制变量纳入回归模型的第一层，将咨询适宜性的5个维度得分纳入回归模型的第二层。

（一）对工作同盟总分的影响

回归方程式的自变量间没有多元共线性的问题。模型具有统计学意义（$F=12.152$，$P<0.001$）。在控制来访者基线SCL90得分及问题时长后，心理咨询适宜性解释工作同盟变异量的15.4%。在最后的模型中，问题时长、咨询认同和开放性对工作同盟的影响有统计学意义（$P<0.05$）。对工作同盟最具预测力的为咨询认同（$\beta=0.223$，$P<0.001$）（表11-5）。

表11-5　心理咨询适宜性对工作同盟的影响（$n=383$）

因变量	步骤	变量	β	t	R	R^2	ΔR^2
工作同盟	第一层	SCL90	0.026	0.497	0.175	0.031	0.031
		问题时长	-0.180	-3.447**			
	第二层	SCL90	0.012	0.249	0.430	0.185	0.154
		问题时长	-0.183	-3.713***			
		咨询动机	0.034	0.611			
		咨询认同	0.223	3.815***			
		开放性	0.113	2.132*			
		坚持性	0.097	1.782			
		心理感受性	0.077	1.494			

注：*$P<0.05$；**$P<0.01$；***$P<0.001$。

（二）对任务一致的影响

回归方程式的自变量间没有多元共线性的问题。模型具有统计学意义（$F = 14.234$，$P < 0.001$）。在控制来访者基线SCL90得分及问题时长后，心理咨询适宜性解释任务一致变异量的16.1%。在最后的模型中，问题时长、咨询认同、坚持性和心理感受性对任务一致的影响有统计学意义（$P < 0.05$）。对任务一致最具预测力的为咨询认同（$\beta = 0.217$，$P < 0.001$）（表11-6）。

表11-6　心理咨询适宜性对任务一致的影响（$n = 383$）

因变量	步骤	变量	β	t	R	R^2	ΔR^2
任务一致	第一层	SCL90	-0.020	-0.393	0.225	0.051	0.051
		问题时长	-0.219	-4.244***			
	第二层	SCL90	-0.028	-0.574	0.460	0.212	0.161
		问题时长	-0.224	-4.628***			
		咨询动机	0.023	0.422			
		咨询认同	0.217	3.770***			
		开放性	0.100	1.918			
		坚持性	0.109	2.029*			
		心理感受性	0.108	2.144*			

注：*$P < 0.05$；***$P < 0.001$。

（三）对目标一致的影响

回归方程式的自变量间没有多元共线性的问题。模型具有统计学意义（$F = 8.733$，$P < 0.001$）。在控制来访者基线SCL90得分及问题时长后，心理咨询适宜性解释目标一致变异量的11.8%。在最后的模型中，问题时长和咨询认同对目标一致的影响有统计学意义（$P < 0.01$）（表11-7）。

表11-7　心理咨询适宜性对目标一致的影响（$n = 383$）

因变量	步骤	变量	β	t	R	R^2	ΔR^2
目标一致	第一层	SCL90	0.048	0.927	0.150	0.023	0.023
		问题时长	-0.155	-2.954**			
	第二层	SCL90	0.036	0.704	0.374	0.140	0.118
		问题时长	-0.156	-3.088**			
		咨询动机	0.012	0.219			
		咨询认同	0.220	3.662***			
		开放性	0.079	1.446			
		坚持性	0.077	1.366			
		心理感受性	0.076	1.436			

注：**$P < 0.01$；***$P < 0.001$。

（四）对情感联结的影响

回归方程式的自变量间没有多元共线性的问题。模型具有统计学意义（$F = 8.077$，$P < 0.001$）。在控制来访者基线SCL90得分及问题时长后，心理咨询适宜性解释情感联结变异量的11.8%。在最后的模型中，问题时长、咨询认同和开放性对情感联结的影响有统计学意义（$P < 0.05$）。对情感联结最具预测力的为咨询认同（$\beta = 0.174$，$P < 0.01$）（表11-8）。

表11-8　心理咨询适宜性对情感联结的影响（$n = 383$）

因变量	步骤	变量	β	t	R	R^2	ΔR^2
情感联结	第一层	SCL90得分	0.046	0.884	0.113	0.013	0.013
		问题时长	−0.115	−2.188*			
	第二层	SCL90得分	0.029	0.555	0.362	0.131	0.118
		问题时长	−0.116	−2.288*			
		咨询动机	0.061	1.076			
		咨询认同	0.174	2.880**			
		开放性	0.138	2.510*			
		坚持性	0.080	1.410			
		心理感受性	0.023	0.426			

注：*$P < 0.05$；**$P < 0.01$。

大学生来访者心理咨询适宜性解释首次咨询工作同盟总分及任务一致、目标一致和情感联结变异量的15.4%、16.1%、11.8%和11.8%，预测力最高的变量均为咨询认同（$\beta = 0.223$，$\beta = 0.217$，$\beta = 0.220$，$\beta = 0.174$；$P < 0.01$）。

五、大学生来访者心理咨询适宜性对首次咨询会谈效果的影响：工作同盟的中介

（一）共同方法偏差检验

中介作用分析之前，利用Harman单因素方法检验本研究中的问卷是否存在共同方法偏差（Podsakoff et al.，2003）。对研究中所有问卷的条目进行探索性因子分析发现，未旋转和旋转后的第一个因子的解释率分别为26.84%和14.42%，均小于临界值（40%）。故本研究不存在明显的共同方法偏差。

（二）中介作用分析

1.直接效应检验　依据中介效应检验的程序（温忠麟等，2004），在中介效应分析之前，应先对心理咨询适宜性对会谈效果3个维度的直接效应进行检验。以潜变量心理咨询适宜性为自变量，其由咨询动机、咨询认同、开放性、坚持性和心理感受性5个观

察变量构成；分别以观察变量深度、顺畅、积极为因变量。模型检验结果显示，3个直接模型的拟合指数均良好。路径分析的结果显示，心理咨询适宜性显著正向预测深度、顺畅、积极（$\beta = 0.43$，$\beta = 0.36$，$\beta = 0.48$；$P < 0.001$）（表11-9）。

表11-9　直接效应的拟合指数（$n = 383$）

指标	χ^2/df	RMSEA	NFI	TLI	CFI
判断标准	< 3	< 0.08	> 0.90	> 0.90	> 0.90
深度	1.843	0.047	0.966	0.966	0.984
顺畅	1.984	0.051	0.956	0.958	0.977
积极	1.698	0.043	0.966	0.972	0.985

2. 中介效应检验　为考察工作同盟的中介作用，本研究以心理咨询适宜性预测会谈深度、顺畅和积极的直接效应模型为基础，进一步将工作同盟作为中介变量纳入其中。测量模型由心理咨询适宜性和工作同盟2个潜变量，以及观察深度、顺畅、积极因变量。其中，心理咨询适宜性潜变量由咨询动机、咨询认同、开放性、坚持性和心理感受性共5个观察变量构成，工作同盟由目标一致、任务一致和情感联结共3个观察变量构成。模型检验结果显示，3个中介模型的拟合指数达到统计学要求，说明模型可以接受（表11-10）。

表11-10　中介效应的拟合指数（$n = 383$）

指标	χ^2/df	RMSEA	NFI	TLI	CFI
判断标准	< 3	< 0.08	> 0.90	> 0.90	> 0.90
深度	2.729	0.067	0.955	0.954	0.971
顺畅	2.015	0.052	0.967	0.973	0.983
积极	2.661	0.066	0.955	0.958	0.971

对模型中的各个路径进行分析，结果发现，心理咨询适宜性可以正向预测工作同盟（$\beta = 0.48$，$P < 0.001$）和会谈深度（$\beta = 0.27$，$P = 0.001$），工作同盟可以正向预测深度（$\beta = 0.35$，$P < 0.001$）。心理咨询适宜性可以正向预测工作同盟（$\beta = 0.49$，$P < 0.001$）和顺畅（$\beta = 0.13$，$P = 0.035$），工作同盟可以正向预测会谈顺畅（$\beta = 0.51$，$P < 0.001$）。心理咨询适宜性可以正向预测工作同盟（$\beta = 0.45$，$P < 0.001$）和会谈积极（$\beta = 0.25$，$P < 0.001$），工作同盟可以正向预测会谈积极（$\beta = 0.53$，$P < 0.001$）。

采用Bias-Corrected Bootstrap程序对中介效应进行检验（Preacher & Hayes，2008），抽取10 000次。咨询适宜性经工作同盟至深度、咨询适宜性经工作同盟至顺畅、咨询适宜性经工作同盟至积极的中介效应95%CI均不包含0，说明3个中介效应均成立。对于深度，中介效应占总效应的37.2%，两者共同解释了深度变异量的29.0%；对于顺畅，中介效应占总效应的63.9%，两者共同解释了顺畅变异量的35.0%；对于积极，中介效应占总效应的47.9%，两者共同解释了积极变异量的46.0%。咨询适宜性既可以直接影响会谈效果的深度、顺畅和积极，也可以通过影响工作同盟间接影响上述3个变量（表11-11，图11-1～图11-3）。

表11-11 中介效应显著性检验的Bootstrap分析（$n=383$）

路径	标准化间接效应估计	95%CI	
		下限	上限
心理咨询适宜性-工作同盟-深度	0.16	0.10	0.25
心理咨询适宜性-工作同盟-顺畅	0.23	0.17	0.33
心理咨询适宜性-工作同盟-积极	0.23	0.17	0.32

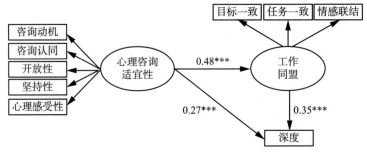

图11-1 对深度影响的中介效应图（***$P<0.001$）

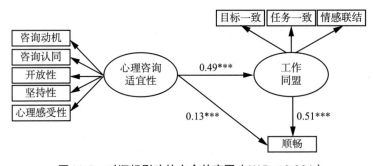

图11-2 对顺畅影响的中介效应图（***$P<0.001$）

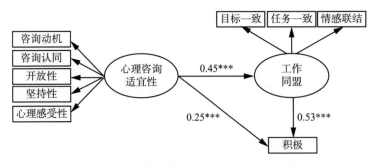

图11-3 对积极影响的中介效应图（***$P<0.001$）

第三节　讨论与结论

大学生来访者心理咨询适宜性影响会谈效果；对深度和顺畅预测力最高的变量为心理感受性，对积极预测力最高的为咨询动机。大学生来访者心理咨询适宜性影响工作同盟总分及任务一致、目标一致和情感联结，预测力最高的变量均为咨询认同。中介效应检验分析发现，心理咨询适宜性既可以直接影响首次咨询会谈效果的深度、顺畅和积极，也可以通过影响工作同盟对后者产生影响。

一、大学生来访者心理咨询适宜性对会谈效果的影响

本研究发现，控制来访者的基线症状和问题时长后，大学生来访者心理咨询适宜性解释首次咨询的会谈深度、顺畅和积极变异量的16.2%、11.9%、20.2%。本研究拓展了心理咨询适宜性对效果影响的评价指标，发现咨询适宜性对来访者的会谈评价有影响，心理咨询适宜性高者，首次咨询结束时的会谈评价高，对首次会谈的深度、顺畅和积极程度的评价高。这反映了心理咨询适宜性对咨询效果的重要预测作用。

高心理感受性的人对内心世界有更大的兴趣，对自己有更好的理解、更高的洞察力；而低心理感受性的人对内心世界没有兴趣，也很难对思想、情绪和行为之间的联系产生好的觉察和理解。本研究还发现，对首次咨询会谈的深度和顺畅影响最大的变量为心理感受性。在精神分析取向的心理咨询领域，心理感受性被认为是来访者取得良好咨询效果的重要条件，并出现在多个精神分析取向咨询适宜性评估工具中（Dunn et al.，2006；Rosenbaum et al.，1997）。既往关于影响咨询效果的来访者因素研究也发现，高心理感受性的来访者，获得更好的咨询效果（Kealy et al.，2017；Høglend et al.，1994）。本研究支持了以往的研究，再次印证了心理感受性对咨询效果的影响。高心理感受性的个体，对自己的内心和问题有更好的理解，在首次咨询中的积极情绪表达和消极情绪表达均更多（Kealy et al.，2017），自我表露的顺畅性更好，更容易在咨询师的引导中获得深入的洞察和领悟，在洞察和领悟中获得成长（胡姝婧等，2014）。研究也发现，高心理感受性的个体更偏好动力－人际疗法，对认知疗法的偏好较低（Price，2016）。这提示，对来访者心理感受性进行测评并据此给来访者匹配动力取向疗法，咨询的效果可能更好。

咨询动机是指来访者参与心理咨询、解决问题和做出改变的动力。既往关于影响咨询效果的来访者因素的研究发现，来访者的咨询动机是预测心理咨询效果的重要因素（Zuroff et al.，2012），也是贯穿心理咨询过程的关键问题（Ryan et al.，2011）。本研究发现，对首次咨询会谈的积极程度影响最大的变量为来访者的咨询动机。首先，高咨询动机的来访者，在首次咨询中的投入度可能更高，自我表达的意愿可能更强，有更多的倾诉和压力释放，这可能带来积极的体验；自我表达还可能带来修正性的认识和体验，也可能提升来访者的评价。同时，来访者的咨询动机越高，期待越高，安慰剂效应也可能提升来访者对首次咨询积极性的评价（McClintock et al.，2015）。

研究发现，心理咨询适宜性的不同维度预测首次会谈效果的不同方面：对首次会谈深度影响排在前三位的变量依次是心理感受性、开放性和咨询动机；对首次会谈顺畅影响程度大的依次是心理感受性、开放性和咨询动机；对会谈积极影响程度大的依次是咨询动机和咨询认同。

二、心理咨询适宜性对首次咨询的工作同盟的影响

本研究发现，大学生来访者心理咨询适宜性解释首次咨询工作同盟、任务一致、目标一致和情感联结变异量的15.4%、16.1%、11.8%和11.8%。与既往精神分析取向咨询适宜性、认知取向咨询适宜性研究一致（Valbak，2004；Dunn et al.，2006；Renaud et al.，2014），本研究再次证实了跨理论心理咨询适宜性对工作同盟的正向预测作用。咨询初期的工作同盟会影响后续咨访关系的维持、破裂与修复，并且初期建立稳固的工作同盟对于咨询效果尤为重要，因为在咨询初期阶段，不论采用哪种咨询方法、不论当事人的问题是什么，同盟的水平均对咨询结局产生影响（袁圣琇，陈庆福，2011）。高心理咨询适宜性能促进首次咨询中的工作同盟，有助于后期咨访关系的维持与巩固，提升咨询结局。

咨询认同是指来访者相信心理咨询有用，相信心理咨询是适合自己的认知判断。本研究还发现，对首次咨询的工作同盟及其3个维度预测力最高的变量均为咨询认同（$\beta = 0.223$，$\beta = 0.217$，$\beta = 0.220$，$\beta = 0.174$；$P < 0.01$）。这表明在咨询的早期阶段，来访者的咨询认同特别重要。江光荣等认为，在咨访关系尚未建立前，来访者以间接信息为基础的、针对整个心理咨询行业的认知信任，对来访者购买心理咨询的意愿和行为决策，以及服务满意度都有极大影响（赵丽等，2011）。来访者对心理咨询行业的信任程度越高，越可能寻求心理咨询的帮助（赵丽等，2011）。同时，心理咨询过程是咨访双方合作的过程，来访者是否相信心理咨询有用、是否相信心理咨询是适合自己的认知判断，对来访者在首次咨询中的积极性、主动性、配合性等均可能产生影响，也可能影响咨询师的工作状态，进而影响工作同盟的建立。

三、工作同盟在心理咨询适宜性影响首次咨询会谈效果中的中介效应

心理咨询适宜性对首次咨询会谈效果的深度、顺畅和积极的3个直接效应模型拟合指数均达到统计学要求，可以继续进行中介效应分析。3个中介模型的拟合指数均达到统计学要求，采用Bias-Corrected Bootstrap（抽取10 000次）程序发现，中介效应95%CI均不包含0，说明3个中介效应均成立。心理咨询适宜性既可以直接影响首次咨询会谈效果的深度、顺畅和积极，也可以通过影响工作同盟对后者产生影响，中介效应分别占总效应的37.2%、63.9%和47.9%。

首先，与既往研究一致（Kivlighan Jr et al.，2019），本研究发现工作同盟可以影响会谈效果。其次，本研究发现心理咨询适宜性可通过工作同盟的中介效应影响首次咨询会谈效果。以往研究发现，咨询期待对会谈效果积极维度的影响，也受到工作同盟的影响（McClintock et al.，2015）。结合前述回归分析的结果，对首次咨询工作同盟最有影响力的变量为咨询认同。高心理咨询适宜性的来访者，咨询认同程度高，更愿意向咨询师表达自己的隐私性和羞耻性高的事件、也更愿意表达自己的想法和感受、更快暴

露自己的问题，任务、目标和情感联盟建立更快、品质更高；而咨询中的同盟，反过来也会提升来访者的咨询准备性和咨询意愿（Allen et al., 2017），实现咨询进展的良性循环。

综上，心理咨询适宜性对咨询效果影响的研究发现，心理咨询适宜性可以直接作用于咨询效果，也可通过工作同盟的中介效应影响咨询效果。

第十二章

精神科门诊患者心理咨询适宜性对治疗效果的影响

对大学生来访者研究发现，心理咨询适宜性既可以直接影响首次咨询会谈效果的深度、顺畅和积极，也可以通过影响工作同盟产生影响。心理咨询适宜性对咨询过程和效果产生显著影响，支持精准心理治疗多维匹配模型的假设。为进一步对该假设进行检验，本研究选取精神科门诊患者为研究对象，考察心理咨询适宜性对治疗效果的影响。

第一节 研究设计

一、研究目的

进一步以精神科门诊患者为研究对象，拟考察精神科门诊患者心理咨询适宜性对治疗效果的影响，为精神科门诊患者心理治疗效果的预判提供科学依据。医院精神心理科多可同时提供心理治疗、药物治疗等其他干预方式。此外，精神科门诊患者通常有较严重的症状水平。因此，患者迫切需要进行心理咨询适宜性的评估，以帮助其预估心理治疗的效果，并帮助其对心理治疗与其他干预方式进行科学选择。

二、研究对象和方法

（一）研究对象

本研究采取整群抽样法，选取广州市某三甲医院的精神科门诊患者为研究对象，主要调查患者的基线心理咨询适宜性及首次会谈结束时的治疗效果。

被试纳入标准：①精神科门诊患者；②对本研究内容知情同意；③自愿参与研究，问卷填答有效。被试排除标准：①排除严重精神障碍（包括精神病性问题、双相情感障碍和重性神经症）患者；②排除严重心理危机（自杀、伤人等严重危机）患者；③问卷填答不认真者。本次研究共发放基线调查问卷100份，剔除规律填答、漏填条目超过30%的问卷后，回收有效问卷82份，有效回收率为82.0%。患者年龄在12～39岁，平均年龄（22.22±7.38）岁；男性33人（占40.2%），女性49人（占59.8%）。

心理治疗师纳入标准：①医院精神科心理治疗专业人员；②心理治疗累计个案时长超过500小时；③接受过系统的心理治疗训练并且有定期督导（团体督导或个体督导）。本研究治疗会谈共由8名心理治疗师完成。心理治疗师年龄在28～52岁，平均年龄为

（40.6±7.34）岁；男性3人，女性5人；从事心理治疗工作年限为（14.8±5.82）年。所有心理治疗师的理论取向数目均超过2。采用的心理治疗为针对问题的个体化治疗，每次时长为50～60分钟，每周进行一次治疗。心理治疗师接受精神科常规督导。心理治疗结束时点由心理治疗师和患者共同确定。

（二）研究工具

1.基线数据调查工具

（1）患者一般情况调查表：包括患者性别、年龄、受教育程度、月收入等基本人口学资料，以及咨询问题类型等信息。

（2）治疗师一般情况调查表：包括提供本次会谈治疗师的性别、年龄等基本人口学资料，以及从事心理治疗工作年限等专业信息。

（3）心理咨询适宜性量表（suitability for psychotherapy scale，SFPS）：采用第六章所确定的心理咨询适宜性量表正式版。本研究中，门诊患者样本总量表、治疗认同、治疗动机、开放性、坚持性、心理感受性的内部一致性信度分别为0.797、0.879、0.875、0.853、0.887、0.915。

2.治疗效果调查工具

（1）来访者心理咨询会谈获益量表（clients counseling session benefits scale，CCSBS）：主要测量来访者在完成单次心理咨询会谈后获得的心理学范围内的、与咨询目标有关的帮助与益处，由来访者在当次咨询会谈结束后根据自身真实体验及感受填写。会谈获益量表共23个条目，包括情绪缓释、认知改变、应对技能增强、信心增强、自我接纳5个维度。各条目均为5级评分，1表示"非常不符合"，2表示"比较不符合"，3表示"不确定"，4表示"比较符合"，5表示"非常符合"。量表总分越高表明被试在单次咨询会谈中的获益程度越高；某一维度的得分越高，表明被试在当次会谈中在该维度上获益程度越高。来访者心理咨询会谈获益量表具有较好的同质信度：总量表的Cronbach α系数为0.969，量表的5个维度情绪缓释、认知改变、应对技能增强、信心增强、自我接纳的Cronbach α系数分别为0.875、0.879、0.908、0.943、0.950。此外该量表具有较好的集合效度和效标效度。本研究中，量表的Cronbach α系数为0.97。

（2）简版工作同盟问卷（working alliance inventory-short form，WAI-S）（秦旻，2010）：问卷详情见第十一章第一节。

（3）会谈评价问卷（session evaluation questionnaire，SEQ）（Stiles & Snow，1984；Stiles et al.，1994；秦旻，2010）：问卷详情见第六章第四节。

（三）研究过程

本节研究采用纵向调查研究的方法。与三级甲等医院精神科负责人取得联系，明确研究目的和流程，培训患者接待的工作人员。2019年6月至2020年7月，要求工作人员对每位参与治疗的患者说明本研究的目的、内容和过程，首先获得患者的知情同意，在治疗预约后于首次治疗会谈前完成基线调查（患者一般情况调查问卷、心理咨询适宜性量表）。在首次治疗会谈结束后，指导患者现场填写纸质版治疗过程和治疗结果评价量表（来访者心理咨询会谈获益量表、简版工作同盟问卷、会谈评价问卷），对刚结束的治疗会谈进行评价。研究过程如图12-1所示。

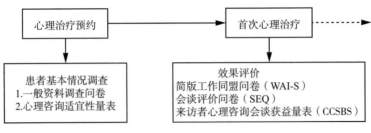

图12-1　研究流程图

（四）统计分析

采用EpiData3.0录入数据，SPSS23.0和Amos23.0进行统计分析。第一，对样本的构成进行基本的描述性分析。第二，对患者心理咨询适宜性与治疗获益、工作同盟、会谈评价进行偏相关分析，患者的年龄和性别及心理治疗师的心理治疗工作年限被设定为控制变量，因为上述3个变量已被证明与心理治疗过程和（或）结果有关（Kvarstein et al.，2017；Rubin et al.，2018；Lindebø Knutsen et al.，2020；Zorzella et al.，2015；Mallinckrodt & Nelson，1991）；在相关分析中，采用Bonferroni校正来校正第Ⅰ类错误，并将P水平调整为0.0028（0.05/18；双尾）。第三，以心理咨询适宜性的5个维度为自变量，3种治疗效果指标（治疗获益、工作同盟和会谈评价）为因变量，进行多元回归分析；在此分析中，将患者的年龄和性别及心理治疗师的心理治疗工作年限设定为控制变量。以治疗获益、工作同盟和会谈评价构建"治疗效果"的潜变量，采用结构方差模型，检验心理咨询适宜性对治疗效果的总体解释率。第四，采用结构方程模型分析患者心理治疗过程在心理咨询适宜性影响治疗结果中的中介效应。

第二节　研究结果

一、精神科门诊患者心理咨询适宜性对治疗效果的总体影响

（一）精神科门诊患者心理咨询适宜性与治疗效果的偏相关分析

心理咨询适宜性总分与治疗获益、工作同盟及会谈评价均呈中等程度的正相关，有统计学意义（$P \leqslant 0.001$）；经Bonferroni校正后，仍具有统计学意义。经Bonferroni校正后，治疗认同、开放性、坚持性与工作同盟、会谈评价均存在中等程度的正相关，有统计学意义；治疗认同与治疗获益存在中等程度正相关，有统计学意义（$P \leqslant 0.001$）。详见表12-1。

表 12-1　心理咨询适宜性与工作同盟、治疗获益和会谈评价的相关分析（$n=82$）

	工作同盟	会谈评价	治疗获益
治疗动机	0.315（$P=0.005$）	0.215（$P=0.059$）	0.196（$P=0.085$）
治疗认同	0.369（$P=0.001$）	0.444（$P<0.001$）	0.400（$P<0.001$）
开放性	0.433（$P<0.001$）	0.386（$P<0.001$）	0.183（$P=0.110$）
坚持性	0.465（$P<0.001$）	0.382（$P=0.001$）	0.192（$P=0.091$）
心理感受性	0.220（$P=0.053$）	0.205（$P=0.072$）	0.248（$P=0.029$）
总量表	0.502（$P<0.001$）	0.459（$P<0.001$）	0.357（$P=0.001$）

（二）精神科门诊患者心理咨询适宜性对治疗效果的总体影响

相关分析结果显示，精神科门诊患者的工作同盟、会谈评价和治疗获益两两间均呈现中等或高等程度的正相关（$r=0.494$，$r=0.616$，$r=0.695$；$P<0.01$），故以上述 3 个变量构建"治疗效果总分"潜变量，形成门诊患者心理咨询适宜性对治疗效果的结构方程模型，检验精神科门诊患者心理咨询适宜性对治疗效果的总体影响。

根据模型修正指数对理论模型进行修正后，在简约适配度指数方面，验证性因子分析常通过卡方与自由度之比（χ^2/df）检验样本协方差矩阵和估计协方差矩阵之间的相似程度，本研究发现量表的 χ^2/df 为 1.683（<3），表明模型拟合良好。模型与样本的拟合指数检验在整体适配度方面，结果显示 RMSEA 为 0.075（<0.08），CFI 为 0.951（>0.9），TLI 为 0.919（>0.9），IFI 为 0.953（>0.9），模型拟合良好，详见表 12-2。心理咨询适宜性对治疗效果的路径系数显著（$P<0.001$），对治疗效果的总体解释率为 36.0%。量表模型及标准化路径系数见图 12-2。

表 12-2　心理咨询适宜性影响治疗效果的修正后模型指数（$n=82$）

χ^2	df	χ^2/df	CFI	TLI	IFI	RMSEA
28.608	17	1.683	0.951	0.919	0.953	0.075

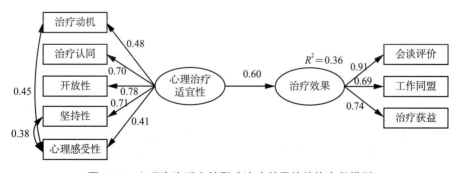

图 12-2　心理咨询适宜性影响治疗效果的结构方程模型

二、精神科门诊患者心理咨询适宜性对治疗过程的影响

（一）精神科门诊患者心理咨询适宜性对工作同盟的影响

使用分层线性回归考察门诊患者心理咨询适宜性对工作同盟的影响。以工作同盟总分为因变量，将基线调查所测的患者年龄、性别，以及心理治疗师的工作年限作为控制变量以进入法纳入回归模型的第一层，将心理咨询适宜性的5个维度得分纳入回归模型的第二层，以逐步法进行模型估算和检验。

结果显示，在控制患者的年龄、性别和治疗师工作年限后，心理咨询适宜性对工作同盟存在正向预测作用，解释工作同盟变异量的24.90%。从心理咨询适宜性的维度看，对工作同盟起显著影响作用的因子是开放性（$\beta = 0.262$，$t = 2.015$，$P < 0.05$）和坚持性（$\beta = 0.323$，$t = 2.651$，$P < 0.001$），详见表12-3。

表12-3　心理咨询适宜性对工作同盟的影响（$n = 82$）

因变量	步骤	变量	β	t	R	R^2	ΔR^2
工作同盟	第一层	年龄	0.109	0.879	0.161	0.026	0.026
		性别	-0.128	-1.136			
		治疗师工作年限	-0.092	-0.739			
	第二层	年龄	0.090	0.814	0.486	0.236	0.210
	第一步	性别	-0.049	-0.480			
		治疗师工作年限	-0.095	-0.857			
		坚持性	0.466	4.606***			
	第二步	年龄	0.006	0.052	0.524	0.275	0.039
		性别	-0.010	-0.097			
		治疗师工作年限	-0.059	-0.531			
		坚持性	0.323	2.651***			
		开放性	0.262	2.015*			

注：*$P < 0.05$；***$P < 0.001$。

（二）精神科门诊患者心理咨询适宜性对会谈评价的影响

使用分层线性回归考察精神科门诊患者心理咨询适宜性对会谈评价的影响。以会谈评价总分为因变量（会谈深度、顺畅和积极3个维度的总分），将基线调查所测的患者性别、年龄和治疗师工作年限作为控制变量以进入法纳入回归模型的第一层，将心理咨询适宜性的5个维度得分纳入回归模型的第二层，以逐步法进行模型估算和检验。

结果显示，在控制患者的年龄、性别和治疗师工作年限后，心理咨询适宜性对会谈评价存在正向预测作用，解释会谈评价变异量的18.6%。从维度方面看，对会谈评价起显著影响作用的因子是治疗认同（$\beta = 0.451$，$t = 4.353$，$P < 0.001$），详见表12-4。

表12-4　心理咨询适宜性对会谈评价的影响（$n = 82$）

因变量	步骤	变量	β	t	R	R^2	ΔR^2
会谈评价	第一层	年龄	0.086	0.701	0.236	0.056	0.056
		性别	−0.187	−1.683			
		治疗师工作年限	0.068	0.553			
	第二层	年龄	−0.052	−0.454	0.492	0.242	0.186
		性别	−0.214	−2.137*			
		治疗师工作年限	0.107	0.961			
		治疗认同	0.451	4.353***			

注：*$P < 0.05$；***$P < 0.001$。

（三）精神科门诊患者心理咨询适宜性对治疗过程的影响

相关分析结果显示，工作同盟和会谈评价2个治疗过程变量呈现高度正相关（$r = 0.616$，$P < 0.01$），以其总分相加获得"治疗过程总分"变量，将基线调查所测的患者性别、年龄和治疗师工作年限作为控制变量以进入法纳入回归模型的第一层，将心理咨询适宜性的5个维度得分纳入回归模型的第二层，以逐步法进行模型估算和检验。

结果显示，在控制患者的年龄、性别和治疗师工作年限后，心理咨询适宜性对治疗过程总分存在正向预测作用，解释治疗过程总分变异量的26.90%。从维度方面看，对治疗过程总分起显著影响作用的因子是治疗认同（$\beta = 0.328$，$t = 2.934$，$P < 0.01$）和坚持性（$\beta = 0.296$，$t = 2.725$，$P < 0.01$），详见表12-5。

表12-5　心理咨询适宜性对治疗过程的影响（$n = 82$）

因变量	步骤	变量	β	t	R	R^2	ΔR^2
治疗过程	第一层	年龄	0.102	0.832	0.219	0.048	0.048
		性别	−0.184	−1.652			
		治疗师工作年限	0.018	0.147			
	第二层	年龄	−0.041	−0.362	0.500	0.250	0.202
	第一步	性别	−0.212*	−2.132			
		治疗师工作年限	0.059	0.529			
		治疗认同	0.469***	4.556			
	第二步	年龄	−0.010	−0.092	0.563	0.317	0.067
		性别	−0.154	−1.565			
		治疗师工作年限	0.044	0.417			
		治疗认同	0.328**	2.934			
		坚持性	0.296**	2.725			

注：*$P < 0.05$；**$P < 0.01$；***$P < 0.001$。

三、精神科门诊患者心理咨询适宜性对治疗结果的影响

以治疗获益总分为治疗结果因变量，将基线调查所测的患者性别、年龄和治疗师工作年限作为控制变量以进入法纳入回归模型的第一层，将心理咨询适宜性的5个维度得分纳入回归模型的第二层，以逐步法进行模型估算和检验。

结果显示，在控制患者的年龄、性别和治疗师工作年限后，心理咨询适宜性对治疗结果存在正向预测作用，解释治疗结果变异量的15.4%。从维度方面看，对治疗结果起显著影响作用的因子是治疗认同（$\beta = 0.410$，$t = 3.808$，$P < 0.001$），详见表12-6。

表12-6　心理咨询适宜性对治疗结果的影响（$n = 82$）

因变量	步骤	变量	β	t	R	R^2	ΔR^2
治疗结果	第一层	年龄	0.136	1.095	0.196	0.038	0.038
		性别	-0.157	-1.393			
		治疗师工作年限	-0.074	-0.595			
	第二层	年龄	0.011	0.096	0.439	0.192	0.154
		性别	-0.181	-1.738			
		治疗师工作年限	-0.043	-0.371			
		治疗认同	0.410	3.808***			

注：***$P < 0.001$。

四、精神科门诊患者心理咨询适宜性对治疗结果影响的链式中介效应

本研究假设，门诊患者心理咨询适宜性可直接影响治疗获益，也通过工作同盟和会谈评价的链式中介效应影响治疗获益（图12-3）。以心理咨询适宜性和治疗获益为观察变量，以工作同盟（包含目标一致、任务一致和情感联结3个观察变量）和会谈评价（包含会谈深度、顺畅和积极3个观察变量）为潜变量，构建心理咨询适宜性影响治疗效果的链式中介变量的结构方程模型。全模型检验结果显示，患者心理咨询适宜性→治疗获益的路径系数不显著（$P > 0.05$），在结构方程模型中删除该路径；进一步的模型检验结果显示，工作同盟→治疗获益的路径系数不显著（$P > 0.05$），故在结构方程模型中删除该路径；模型检验结果进一步显示，心理咨询适宜性→会谈评价的路径系数不显著（$P > 0.05$），再次将该路径予以删除。最终得到的结构方程模型如图12-4所示。模型检验结果显示，模型的拟合指数达到统计学要求（表12-7），说明链式中介效应模型可以接受。

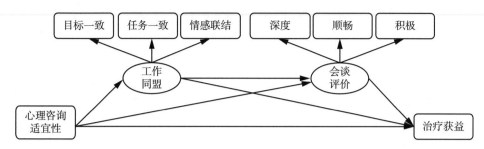

图 12-3 心理咨询适宜性影响治疗结果的理论模型

表 12-7 中介效应的拟合指数（ $n = 82$ ）

指标	χ^2/df	RMSEA	NFI	TLI	CFI
判断标准	＜3	＜0.08	＞0.90	＞0.90	＞0.90
本研究	1.049	0.025	0.951	0.996	0.998

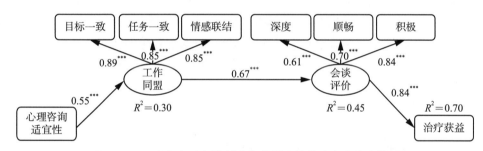

图 12-4 心理咨询适宜性影响治疗结果的链式中介效应模型

***$P < 0.001$

对模型中的各个路径进行分析，结果发现，患者心理治疗获益可以正向影响工作同盟（ $\beta = 0.55$ ， $P < 0.001$ ），工作同盟可正向影响会谈评价（ $\beta = 0.67$ ， $P < 0.001$ ），会谈评价可正向影响治疗获益（ $\beta = 0.84$ ， $P < 0.001$ ）。

进一步采用 Bias-Corrected Bootstrap 程序对模型中介效应进行检验（ $n = 2000$ ）（Preacher & Hayes，2008），结果显示，心理咨询适宜性-工作同盟-会谈评价、工作同盟-会谈评价-治疗获益、心理咨询适宜性-工作同盟-会谈获益-治疗获益的间接效应的 90%CI 均不包含 0，说明中介效应均成立（表12-8）。患者心理咨询适宜性不直接影响治疗获益、会谈评价，工作同盟不直接影响治疗获益，患者心理咨询适宜性通过工作同盟和会谈评价的链式中介效应影响治疗获益。患者心理咨询适宜性、工作同盟和会谈评价解释治疗获益变异量的 70.0%。

表12-8　中介效应显著性检验的Bootstrap分析

路径	标准化间接效应估计	90%CI	
		下限	上限
心理咨询适宜性-工作同盟-会谈评价	0.369	0.184	0.536
工作同盟-会谈评价-治疗获益	0.561	0.379	0.703
心理咨询适宜性-工作同盟-会谈获益-治疗获益	0.309	0.147	0.453

第三节　讨论与结论

本研究的回归分析结果显示，在控制患者的年龄、性别，以及治疗师的工作年限后，精神科门诊患者心理咨询适宜性对总体治疗效果有显著的正向预测作用，研究假设得到了支持，为精神科门诊患者心理治疗效果预判及心理治疗方法选择提供科学依据。同时，研究发现精神科门诊患者心理咨询适宜性对治疗过程和治疗结果均有正向预测作用。精神科门诊患者心理咨询适宜性通过工作同盟和会谈评价的链式中介效应影响治疗获益。从心理咨询适宜性的维度看，治疗认同可同时影响治疗过程和治疗结果，开放性和坚持性对治疗过程的影响更大。在未来临床实践中，对于开放性和坚持性低的患者，需要更留意其与治疗师建立联系、治疗脱落等；对于治疗认同低的患者，其治疗过程和治疗结果均可能受到影响，这两方面都需要注意。综上所述，本研究结果有望为患者的心理治疗选择与心理治疗临床实践提供实证指引。

本研究通过对真实心理治疗情境的治疗过程和治疗结果的调查，分析精神科门诊患者心理咨询适宜性对治疗效果的影响，以此发现精神科门诊患者心理咨询适宜性影响治疗效果的规律，进一步为心理治疗选择和临床实践补充了基于患者心理咨询适宜性情境的研究证据。研究者的前期研究发现，心理咨询适宜性能够预测大学咨询中心来访者的心理咨询效果，为来访者心理咨询选择提供依据。尽管心理咨询和心理治疗共享同样的理论和方法，但两者的干预对象存在差异，实施干预的场合不同，干预人员的专业背景和干预设置也存在不同。本研究在前期大学咨询中心来访者群体的研究基础上，在精神科门诊患者群体中再次验证了心理咨询适宜性影响心理治疗效果的规律，丰富了心理治疗选择的理论与实证研究，促进了对心理干预过程的进一步认识。

首次心理治疗会谈是决定治疗成功的关键（Armstrong，2000；Madill et al.，2005），故本研究以患者的首次治疗效果为例，探寻患者心理咨询适宜性对治疗效果的影响规律。本研究将心理治疗与治疗效果研究中最常用的治疗获益、工作同盟和会谈评价3个指标，作为首次会谈效果的评价工具，以反映患者首次治疗主观感受的收获、对咨访关系质量的评价及对会谈的整体评价。在理论层面，工作同盟和会谈评价侧重评估心理治疗过程，治疗获益侧重评估心理治疗结果。本研究同时检验心理咨询适宜性对治疗过程和治疗结果的影响，并检验治疗过程在患者心理咨询适宜性影响治疗结果中可能的中介效应。

一、精神科门诊患者心理咨询适宜性对总体治疗效果的影响

本研究发现，以治疗获益、工作同盟和会谈评价3个维度总分为"治疗效果"潜变量，构建心理咨询适宜性对治疗效果影响的结构方程模型，可发现心理咨询适宜性对首次治疗效果有显著正向预测作用，心理咨询适宜性对首次治疗效果的方差解释率达到36.0%。既往分取向心理咨询适宜性研究也发现，患者在动力学取向的治疗适宜性越高，在动力学取向治疗中工作同盟越好（Truant，1999）；认知取向中的治疗适宜性越高，在该治疗结束后患者的症状改善越明显（Ogrodniczuk et al.，2009）；这与本研究的结果一致。Lambert（1992）发现患者及其治疗外因素解释治疗效果变异量的40%，Wampold等（2010）认为患者因素的影响可能更大。本研究从跨理论取向来测量患者的心理咨询适宜性，通过实证研究再次支持了上述观点，表明患者心理咨询适宜性对治疗结果的影响。

二、精神科门诊患者心理咨询适宜性对治疗过程的影响

本研究中，采用工作同盟和会谈评价测评患者的心理治疗过程。在过去的20年，越来越多的实证研究强调了工作同盟的重要作用。对工作同盟的研究发现人际因素对心理治疗成功的贡献超过了技术和理论因素（Lambert，2013；Lambert & Barley，2001）。且研究已证实，工作同盟是治疗结果的最佳预测因子（Castonguay et al.，2006；Falkenström et al.，2019）。Flückiger等（2018）分析了1978～2017年涉及3万多名患者的295项独立研究，发现工作同盟与治疗结果之间存在显著正相关。关于首次治疗中的工作同盟对后期治疗效果、治疗脱落的影响也被多次证实，Klee等（1990）发现首次心理治疗中的工作同盟可预测整个治疗期间治疗关系的品质，Bordin（1979）甚至指出首次治疗中的工作同盟若是负向的，则可能导致患者脱落，Principe等（2006）也得到类似的研究结论。会谈评价是指患者对会谈及其会谈后情感状态的评价，包括会谈深度、顺畅、积极，被认为是心理治疗长期效果的重要预测因子（Stiles & Snow，1984），是治疗整体结局的重要预测变量（Pesale et al.，2012；杨家平等，2018）。本研究中，以工作同盟总分和会谈评价总分相加得到心理治疗过程总分，回归分析发现，在控制患者的年龄、性别和治疗师工作年限后，心理咨询适宜性解释心理治疗过程变异量的26.00%。提示心理咨询适宜性可预测患者心理治疗过程。

本研究还发现，在控制患者的年龄、性别和治疗师工作年限后，心理咨询适宜性解释工作同盟变异量的24.90%；对工作同盟起显著影响作用的因子是开放性和坚持性。这提示患者心理咨询适宜性对工作同盟有影响。开放性指患者愿意向治疗师吐露自己的想法、感受、隐私及其他与心理治疗相关的事宜。患者开放性是心理治疗与治疗的基础（Wilkinson & Auld，1975），是反映患者在治疗中努力程度的关键因子（Pattee & Farber，2008）。研究表明，约50%的患者对他们的治疗师保守秘密，这些秘密通常涉及困难关系、性问题或失败感；不喜欢自己和自己父母的性格特征是治疗中讨论最多的话题（Farber，2003）。患者开放性与治疗时间的长度和治疗同盟的强度有关，患者自评的开放性也显著地预测了心理治疗效果（Farber et al.，2004）；患者的低开放性比高开放性对治疗过程和治疗结果有更多的负面影响（Love & Farber，2019）。患者开放性能够为

治疗师提供患者关于困扰及对缓解困扰的思考，促进心理治疗师－患者达成一致的治疗目标，也为达成治疗目标所需完成的心理任务的确定提供重要基础。同时，患者关于感受的开放性，也能够让治疗师有更多机会在患者感受层面开展工作，让治疗师倾听、共情、理解患者的感受，加深治疗师－患者情感联结。坚持性指患者在治疗中遇到困难时（治疗效果不理想、停滞不前）能够坚持心理治疗。在心理治疗中，患者提前终止心理治疗，即脱落率高是有效心理治疗的重要障碍，常常导致治疗效果较差（Ogrodniczuk et al.，2005；Rahimian Boogar et al.，2019）。提前终止治疗也常是患者心理问题的表现形式之一（Gibbons et al.，2019；Grundmann et al.，2021），提示患者难以与他人建立和保持稳定的治疗关系、难以信任他人等（Andersen et al.，2021）。相反，若患者能够在心理治疗中坚持下来，则给了治疗师和自己更多的时间和机会来处理困扰。同时，治疗中暂时的效果不理想、停滞甚至倒退，有时正是患者未解决的重要议题，是推动治疗走向更深、更远，提升治疗师－患者工作同盟的至关重要的环节。因此，患者的开放性和坚持性对于工作同盟至关重要。

在本研究中，在控制患者的年龄、性别和治疗师工作年限后，心理咨询适宜性解释会谈评价变异量的18.6%；对会谈评价起显著影响作用的因子为治疗认同，提示患者心理咨询适宜性对工作同盟有显著预测作用。心理治疗认同是指患者认同心理治疗在解决心理问题中的作用，尤其认同对自己的心理问题的作用。认同是社会心理学的重要概念，指在思想、情感、态度和行为上接近，并愿意接受其影响，包括情感认同、功能认同等（王艳丽等，2019；周晓虹，2008）。认同心理治疗的患者会在思想、情感、态度和行为上更积极、主动地接受心理治疗师和心理治疗的影响，使自己的行为接近心理治疗师及心理治疗的要求，可提升其对会谈的积极感受和评价。另外，从认知心理学角度看，认知、情感、行为紧密相关，认知可影响情感和行为（Hayes & Hofmann，2018；Beck & Warman，2004）。一方面，对心理治疗作用与效果的认同可直接影响个体对心理治疗的积极感受和评价。另一方面，对心理治疗作用与效果的认同可提升个体在心理治疗中的投入与参与行为，后者可进一步提高个体对心理治疗会谈的评价和情感状态的积极性。

三、精神科门诊患者心理咨询适宜性对治疗结果的影响

本研究还发现，心理咨询适宜性对治疗结果（即治疗获益）存在正向预测作用，解释治疗获益变异量的15.4%；对治疗获益起显著影响作用的因子是治疗认同。高治疗认同的精神科门诊患者在治疗中的投入与卷入度高，收获多。治疗获益量表有针对性地系统评价个体在心理治疗中的收获，包括认知获益、情感获益、行为获益、情绪缓释（杨家平，2019），是评估心理治疗结果的理想工具。本研究结果表明，患者心理咨询适宜性可有效预测患者的治疗获益，预测心理治疗结果，为心理治疗结果预估及心理治疗选择提供决策依据。

此外，研究结果提示，从心理咨询适宜性维度看，治疗认同可同时影响治疗过程和治疗结果，开放性和坚持性对治疗过程的影响大。未来在帮助患者选择心理治疗时，应注意到心理咨询适宜性维度的不同预测作用。当接受心理治疗的患者存在认同低、对心理治疗效果及其对自己的作用持保留态度时，应留意其治疗关系和治疗结果2个层面的

不良影响。当接受心理治疗的患者存在低开放性和低坚持性的特征时，应更多从治疗关系的视角予以关注，建议使用一些能促进治疗关系建立和维持的技术，降低患者的早期脱落，延长心理治疗时间，提高治疗成功率。

从对治疗过程和治疗结果的2个方面看，患者心理咨询适宜性对治疗过程和治疗结果均有正向预测作用，与对治疗结果（治疗获益）的影响相比，患者心理咨询适宜性对治疗过程（工作同盟、会谈评价）的影响可能更大。这也为基于患者心理咨询适宜性的心理治疗选择提供了进一步的证据。当接受心理治疗的患者心理咨询适宜性低时，与患者的治疗关系可能更难建立和维持，需引起临床专业人员的重视。

四、精神科门诊患者心理咨询适宜性对治疗结果影响的链式中介效应分析

研究还发现，患者心理咨询适宜性不直接影响治疗获益，心理咨询适宜性通过工作同盟和会谈评价的链式中介效应影响治疗获益；患者心理咨询适宜性、工作同盟、会谈评价共解释治疗获益变异量的70.0%。既往以患者精神心理症状缓解状况为心理治疗结果评估工具的研究也发现，患者工作同盟、会谈评价是精神心理症状类心理治疗结果的中介变量（McClintock et al.，2015；Sauer-Zavala et al.，2018b）。本研究结果一方面支持患者工作同盟和会谈评价对治疗结果的重要影响，另一方面也再次表明与心理治疗结果相比，患者心理咨询适宜性与工作同盟、会谈评价为代表的治疗过程的关联更为直接、更为密切。

五、小结

通过大学生来访者样本研究和精神科门诊患者样本研究发现，心理咨询适宜性量表在这2个样本群体中均具有较好的信效度，均对真实情景中的治疗效果有较好的预测作用，可作为这2个群体心理咨询适宜程度的有效测评工具。本研究还发现，精神科门诊患者的心理咨询适宜性整体水平稍低于大学生来访者，心理咨询适宜性测评工具在精神科门诊患者中的预测效度要更好。因此，相比于明确求助于心理咨询干预方式的大学生来访者，到医院求助的精神科门诊患者更需要进行心理咨询适宜性测评，以帮助预判患者的心理治疗效果，辅助患者做出心理治疗选择。

第十三章
心理咨询干预取向对咨询效果的影响

在精准心理治疗的多维匹配模型下，确定来访者适合心理干预后，临床决策需要进一步确定来访者"适合何种心理疗法"，即干预取向的选择。干预取向反映了咨询师在会谈中倾向于思考、感受和行动哪一方面与来访者进行工作和实施干预，来访者问题解决风格特征和干预取向的交互作用影响咨询效果。

第一节　研究设计

一、研究目的

基于前期文献调研和理论梳理，来访者可以从思考、感受和行动任何一个方面启动问题解决过程，而来访者在思考、感受和行动的任何方面出现变化都可能导致个体整体系统的改变，因此本研究首先探索3种干预取向是否都可以帮助来访者产生积极的咨询效果，并进一步探索不同的干预取向对咨询效果的作用是否存在差异。此外，由于来访者在问题解决的过程中存在思考、感受和行动三种问题解决风格的个人偏好与能力差异，本研究还将探索具有不同问题解决风格的来访者对同一种干预取向是否存在不同的反应，也即来访者的问题解决风格是否可以调节干预取向对咨询效果的影响，对于特定问题解决风格的来访者，何种干预取向可以带来更好的咨询效果。表13-1列出了本研究拟开展的研究探索。

表13-1　主要的研究探索

研究探索
1. 3种干预取向对咨询效果是否存在显著影响？
2. 3种干预取向对咨询效果的影响效应有多大（可解释咨询获益变异的百分比）？
3. 不同干预取向对咨询效果的影响效应是否存在差异？
4. 干预取向对咨询效果不同方面（咨询获益、工作同盟、会谈评价）的影响是否存在差异？
5. 对于特定问题解决风格的来访者而言，更合适的干预取向是什么，无效甚至有害的干预取向是什么？

二、研究对象和方法

（一）研究对象

本研究采取整群抽样法，选取广东省（4所）、河南省（1所）、贵州省（1所）共6所高校的心理咨询中心来访大学生作为研究对象，主要调查来访大学生的基线心理特征，以及咨询师每次会谈中的思考、感受和行动干预取向。

本研究被试的纳入标准、排除标准，以及心理咨询师的纳入标准与第七章第三节研究保持一致。

（二）研究工具

1.来访者一般情况调查表　包括调查来访者基本人口学资料，以及求询问题类型和改变阶段等信息。

2.咨询师一般情况调查表　见第七章第四节。

3.问题解决风格量表（problem-solving style scale，PSSS）　采用第八章第四节研究所确定的问题解决风格量表正式版。本研究中问题解决风格量表3个分量表的Cronbach α系数在0.890～0.920，总量表的Cronbach α系数为0.801，验证性因子分析支持量表理论结构，具有良好的效标效度。

4.心理咨询干预取向量表（intervention-orientation scale，IOS）　采用第七章第四节研究所确定的心理咨询干预取向量表正式版。在本研究中，干预取向量表各分量表的Cronbach α系数在0.826～0.883，总量表的Cronbach α系数为0.867，验证性因子分析支持量表理论结构，具有良好的实证效度。

5.简明症状问卷（brief symptom inventory，BSI）　由Derogatis在90项症状清单（SCL-90）的基础上编制而成（Derogatis，1993）。BSI是由Derogatis对SCL-90进行因子分析后，选择53项因子负荷较大的条目组织而成，既能避免SCL-90测量耗时过长等问题，同时也保证了良好的信效度。BSI和SCL-90的因子结构相同，包含9个因子（躯体化、强迫、人际敏感、抑郁、焦虑、敌对、恐怖、偏执和精神病性），采用0～4记分（0＝从无，4＝严重），得分越高代表被试者在该因子上症状越严重，BSI总分反映了被试者的总体心理健康水平。曾兆圣等（2012）及刘诏薄等（2013）发现BSI在我国高中生群体和综合医院住院患者均具有良好的信效度，各因子Cronbach α系数在0.74～0.85，结构效度和实证效度良好。本研究采用BSI测量来访者的基线心理健康水平。

6.来访者心理咨询会谈获益量表（clients counseling session benefits scale，CCSBS）　详情见第十二章第一节。

7.简版工作同盟问卷（working alliance inventory-short form，WAI-S）（秦旻，2010）　详情见第十一章第一节。

8.会谈评价问卷（session evaluation questionnaire，SEQ）（Stiles & Snow，1984；Stiles et al.，1994；秦旻，2010）　详情见第六章第四节。

（三）研究过程

采用追踪调查研究的方法。2018年3月至2018年12月，要求工作人员对每位参与咨询的来访者说明本研究的目的、内容和过程，首先获得来访者的知情同意，在咨询预约后于首次会谈前完成基线调查（来访者一般情况调查问卷、简明症状问卷和问题解决风格量表）。其后在每次咨询会谈结束后指引来访者现场填写纸质版会谈过程和会谈效果评价量表（心理咨询干预取向量表、来访者心理咨询会谈获益量表、简版工作同盟问卷、会谈评价问卷），对刚结束的咨询会谈进行评价。要求来访者在每一次会谈结束后均进行会谈过程和会谈效果评价。详细的研究过程见图13-1。

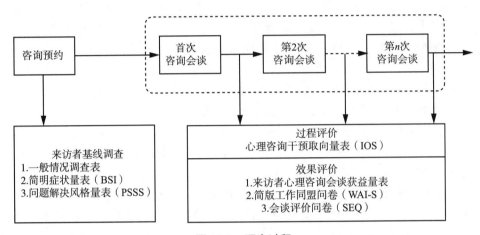

图13-1　研究过程

（四）统计分析

采用SPSS20.0进行数据录入，进行每次会谈的心理咨询干预取向和咨询获益、工作同盟、会谈评价之间的相关分析；以3种干预取向为自变量，3种咨询效果指标（咨询获益、工作同盟和会谈评价）为因变量，进行多元回归分析；采用Amos20.0对3种问题解决风格的高、低分组下的干预取向影响咨询效果的路径模型进行多群组分析，检验不同问题解决风格对干预取向咨询效果的调节效应。

第二节　研究结果

一、研究对象的一般情况

本研究共发放基线调查量表348份，剔除规律填答、漏填条目超过30%的量表后，回收有效量表304份，有效回收率为87.36%。与会谈评价调查匹配后，有237名来访者进入本研究。来访者年龄在16～32岁，平均年龄为（21.09±2.22）岁，男性73人（占30.8%），女性164人（占69.2%）。大学一年级学生44人（18.6%），大学二年级学生50

人（21.1%），大学三年级学生59人（24.9%），大学四年级或大学五年级学生（建筑学或医学专业学生）49人（20.7%），研究生35人（14.8%）。

本研究共发放745份咨询会谈评价问卷，剔除规律填答、漏填条目超过30%及缺少来访者基线信息的问卷后，回收有效问卷633份，即有633次咨询会谈纳入本研究，调查有效率为84.97%。咨询会谈由41名心理咨询师完成，平均每位咨询师提供咨询15.44次，平均每位来访者接受咨询2.67次。咨询师年龄在24～53岁，平均年龄为（32.24±6.69）岁，动力学理论取向均值为2.427±0.769，人本存在主义理论取向均值为3.367±0.663，认知行为治疗理论取向均值为3.790±0.768，家庭系统理论取向均值为2.891±0.884，后现代理论取向均值为3.321±0.668。女性29人（占70.7%），男性12人（占29.3%）。中级职称11人（占26.83%），副高职称5人（占12.20%），正高职称2人（占4.9%），累计咨询个案时长在300～1000小时者18人（占43.9%），1000～2000小时者12人（占29.3%），2000～3000小时者7人（占17.1%），3000小时以上者4人（占9.8%）。

二、心理咨询干预取向对咨询效果的影响

（一）心理咨询干预取向与工作同盟、咨询获益及会谈评价的相关分析

三种干预取向和工作同盟、咨询获益及会谈评价均呈显著正相关（$P < 0.01$），详见表13-2。

表13-2　心理咨询干预取向与工作同盟、咨询获益及会谈评价的相关分析（$n = 237$）

	思考取向	感受取向	行动取向	工作同盟	咨询获益	会谈评价
思考取向	1					
感受取向	0.279**	1				
行动取向	0.352**	0.283**	1			
工作同盟	0.369**	0.417**	0.419**	1		
咨询获益	0.265**	0.280**	0.350**	0.606**	1	
会谈评价	0.288**	0.406**	0.344**	0.631**	0.524**	1

注：**$P < 0.01$。

（二）心理咨询干预取向对咨询获益的影响

使用分层线性回归考察心理咨询干预取向对工作同盟的影响。以咨询获益总分为因变量，将基线调查所测的BSI得分及来访者的改变阶段和咨询次数作为控制变量以进入法纳入回归模型的第一层，将心理咨询干预取向的3个维度得分纳入回归模型的第二层，以逐步法进行模型估算和检验。

结果显示（表13-3），基线BSI对咨询获益的预测效应显著（$\beta = -0.154, t = -2.310, P < 0.05$），3种干预取向对工作同盟存在正向预测作用（$P < 0.01$），且在控制了改变阶段、咨询次数和基线BSI水平后，共解释咨询获益变异量的20.6%。

表13-3　心理咨询干预取向对咨询获益的影响（$n=237$）

因变量	步骤	变量	β	t	R	R^2	ΔR^2
咨询获益	第一层	改变阶段	0.045	0.600	0.224	0.050	0.050
		咨询次数	0.128	1.734			
		BSI	-0.179	-2.410*			
	第二层	改变阶段	0.040	0.598	0.506	0.256	0.206
		咨询次数	0.049	0.738			
		BSI	-0.154	-2.310*			
		行动取向干预	0.293	4.246***			
		感受取向干预	0.195	2.869**			
		思考取向干预	0.185	2.734**			

注：*$P<0.05$；**$P<0.01$；***$P<0.001$。

（三）心理咨询干预取向对工作同盟的影响

使用分层线性回归考察心理咨询干预取向对工作同盟的影响。以工作同盟总分为因变量，将基线BSI及来访者的改变阶段和咨询次数作为控制变量以进入法纳入回归模型的第一层，将3种心理咨询干预取向纳入回归模型的第二层，以逐步法进行模型估算和检验。

结果显示（表13-4），改变阶段和基线BSI对工作同盟的预测效应显著（$t=2.371$，$P<0.05$；$t=-1.975$，$P<0.05$），3种干预取向对工作同盟存在正向预测作用（$P<0.001$），且在控制了改变阶段、咨询次数和基线BSI后，共解释工作同盟变异量的27.3%。

表13-4　心理咨询干预取向对工作同盟的影响（$n=237$）

因变量	步骤	变量	β	t	R	R^2	ΔR^2
工作同盟	第一层	改变阶段	0.161	2.819**	0.253	0.064	0.064
		咨询次数	0.145	2.562*			
		BSI	-0.154	-2.687**			
	第二层	改变阶段	0.115	2.371*	0.580	0.337	0.273
		咨询次数	0.073	1.513			
		BSI	-0.096	-1.975*			
		行动取向干预	0.266	5.034***			
		感受取向干预	0.265	5.133***			
		思考取向干预	0.186	3.551***			

注：*$P<0.05$；**$P<0.01$；***$P<0.001$。

（四）心理咨询干预取向对会谈评价的影响

使用分层线性回归考察心理咨询干预取向对会谈评价的影响。以会谈评价总分为因变量（会谈深度、顺畅和积极3个因子的总分），将基线BSI及来访者的改变阶段和咨询次数作为控制变量以进入法纳入回归模型的第一层，将3种心理咨询干预取向纳入回归模型的第二层，以逐步法进行模型估算和检验。

结果显示（表13-5），基线BSI对会谈评价的预测效应显著（$t = -2.976$，$P < 0.01$），可解释工作同盟变异量的4.5%。3种干预取向对会谈评价存在正向预测作用，且在控制了改变阶段、咨询次数和基线BSI后，共解释会谈评价变异量的22.5%，其中感受取向干预（$\beta = 0.299$，$t = 5.495$，$P < 0.001$）对会谈评价的影响最大，其次为思考取向干预（$\beta = 0.210$，$t = 3.783$，$P < 0.001$），行动取向干预对会谈评价的影响最小（$\beta = 0.134$，$t = 2.439$，$P < 0.005$）。

表13-5　心理咨询干预取向对会谈评价的影响（$n = 237$）

因变量	步骤	变量	β	t	R	R^2	ΔR^2
会谈评价	第一层	改变阶段	0.091	1.580	0.212	0.045	0.045
		咨询次数	-0.001	-0.019			
		BSI	-0.205	-3.538[***]			
	第二层	改变阶段	0.045	0.877	0.520	0.270	0.225
		咨询次数	-0.068	-1.340			
		BSI	-0.152	-2.976[**]			
		感受取向干预	0.299	5.495[***]			
		思考取向干预	0.210	3.783[***]			
		行动取向干预	0.134	2.439[*]			

注：*$P < 0.05$；**$P < 0.01$；***$P < 0.001$。

（五）心理咨询干预取向对咨询效果的总体影响

相关分析结果显示，咨询获益、工作同盟和会谈评价之间的两两相关系数均> 0.5（$P < 0.01$），以其测量值构建咨询效果潜变量，形成心理咨询干预取向对咨询效果的结构方程模型，检验心理咨询干预取向对咨询效果的总体影响。

根据模型修正指数对理论模型进行修正后（图13-2），模型与样本的拟合指数检验体现在整体适配度方面（overall fit index），结果显示RMR为0.027（< 0.05），RMSEA为0.075（< 0.08），GFI为0.964（> 0.9），AGFI为0.952（> 0.9），NFI为0.964（> 0.9），CFI为0.964（> 0.9），均达到模型理想要求。

在简约适配度指数方面，量表的χ^2/df为2.085（< 3），表明模型拟合良好，详见表13-6。

表13-6　心理咨询干预取向影响咨询效果的修正后模型指数（ $n = 237$ ）

χ^2	df	χ^2/df	GFI	AGFI	NFI	CFI	IFI	RMR	RMSEA
29.190	14	2.085	0.972	0.952	0.958	0.964	0.964	0.027	0.075

　　3种心理咨询干预取向对咨询效果的路径系数均显著（ $P < 0.001$ ），三者对咨询效果的总体解释率为39%。

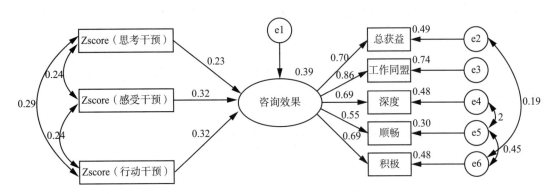

图13-2　心理咨询干预取向影响咨询效果的结构方程模型

三、来访者特征对心理咨询干预取向影响咨询效果的调节作用

（一）来访者思考型问题解决风格的调节作用分析

1. 思考型问题解决风格对干预取向影响咨询获益的调节作用　采用Amos群组比较法进行调节效应分析和模型检验（吴明隆，2013）。首先将自变量进行中心化处理，以减少模型变量间的共线性问题。其次将样本根据思考型问题解决风格得分的高、低27%原则分为高思考型问题解决风格组（以下简称"高思考型风格组"）和低思考型问题解决风格组（以下简称"低思考型风格组"），检验3种干预取向影响咨询获益的结构方程模型在不同思考风格组的稳定性，以无限制模型（所有参数自由估计）和限制模型（回归权重限制相等）之间 χ^2/df 变异检验作为是否存在调节作用的判断标准（吴明隆，2013）。将分组回归分析的无限制模型（所有参数自由估计）和限制模型（回归权重限制相等）进行比较后可发现，将模型主路径系数限制相等后， $\Delta\chi^2/df$ 为37.111/3（ $P < 0.001$ ），提示思考型问题解决风格对干预取向影响咨询获益的调节效应显著（吴明隆，2013）。

　　进一步比较高低思考型风格组3种干预取向对咨询获益的路径系数可发现（表13-7），在高思考型风格组3种干预取向对咨询获益均有积极预测作用（ $P < 0.01$ ）。在低思考型风格组，"思考干预取向→咨询获益"路径系数改变显著（ $t = -5.841$ ， $P < 0.001$ ），且由高思考型风格组的正向预测（0.37）转为负向预测（-0.22）。此外，在低思考型风格组，行动取向干预对咨询获益的预测作用显著增强，效果量从0.092上升至0.899。

表13-7 高、低思考型风格组路径系数差异检验（$n = 237$）

	高思考型风格组		低思考型风格组		差异检验 t
	路径系数	效果量 f^2	路径系数	效果量 f^2	
思考取向干预→咨询获益	0.365***	0.154	-0.222**	0.052	-5.841***
感受取向干预→咨询获益	0.197**	0.040	0.139*	0.020	1.335
行动取向干预→咨询获益	0.290**	0.092	0.688***	0.899	4.837***

注：*$P < 0.05$；**$P < 0.01$；***$P < 0.001$。

高、低思考型风格组的模型指数见图13-3和图13-4，两组修正后模型指数支持模型结构，见表13-8。

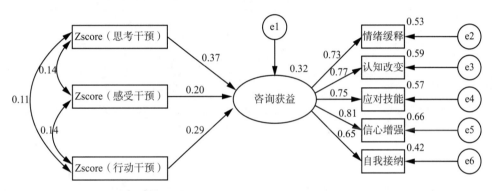

图13-3 高思考型风格组干预取向影响咨询获益的路径模型

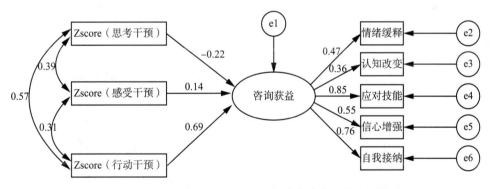

图13-4 低思考型风格组干预取向影响咨询获益的路径模型

表13-8 高、低思考型风格组的修正后模型指数（$n = 237$）

	χ^2	df	χ^2/df	GFI	AGFI	NFI	CFI	IFI	RMR	RMSEA
高思考型	43.239	16	2.702	0.954	0.902	0.927	0.952	0.953	0.021	0.064
低思考型	39.039	13	3.003	0.941	0.900	0.914	0.942	0.950	0.034	0.075

2.思考型问题解决风格对干预取向影响工作同盟的调节作用　将分组回归分析的无限制模型（所有参数自由估计）和限制模型（回归权重限制相等）进行比较后可发现，将模型主路径系数限制相等后，$\Delta\chi^2/\mathrm{d}f$ 为 13.286/3（$P<0.001$），提示思考型问题解决风格对干预取向影响工作同盟的调节效应显著。

进一步比较高、低思考型风格组 3 种干预取向对工作同盟的路径系数可发现（表 13-9），在高思考型风格组，思考取向干预（$P<0.001$）和行动取向干预（$P<0.001$）对工作同盟有积极预测作用，"感受取向干预→工作同盟"的路径系数不显著。在低思考型风格组，3 种干预取向对工作同盟均具有显著的正向预测作用。这说明"感受取向干预→工作同盟"在高、低思考型风格组中存在显著差异，进一步配对检验发现，该路径系数的改变显著（$t=3.668$，$P<0.01$）。

表 13-9　高、低思考型风格组路径系数差异检验（$n=237$）

	高思考型风格组		低思考型风格组		差异检验 t
	路径系数	效果量 f^2	路径系数	效果量 f^2	
思考取向干预→工作同盟	0.383***	0.172	0.255**	0.070	-1.660
感受取向干预→工作同盟	0.114	0.013	0.258**	0.071	3.668**
行动取向干预→工作同盟	0.354***	0.143	0.330**	0.122	-0.373

注：**$P<0.01$；***$P<0.001$。

高、低思考型风格组的模型指数见图 13-5 和图 13-6，两组修正后模型指数支持模型结构，见表 13-10。

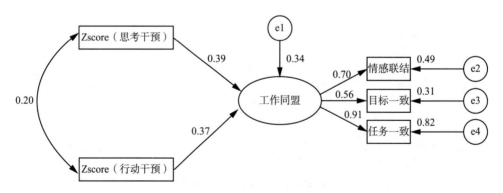

图 13-5　高思考型风格组干预取向影响工作同盟的路径模型

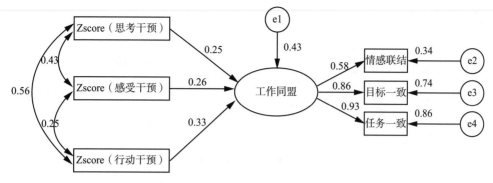

图13-6　低思考型风格组干预取向影响工作同盟的路径模型

表13-10　高、低思考型风格组的修正后模型指数（$n=237$）

	χ^2	df	χ^2/df	GFI	AGFI	NFI	CFI	IFI	RMR	RMSEA
高思考型	13.573	6	2.262	0.962	0.910	0.951	0.952	0.972	0.020	0.053
低思考型	16.678	6	2.780	0.978	0.924	0.949	0.978	0.967	0.021	0.075

3. 思考型问题解决风格对干预取向影响会谈评价的调节作用　将分组回归分析的无限制模型（所有参数自由估计）和限制模型（回归权重限制相等）进行比较后可发现，将模型主路径系数限制相等后，$\Delta\chi^2/df$为42.201/12（$P<0.001$），提示思考型问题解决风格对干预取向影响会谈评价的调节效应显著。

进一步比较高、低思考型风格组3种干预取向对工作同盟的路径系数可发现（表13-11），在高思考型风格组，感受取向干预（$P<0.001$）和行动取向干预（$P<0.01$）对会谈评价有积极预测作用，思考取向干预对会谈评价的路径系数不显著。在低思考型风格组，感受取向干预（$P<0.01$）和行动取向干预（$P<0.01$）对会谈评价有积极预测作用，思考取向干预对会谈评价的路径系数不显著。进一步配对检验发现，"行动取向干预→会谈评价"的路径系数在高、低思考风格组中的改变显著（$t=2.452$，$P<0.05$），低思考型风格组行动取向干预对会谈评价的影响显著大于高思考型风格组。

表13-11　高、低思考型风格组路径系数差异检验（$n=237$）

	高思考型风格组		低思考型风格组		差异检验
	路径系数	效果量f^2	路径系数	效果量f^2	t
思考取向干预→会谈评价	0.060	0.003	0.090	0.008	-0.084
感受取向干预→会谈评价	0.406***	0.197	0.245**	0.064	-0.066
行动取向干预→会谈评价	0.183**	0.035	0.265**	0.076	2.452*

注：*$P<0.05$；**$P<0.01$；***$P<0.001$。

高、低思考型风格组的模型指数见图13-7和图13-8，两组修正后模型指数支持模型结构，见表13-12。

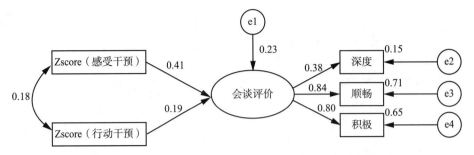

图 13-7 高思考型风格组干预取向影响会谈评价的路径模型

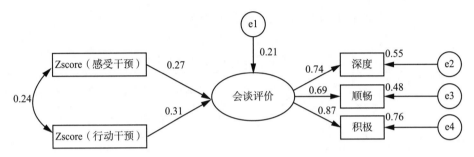

图 13-8 低思考型风格组干预取向影响会谈评价的路径模型

表 13-12 高、低思考型风格组的修正后模型指数（n = 237）

	χ^2	df	χ^2/df	GFI	AGFI	NFI	CFI	IFI	RMR	RMSEA
高思考型	9.553	4	2.388	0.987	0.951	0.968	0.981	0.981	0.030	0.069
低思考型	11.293	4	2.823	0.967	0.913	0.936	0.967	0.958	0.043	0.073

4. 来访者思考型问题解决风格对咨询效果的总体调节作用 将分组回归分析的无限制模型（所有参数自由估计）和限制模型（回归权重限制相等）进行比较后可发现，与将模型主路径系数限制相等后，$\Delta\chi^2/df$ 为 22.876/3（$P < 0.001$），提示思考型问题解决风格对干预取向影响总体咨询效果的调节效应显著（吴明隆，2013）。

进一步比较高、低思考风格组 3 种干预取向对咨询效果的路径系数可发现（表 13-13），在高思考型风格组，3 种干预取向对总体咨询效果均有积极预测作用（$P < 0.01$）。在低思考型风格组，"思考干预取向→咨询效果"路径系数改变显著（$t = -4.092$，$P < 0.001$）。

表 13-13 高、低思考型风格组路径系数差异检验（n = 237）

	高思考型风格组		低思考型风格组		差异检验
	路径系数	效果量 f^2	路径系数	效果量 f^2	t
思考取向干预→咨询效果	0.351***	0.141	0.043	0.002	-4.092***
感受取向干预→咨询效果	0.267***	0.077	0.172*	0.030	-1.872
行动取向干预→咨询效果	0.327***	0.120	0.521***	0.373	0.668

注：*$P < 0.05$；***$P < 0.001$。

高、低思考型风格组的模型指数见图13-9和图13-10，两组修正后模型指数支持模型结构，见表13-14。

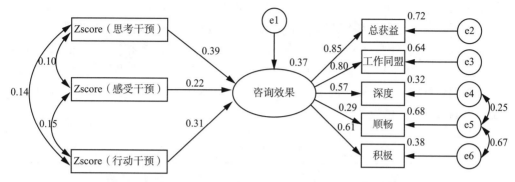

图13-9　高思考型风格组干预取向影响咨询效果的路径模型

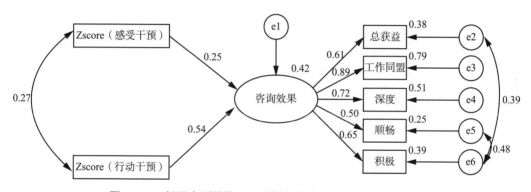

图13-10　低思考型风格组干预取向影响咨询效果的路径模型

表13-14　高、低思考型风格组的修正后模型指数（$n=237$）

	χ^2	df	χ^2/df	GFI	AGFI	NFI	CFI	IFI	RMR	RMSEA
高思考型	45.150	15	3.010	0.949	0.879	0.919	0.941	0.942	0.047	0.075
低思考型	30.228	11	2.748	0.958	0.883	0.945	0.960	0.961	0.038	0.068

（二）来访者感受型问题解决风格的调节作用

1.感受型问题解决风格对干预取向影响咨询获益的调节作用　将样本根据感受型问题解决风格得分的高、低27%原则分为高感受型问题解决风格组（以下简称"高感受型风格组"）和低感受型问题解决风格组（以下简称"低感受型风格组"），检验3种干预取向影响咨询获益的结构方程模型在不同感受风格组的稳定性。将分组回归分析的无限制模型（所有参数自由估计）和限制模型（回归权重限制相等）进行比较后可发现，将模型主路径系数限制相等后，$\Delta\chi^2/df$为18.210/5（$P=0.003$），提示感受型问题解决风格对干预取向影响咨询获益的调节效应显著（吴明隆，2013）。

进一步比较高、低感受型风格组3种干预取向对咨询获益的路径系数可发现（表

13-15），在高感受型风格组，感受取向干预（$P < 0.001$）和行动取向干预（$P < 0.001$）对咨询获益有积极预测作用，思考取向干预对咨询获益的路径系数不显著。在低感受型风格组，思考取向干预（$P < 0.01$）和感受取向干预（$P < 0.05$）对咨询获益有积极预测作用，行动取向干预对咨询获益的路径系数不显著。进一步配对检验发现，"思考取向干预→咨询获益"和"行动取向干预→咨询获益"的路径系数在高、低感受型风格组的改变显著（$t = 2.780$，$P < 0.01$；$t = -2.332$，$P < 0.05$），低感受型风格组的思考取向干预对咨询获益的影响要高于高感受型风格组，高感受型风格组的行动取向干预对咨询获益的影响要大于低感受型风格组。

表 13-15　高、低感受型风格组路径系数差异检验（$n = 237$）

	高感受型风格组		低感受型风格组		差异检验 t
	路径系数	效果量 f^2	路径系数	效果量 f^2	
思考取向干预→咨询获益	0.051	0.003	0.311***	0.107	2.780**
感受取向干预→咨询获益	0.405***	0.196	0.166*	0.028	−0.859
行动取向干预→咨询获益	0.363***	0.152	0.117	0.014	−2.332*

注：*$P < 0.05$；**$P < 0.01$；***$P < 0.001$。

　　高、低感受型问题解决风格组的模型指数见图 13-11 和图 13-12，两组修正后模型指数支持模型结构，见表 13-16。

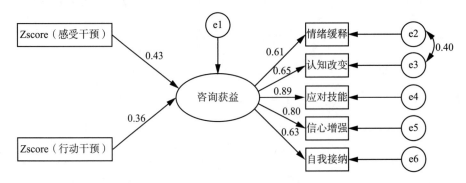

图 13-11　高感受型风格组干预取向影响咨询获益的路径模型

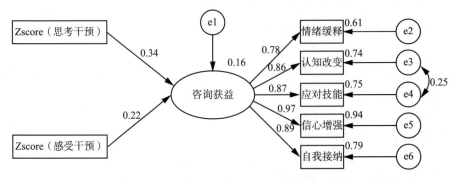

图 13-12　低感受型风格组干预取向影响咨询获益的路径模型

表13-16　高、低感受型风格组的修正后模型指数（ $n=237$ ）

	χ^2	df	χ^2/df	GFI	AGFI	NFI	CFI	IFI	RMR	RMSEA
高感受型	21.111	13	2.009	0.966	0.926	0.954	0.976	0.976	0.018	0.069
低感受型	35.098	12	2.925	0.951	0.903	0.966	0.977	0.978	0.040	0.078

2. 感受型问题解决风格对干预取向影响工作同盟的调节作用　将分组回归分析的无限制模型（所有参数自由估计）和限制模型（回归权重限制相等）进行比较后可发现，将模型主路径系数限制相等后， $\Delta\chi^2/df$ 为156.811/15（ $P<0.001$ ），提示感受型问题解决风格对干预取向影响工作同盟的调节效应显著。

进一步比较高、低感受型风格组3种干预取向对工作同盟的路径系数可发现（表13-17），在高感受型风格组，3种干预取向对工作同盟均有正向预测作用（ $P<0.001$ ）。在低感受型风格组，3种干预取向对工作同盟均有正向预测作用。进一步配对检验发现，"思考取向干预→工作同盟"的路径系数在高、低感受型风格组的改变显著（ $t=2.964$ ， $P<0.01$ ），低感受型风格组的思考取向干预对工作同盟的影响要显著大于高感受型风格组。

表13-17　高、低感受型风格组路径系数差异检验（ $n=237$ ）

	高感受型风格组		低感受型风格组		差异检验 t
	路径系数	效果量 f^2	路径系数	效果量 f^2	
思考取向干预→工作同盟	0.239***	0.061	0.410***	0.202	2.964**
感受取向干预→工作同盟	0.220***	0.051	0.210**	0.041	1.119
行动取向干预→工作同盟	0.400***	0.190	0.176*	0.032	-0.776

注：*$P<0.05$；**$P<0.01$；***$P<0.001$。

高、低感受型风格组的模型指数见图13-13和图13-14，两组修正后模型指数支持模型结构，见表13-18。

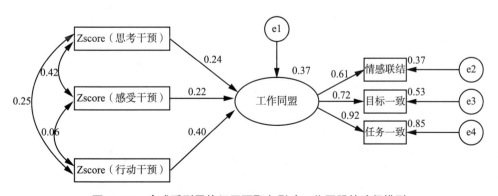

图13-13　高感受型风格组干预取向影响工作同盟的路径模型

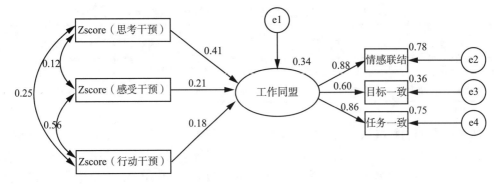

图 13-14　低感受型风格组干预取向影响工作同盟的路径模型

表 13-18　高、低感受型风格组的修正后模型指数（$n = 237$）

	χ^2	df	χ^2/df	GFI	AGFI	NFI	CFI	IFI	RMR	RMSEA
高感受型	43.239	16	2.702	0.954	0.902	0.927	0.952	0.953	0.021	0.064
低感受型	39.039	13	3.003	0.941	0.900	0.914	0.942	0.950	0.034	0.075

3. 感受型问题解决风格对干预取向影响会谈评价的调节作用　将分组回归分析的无限制模型（所有参数自由估计）和限制模型（回归权重限制相等）进行比较后可发现，将模型主路径系数限制相等后，$\Delta\chi^2/df$ 为 19.730/3（$P < 0.001$），提示感受型问题解决风格对干预取向影响会谈评价的调节效应显著。

进一步比较高、低感受型风格组3种干预取向对工作同盟的路径系数可发现（表13-19），在高感受型风格组，感受取向干预和行动取向干预对会谈评价均有正向预测作用（$P < 0.001$），思考取向干预对会谈评价的路径系数不显著。在低感受型风格组，思考取向干预（$P < 0.001$）和感受取向干预（$P < 0.05$）可正向预测会谈评价，行动取向干预对会谈评级的路径系数不显著。进一步配对检验发现，"思考取向干预→会谈评价"的路径系数在高、低感受型风格组的改变显著（$t = 4.257$，$P < 0.01$），低感受型风格组的思考取向干预对工作同盟的影响显著高于高感受型风格组。"行动取向干预→会谈评价"的路径系数在高、低感受型风格组的改变显著（$t = -2.853$，$P < 0.01$），高感受型风格组的行动取向干预对会谈评价的影响要显著大于低感受型风格组。

表 13-19　高、低感受型风格组路径系数差异检验（$n = 237$）

	高感受型风格组		低感受型风格组		差异检验
	路径系数	效果量 f^2	路径系数	效果量 f^2	t
思考取向干预→会谈评价	-0.022	0.000	0.370***	0.159	4.257***
感受取向干预→会谈评价	0.351***	0.141	0.196*	0.040	-0.207
行动取向干预→会谈评价	0.272***	0.080	0.035	0.001	-2.853**

注：*$P < 0.05$；**$P < 0.01$；***$P < 0.001$。

高、低感受型风格组的模型指数见图13-15和图13-16，两组修正后模型指数支持模型结构，见表13-20。

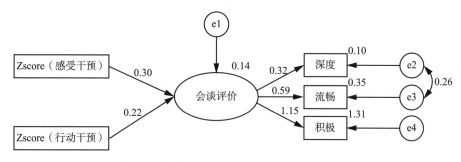

图13-15　高感受型问题解决组干预取向影响会谈评价的路径模型

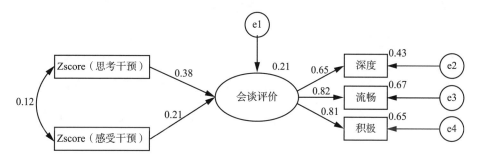

图13-16　低感受型风格组干预取向影响会谈评价的路径模型

表13-20　高、低感受型风格组的修正后模型指数（$n=237$）

	χ^2	df	χ^2/df	GFI	AGFI	NFI	CFI	IFI	RMR	RMSEA
高感受型	10.124	4	2.531	0.978	0.905	0.950	0.901	0.901	0.045	0.073
低感受型	6.891	4	1.723	0.988	0.956	0.975	0.989	0.990	0.028	0.056

4.感受型问题解决风格对干预取向影响总体咨询效果的调节作用　将分组回归分析的无限制模型（所有参数自由估计）和限制模型（回归权重限制相等）进行比较后可发现，将模型主路径系数限制相等后，$\Delta\chi^2$/df为19.734/3（$P<0.001$），提示感受型问题解决风格对干预取向影响总体咨询效果的调节效应显著。

进一步比较高、低感受型风格组3种干预取向对总体咨询效果的路径系数可发现（表13-21），在高感受型风格组，感受取向干预和行动取向干预对咨询效果均有正向预测作用（$P<0.001$），思考取向干预对咨询效果的路径系数不显著。在低感受型风格组，思考取向干预（$P<0.001$）和感受取向干预（$P<0.05$）可正向预测咨询效果，行动取向干预对咨询效果的路径系数不显著。进一步配对检验发现，"思考取向干预→咨询效果"的路径系数在高、低感受型风格组的改变显著（$t=3.905$，$P<0.01$），低感受型风格组的思考取向干预对咨询效果的影响要显著高于高感受型风格组。"行动取向干预→咨询效果"的路径系数在高、低感受型风格组的改变显著（$t=-2.358$，$P<0.01$），高

感受型风格组的行动取向干预对咨询效果的影响要显著大于低感受型风格组。

表13-21　高、低感受型风格组路径系数差异检验（$n = 237$）

	高感受型风格组		低感受型风格组		差异检验
	路径系数	效果量f^2	路径系数	效果量f^2	t
思考取向干预→咨询效果	0.064	0.004	0.422***	0.217	3.905***
感受取向干预→咨询效果	0.309***	0.106	0.221*	0.051	0.493
行动取向干预→咨询效果	0.427***	0.223	0.079	0.006	-2.358**

注：*$P < 0.05$；**$P < 0.01$；***$P < 0.001$。

　　高、低感受型风格组的模型指数见图13-17和图13-18，两组修正后模型指数支持模型结构，见表13-22。

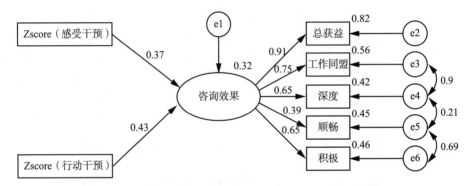

图13-17　高感受型风格组干预取向影响咨询效果的路径模型

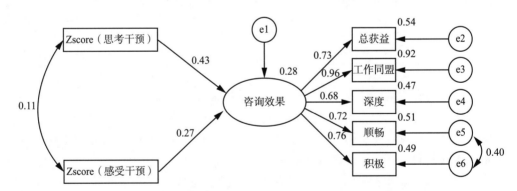

图13-18　低感受型风格组干预取向影响咨询效果的路径模型

表13-22　高、低感受型风格组的修正后模型指数（$n = 237$）

	χ^2	df	χ^2/df	GFI	AGFI	NFI	CFI	IFI	RMR	RMSEA
高感受型	33.131	11	3.011	0.961	0.900	0.951	0.966	0.935	0.028	0.077
低感受型	19.296	12	1.608	0.973	0.937	0.969	0.988	0.988	0.025	0.056

（三）来访者行动型问题解决风格的调节作用

1.行动型问题解决风格对干预取向影响咨询获益的调节作用　将样本根据行动型问题解决风格得分的高、低27%原则分为高行动型问题解决风格组（以下简称"高行动型风格组"）和低行动型问题解决风格组（以下简称"低行动型风格组"），检验3种干预取向影响咨询获益的结构方程模型在不同行动组的稳定性。将分组回归分析的无限制模型（所有参数自由估计）和限制模型（回归权重限制相等）进行比较后发现，将模型主路径系数限制相等后，$\Delta \chi^2/df$ 为66.3695/3（$P < 0.001$），提示行动型问题解决风格对干预取向影响咨询获益的调节效应显著（吴明隆，2013）。

进一步比较高、低行动型风格组3种干预取向对咨询获益的路径系数可发现（表13-23），在高行动型风格组，感受取向干预（$P < 0.001$）和行动取向干预（$P < 0.001$）对咨询获益有积极预测作用，思考取向干预对咨询获益的路径系数不显著。在低行动型风格组，思考取向干预（$P < 0.001$）和行动取向干预（$P < 0.01$）对咨询获益有正向预测作用，感受取向干预对咨询获益有负向预测作用（$P < 0.05$）。进一步配对检验发现，"思考取向干预→咨询获益"和"感受取向干预→咨询获益"的路径系数在高、低行动型风格组的改变显著（$t = 4.026$，$P < 0.01$；$t = -6.493$，$P < 0.001$），低行动型风格组的思考取向干预对咨询获益的影响高于高行动型风格组，感受取向干预对咨询获益的影响从高行动型风格组的正向影响转为低行动型风格组的负向影响（$P < 0.001$）。

表13-23　高、低行动型风格组路径系数差异检验（$n = 237$）

	高行动型风格组		低行动型风格组		差异检验 t
	路径系数	效果量 f^2	路径系数	效果量 f^2	
思考取向干预→咨询获益	0.092	0.009	0.429***	0.226	4.026**
感受取向干预→咨询获益	0.535***	0.401	−0.139*	0.020	−6.493***
行动取向干预→咨询获益	0.169**	0.029	0.267**	0.077	1.558

注：*$P < 0.05$；**$P < 0.01$；***$P < 0.001$。

高、低行动型风格组的模型指数见图13-19和图13-20，两组修正后模型指数支持模型结构，见表13-24。

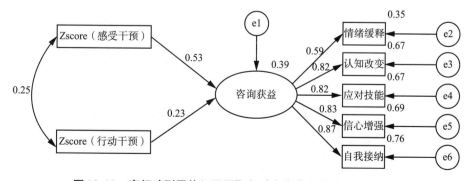

图13-19　高行动型风格组干预取向对咨询获益的影响路径模型

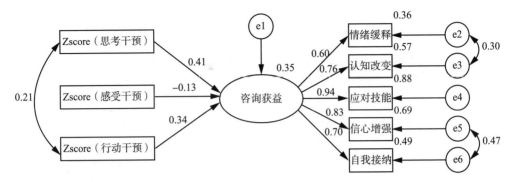

图 13-20 低行动型风格组干预取向对咨询获益的影响路径模型

表 13-24 高、低行动型风格组的修正后模型指数（$n = 237$）

	χ^2	df	χ^2/df	GFI	AGFI	NFI	CFI	IFI	RMR	RMSEA
高行动型	31.738	13	2.441	0.922	0.897	0.915	0.947	0.948	0.023	0.076
低行动型	49.079	17	2.887	0.954	0.894	0.945	0.963	0.964	0.044	0.075

2.行动型问题解决风格对干预取向影响工作同盟的调节作用 将分组回归分析的无限制模型（所有参数自由估计）和限制模型（回归权重限制相等）进行比较后可发现，将模型主路径系数限制相等后，$\Delta\chi^2/df$ 为 11.114/3（$P < 0.01$），提示行动型问题解决风格对干预取向影响工作同盟的调节效应显著（吴明隆，2013）。

进一步比较高、低行动型风格组 3 种干预取向对咨询获益的路径系数可发现（表 13-25），在高行动型风格组，3 种干预取向对工作同盟均有显著的正向预测作用（$P < 0.001$）。在低行动型风格组，思考取向干预（$P < 0.001$）和行动取向干预（$P < 0.001$）对工作同盟有正向预测作用，感受取向干预对工作同盟的预测作用不显著（$P > 0.05$）。进一步配对检验发现，"感受取向干预→工作同盟"的路径系数在高、低行动型风格组的改变显著（$t = -2.699$，$P < 0.01$），高行动型风格组的思考取向干预对工作同盟的影响要大于低行动型风格组（$P < 0.001$）。

表 13-25 高、低行动型风格组路径系数差异检验（$n = 237$）

	高行动型风格组		低行动型风格组		差异检验
	路径系数	效果量 f^2	路径系数	效果量 f^2	t
思考取向干预→工作同盟	0.288***	0.090	0.392***	0.182	1.420
感受取向干预→工作同盟	0.239***	0.061	-0.022	0.000	-2.699**
行动取向干预→工作同盟	0.296***	0.096	0.340***	0.131	1.309

注：**$P < 0.01$；***$P < 0.001$。

高、低行动型风格组的模型指数见图 13-21 和图 13-22，两组修正后模型指数支持模型结构，见表 13-26。

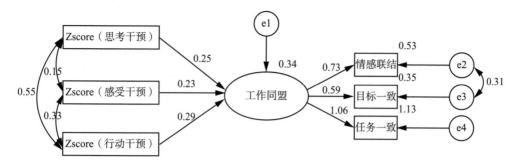

图13-21 高行动型风格组干预取向对工作同盟的影响路径模型

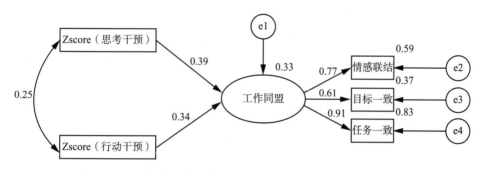

图13-22 低行动型风格组干预取向对工作同盟的影响路径模型

表13-26 高、低行动型风格组的修正后模型指数（$n=237$）

	χ^2	df	χ^2/df	GFI	AGFI	NFI	CFI	IFI	RMR	RMSEA
高行动型	6.579	5	1.316	0.988	0.948	0.985	0.996	0.996	0.010	0.038
低行动型	8.060	4	2.015	0.985	0.944	0.975	0.987	0.987	0.019	0.068

3.行动型问题解决风格对干预取向影响会谈评价的调节作用 将分组回归分析的无限制模型（所有参数自由估计）和限制模型（回归权重限制相等）进行比较后发现，将模型主路径系数限制相等后，$\Delta\chi^2$/df为20.815/3（$P<0.001$），提示行动型问题解决风格对干预取向影响会谈评价的调节效应显著（吴明隆，2013）。

进一步比较高、低行动型风格组3种干预取向对咨询获益的路径系数后发现（表13-27），在高行动型风格组，思考取向干预和感受取向干预对会谈评价有正向预测作用（$P<0.001$），行动取向干预对会谈评价的路径系数不显著。在低行动型风格组，3种干预取向对会谈评价均呈正向预测作用。进一步配对检验发现，"感受取向干预→会谈评价"的路径系数在高、低行动型风格组的改变显著（$t=-4.135$，$P<0.01$），高行动型风格组的思考取向干预对会谈评价的影响显著大于低行动型风格组（$P<0.001$）。

表13-27　高、低行动型风格组路径系数差异检验（n＝237）

	高行动型风格组		低行动型风格组		差异检验
	路径系数	效果量 f^2	路径系数	效果量 f^2	t
思考取向干预→会谈评价	0.276***	0.082	0.252***	0.068	-1.330
感受取向干预→会谈评价	0.474***	0.290	0.149*	0.023	-4.135**
行动取向干预→会谈评价	0.005	0.000	0.180**	0.033	1.225

注：*$P<0.05$；**$P<0.01$；***$P<0.001$。

高、低行动型问题解决风格组的模型指数见图13-23和图13-24，两组修正后模型指数支持模型结构，见表13-28。

表13-28　高、低行动型风格组的修正后模型指数（n＝237）

	χ^2	df	χ^2/df	GFI	AGFI	NFI	CFI	IFI	RMR	RMSEA
高行动型	5.417	3	1.806	0.990	0.950	0.979	0.990	0.990	0.017	0.062
低行动型	17.745	7	2.535	0.984	0.931	0.963	0.976	0.977	0.033	0.078

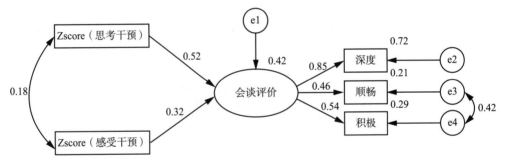

图13-23　高行动型风格组干预取向对会谈评价的影响路径模型

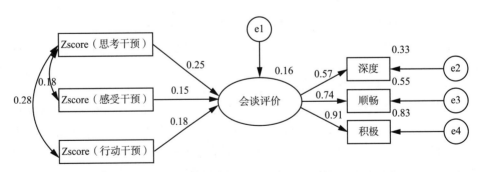

图13-24　低行动型风格组干预取向对会谈评价的影响路径模型

4.行动型问题解决风格对干预取向影响总体咨询效果的调节作用　将分组回归分析的无限制模型（所有参数自由估计）和限制模型（回归权重限制相等）进行比较后可发现，将模型主路径系数限制相等后，$\Delta\chi^2/df$为27.687/3（$P<0.001$），提示行动型问题解

决风格对干预取向影响会谈评价的调节效应显著（吴明隆，2013）。

进一步比较高、低行动型风格组3种干预取向对总体咨询效果路径系数，发现（表13-29）在高行动型风格组，思考取向干预和感受取向干预对总体咨询效果有正向预测作用（$P < 0.001$），行动取向干预对总体咨询效果的路径系数不显著。在低行动型风格组，思考取向干预和行动取向干预对总体咨询效果均呈正向预测作用（$P < 0.001$），感受取向干预对咨询效果的路径系数不显著。进一步配对检验发现，"感受取向干预→咨询效果"的路径系数在高、低行动型风格组的改变显著（$t = -4.704$，$P < 0.01$），高行动型风格组的感受取向干预对咨询效果的影响要显著高于低行动型风格组（$P < 0.001$）。"行动取向干预→咨询效果"的路径系数在高、低行动型风格组的改变显著（$t = 2.535$，$P < 0.01$），低行动型风格组的行动干预取向对咨询效果的影响要显著大于高行动型风格组。

表13-29 高、低行动型风格组路径系数差异检验（$n = 237$）

	高行动型风格组		低行动型风格组		差异检验 t
	路径系数	效果量 f^2	路径系数	效果量 f^2	
思考取向干预→咨询效果	0.270***	0.079	0.423***	0.218	1.138
感受取向干预→咨询效果	0.513***	0.357	0.034	0.001	-4.704**
行动取向干预→咨询效果	0.027	0.000	0.304***	0.102	2.535**

注：*$P < 0.05$；**$P < 0.01$；***$P < 0.001$。

高、低行动型问题解决风格组的模型指数见图13-25和图13-26，两组修正后模型指数支持模型结构，见表13-30。

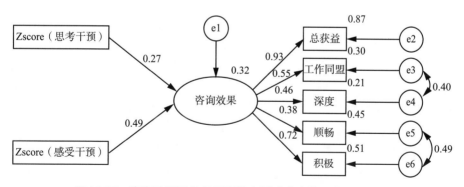

图13-25 高行动型风格组干预取向影响咨询效果的路径模型

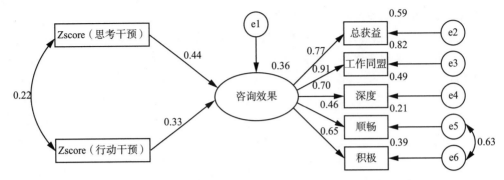

图 13-26　低行动型风格组干预取向影响咨询效果的路径模型

表 13-30　高、低行动型风格组的修正后模型指数（$n = 237$）

	χ^2	df	χ^2/df	GFI	AGFI	NFI	CFI	IFI	RMR	RMSEA
高行动型	23.232	12	1.936	0.970	0.906	0.952	0.975	0.976	0.033	0.080
低行动型	33.116	12	2.760	0.958	0.906	0.946	0.965	0.965	0.042	0.082

第三节　讨论与结论

　　本研究的回归分析结果显示，在控制了来访者的基线期心理健康水平（BSI）、改变阶段和咨询次数后，思考、感受和行动取向干预对咨询效果都有显著的预测作用，研究假设得到了支持。进一步对各干预取向的预测作用进行分析，发现行动取向干预对咨询获益和工作同盟的方差解释率最高，感受取向干预对会谈评价的方差解释率最高。以咨询获益、工作同盟和会谈评价3个维度作为显变量构建咨询效果潜变量，建立3种干预取向影响咨询效果的结构方程模型，发现3种干预取向对单次咨询效果的方差解释率达到39%。

　　不同类型问题解决风格对干预取向影响咨询效果调节效应的分析发现，思考型问题解决风格对思考取向干预具有显著的调节作用，对于低思考型问题解决风格的来访者思考取向干预并不影响咨询效果。

　　感受型问题解决风格对感受取向干预的调节效应并没有得到研究结果的支持，相反感受型问题解决风格会调节思考取向干预和行动取向干预对咨询效果的影响，思考取向干预对高感受型风格的来访者作用不显著，行动取向干预对低感受型风格的来访者作用不显著。

　　行动型问题解决风格对行动取向干预的作用具有调节效应，但其调节作用的方向与研究假设相反。本研究发现，对于高行动型风格来访者，行动取向干预的作用并不显著，相反行动取向干预对低行动型风格来访者的咨询效果有积极的影响。另外，行动型风格可调节感受取向干预的影响作用，感受取向干预对低行动型风格者的作用并不显著。通过分析来访者问题解决风格对干预取向影响咨询效果的调节作用，可以形成针对来访者特定问题解决风格匹配干预取向的选择指导。

　　据此，本研究初步整合了基于来访者问题解决风格的干预取向推荐清单，如表

13-31所示。对于高思考型问题解决风格来访者，宜增加思考取向和行动取向干预，在会谈中保持适当的感受取向干预；对于低思考型问题解决风格来访者，宜增加行动取向干预，在会谈中保持适当的感受取向干预；对于高感受型问题解决风格来访者，宜提高感受取向干预和行动取向干预；对于低感受型问题风格来访者，宜提高思考取向干预和行动取向干预，在会谈中保持适度的感受取向干预；对于高行动型问题解决风格来访者，宜增加感受取向干预，保持适度的思考取向干预；对于低行动型问题解决风格来访者，宜增加思考取向干预，保持适度的行为取向干预。该结果有望为咨询师的临床实践提供实证指引。

表 13-31　基于来访者问题解决风格的干预取向推荐清单

来访者特征（问题解决风格）	对咨询效果有正向影响作用的干预取向	建议干预取向
高思考型	思考取向（咨询获益[2]、工作同盟[2]、总体效果[1]）平均效应量＝0.157 感受取向（咨询获益[1]、会谈评价[2]、总体效果[1]）平均效应量＝0.082 行动取向（咨询获益[1]、工作同盟[1]、会谈评价[1]、总体效果[1]）平均效应量＝0.098	思考取向干预 ［适度使用感受取向干预］ ［适度使用行动取向干预］
低思考型	思考取向（对咨询获益有负向影响，工作同盟[1]）平均效应量＝0.007 感受取向（咨询获益[1]、工作同盟[1]、会谈评价[1]、总体效果[1]）平均效应量＝0.046 行动取向（咨询获益[3]、工作同盟[1]、会谈评价[1]、总体效果[3]）平均效应量＝0.393	行动取向干预 ［适度使用感受取向干预］ ［减少使用思考取向干预］
高感受型	思考取向（工作同盟[1]）平均效应量＝0.017 感受取向（咨询获益[2]、工作同盟[1]、会谈评价[1]、总体效果[1]）平均效应量＝0.124 行动取向（咨询获益[2]、工作同盟[2]、会谈评价[1]、总体效果[2]）平均效应量＝0.161	行动取向干预 感受取向干预
低感受型	思考取向（咨询获益[1]、工作同盟[2]、会谈评价[2]、总体效果[2]）＝0.171 感受取向（咨询获益[1]、工作同盟[1]、会谈评价[1]、总体效果[1]）＝0.04 行动取向（工作同盟[1]）平均效应量＝0.013	思考取向干预 ［适度使用感受取向干预］
高行动型	思考取向（工作同盟[1]、会谈评价[1]、总体效果[1]）平均效应量＝0.065 感受取向（咨询获益[3]、工作同盟[1]、会谈评价[2]、总体效果[3]）平均效应量＝0.277 行动取向（咨询获益[1]、工作同盟[1]）平均效应量＝0.031	感受取向干预 ［适度使用思考取向干预］ ［适度使用行动取向干预］
低行动型	思考取向（咨询获益[2]、工作同盟[2]、会谈评价[1]、总体效果[2]）平均效应量＝0.173 感受取向（对咨询获益有负向影响，会谈评价[1]）平均效应量＝0.011 行动取向（咨询获益[1]、工作同盟[1]、会谈评价[1]、总体效果[1]）平均效应量＝0.086	思考取向干预 ［适度使用行动取向干预］ ［减少使用感受取向干预］

注：1＝小效应量（0.02≤效应量＜0.15）；2＝中效应量（0.15≤效应量＜0.35）；3＝大效应量（效应量≥0.35）。

一、采用多群组分析来确定来访者－干预取向匹配规律

传统研究来访者－治疗方法匹配的方法是随机对照试验（RCT），将来访者随机分配进行2种或多种不同的独立治疗方法，再根据来访者的某种特征在方法－治疗效果的关系中的调节作用来确定匹配原则。例如，研究发现对于反映成就动机的内射型来访者，CBT的治疗效果优于IPT，因此建议对典型内射型来访者进行CBT（Marshall et al.，2008）。这种方式的匹配研究，将不同的方法作为独立实体，以类似于药物的方式可以跨治疗师、跨来访者、跨治疗情境而稳定发挥治疗作用。众多研究者对这种研究方法提出了批评（Messer，2004），不仅因为RCT研究无法穷尽比较当前400多种治疗方法的效果（Beutler et al.，2013），同时在实验室的苛刻条件控制下所产生的研究结果也难以直接应用于现实治疗情境。更为重要的是，当代心理治疗已经走向多方法、多学派的整合与折衷，大部分治疗师会根据来访者的特征及每次会谈的目标选择不同的方法、理论和技术加以整合（Norcross & Goldfried，2005）。这意味着研究者需要用更贴近自然治疗情境的方法来发现与来访者－治疗干预匹配有关的规律，指导治疗实践。

本研究发现咨询干预活动可以在思考、感受、行动3个取向上较为准确地干预，而且3种干预取向并非相互独立、排他性地发生在咨询情境中。咨询师在会谈中会不断调整、综合和转换干预焦点和干预策略。因此，更为理想的确定咨访匹配规律的方式是将咨询师的干预视为多维的连续变量，考察在不同特征的问题解决风格来访者群体中不同的干预取向对咨询效果的影响，将存在显著正向作用的干预取向视为更匹配该特征来访者的干预活动，将效应不显著甚至存在负向作用的干预取向视为不匹配该特征来访者的干预活动，以此建立匹配干预的推荐清单。

对连续变量进行调节效应分析的传统方法是将自变量和调节变量中心化后相乘，再通过分层回归分析检验该乘积（交互项）对因变量是否存在显著的预测作用，以此检验调节效应（温忠麟等，2005）。这种调节效应检验的方法只能检验单个调节变量和自变量之间的关系，且需要通过事后简单斜率检验来进一步确定单一自变量对因变量的预测作用在不同亚组的差异，无法检验多个自变量在不同亚组对因变量的影响，而且只能针对显变量进行检验。与传统的调节效应检验方法相比，通过结构方程的多群组分析方法检测调节效应，不仅可以考察潜变量的效应，而且在直接检验组间调节效应差异显著性的同时，能进一步明确两组结构方程的哪几条路径系数存在显著差异（Ryu，2015）。本研究的目的在于探索3种干预取向在不同问题解决风格来访者中影响咨询效果的路径是否存在差异，因此基于结构方程模型的多群组分析法更符合本研究的需要。

二、心理咨询干预取向对咨询效果的影响

本研究的回归分析结果显示，在控制了来访者的基线期心理健康水平（BSI）、改变阶段和咨询次数后，思考、感受和行动取向干预对咨询效果都有显著的预测作用，以咨询获益、工作同盟和会谈评价3个维度作为显变量构建咨询效果潜变量，建立3种干预取向影响咨询效果的结构方程模型，发现3种干预取向对单次咨询效果的方差解释率达到39%。干预取向总体反映了来访者感知的咨询师干预的积极性。DeFife等（2008）研究发现，来访者评价的咨询师在会谈中的活动量越多（session activity），咨询结束后来

访者的症状改善越明显，这与本研究的结果一致，也与过往研究发现的所有疗法总体有效的结论一致。Lambert（1992）发现咨询方法对咨询结局的预测只占15%，Wampold等（2002）的元分析发现咨询技术的影响可能更小。但是研究发现，如果从咨询方法和咨询技术的上一级抽象水平来测量咨询师的干预取向，则可以发现干预取向对会谈效果具有更大的影响作用。这与Goldfried的假设一致，在抽象水平适中的改变原则和咨询策略可能是起效的共同因子（Goldfried，1980）。

进一步对各干预取向的预测效应进行分析，发现不同的干预取向对单次会谈效果的不同方面的影响作用存在差异。具体而言，行动取向干预对咨询获益和工作同盟的方差解释率最高，感受取向干预对会谈评价的方差解释率最高。过往研究也发现，不同流派之间的咨询理论和干预技术会经由会谈影响的差异而表现出来（杨家平等，2018），如心理动力学－人际关系咨询技术和来访者评价的会谈深度呈正相关，且高于认知－行为咨询技术对会谈深度的影响。一方面，认知－行为取向的咨询会谈则被评价为更顺畅和容易，会谈后来访者的情绪也更积极（Pesale & Hilsenroth，2009）。行动取向干预以来访者的行动为焦点，通过激发行为动机、探索有效的行动方案及指导训练新的行为技能等策略来促进来访者的咨询改变，这也和咨询师在会谈过程的指导性有关。有关指导性的研究已发现，咨询师在会谈中的指导性与来访者的总体改善呈正相关，而且亚洲文化背景来访者对咨询师的指导性活动有更为积极的评价（Exum & Lau，1988）。另一方面，会谈评价所测量的是来访者对于单次咨询会谈是否顺畅，会谈后是否有感受积极的评价，本研究结果提示，咨询师在会谈中关注来访者的感受，以情感支持、情感探索、情感领悟和情感改变为主要策略，可以提高来访者对会谈的积极感受和评价。单次会谈的效果是咨询结局的中介变量（杨家平等，2018），本研究将咨询获益、工作同盟和会谈评价作为单次会谈效果的指标，反映了来访者在一次会谈中主观感受的收获、对咨访关系质量的评价及对会谈的整体评价，不同的干预取向对会谈效果的影响作用存在差异，行动取向干预可能以来访者感知的获益来作为中介影响最终结果，感受取向干预则通过提升来访者对会谈的积极感受从而促进来访者的参与，最终影响咨询结局。Watson和Greenberg（1996）也提出了类似的观点，思考、感受和行动干预取向是否通过不同的作用路径来影响咨询效果，有待于研究的进一步验证。

三、来访者问题解决风格对干预取向影响咨询效果的调节作用

本研究通过多群组分析发现，对于高思考型问题解决风格的来访者，思考取向干预对咨询获益、工作同盟和咨询效果都有显著的预测作用，且效应量均在0.15以上（中效应量），提示对于高思考型问题解决风格来访者，增加思考取向干预可有效提高咨询效果。该结果不仅符合临床观察，而且与以往研究结果一致。例如，Myers等（2009）发现，喜欢思考的人更倾向于逻辑决策，因而更适合接受认知治疗。Jinkerson等（2015）使用Myers-Briggs类型指标（MBTI）来预测不同类型来访者对认知治疗的反应情况，结果发现MBTI中的思考－情感维度是认知治疗效果的重要预测因子，喜欢思考的来访者比情感型个体有更大的总体改善。高思考倾向来访者倾向于建立逻辑联系，进行批判性思考，得出客观结论，故而与强调苏格拉底式对话和理性思维的认知疗法更加匹配（Beck，2005；Nezu et al.，2004），而且这种咨询风格也更吸引思考倾向的个体。此

外，对于高思考型问题解决风格来访者，感受取向干预对来访者的会谈评价具有中效应量的积极预测作用，对咨询获益和总体咨询效果有小效应量的预测作用，行动取向干预对咨询获益、工作同盟、会谈评价和总体咨询效果的预测作用也具有小效应量，且对工作同盟和总体咨询效果的预测效应量达到0.12以上，提示对于高思考型问题解决风格来访者，在会谈中加入感受取向和行动取向的干预对咨询效果也有适度的增值作用。Jinkerson等（2015）的研究结果显示，对于接受认知疗法的来访者而言，其初始功能水平对治疗效果的预测作用高于思考-情感特质，在其研究中，近1/2的来访者在接受治疗后出现临床显著改善。本研究在上一阶段的回归分析中也发现，总体而言3种干预取向对咨询效果都具有积极的影响。综合以上结果，说明对于高思考型问题解决风格的来访者，在实施咨询干预的过程中，3种干预取向都有积极作用，但咨询师可以着重加强思考取向干预，从而发挥来访者的个人优势，提高咨询效果。

本研究结果显示，对于低思考型问题解决风格的来访者，思考取向干预仅对工作同盟有小效应量的正向预测作用，对会谈评价和总体效果的预测作用不显著，且对咨询获益存在显著的负向预测作用，提示对于低思考型问题解决风格的来访者，聚焦于来访者的认知和旨在动用来访者思考活动的干预活动可能会阻碍来访者的咨询获益。过往有关咨询匹配的研究，通常基于来访者在某种倾向上的优势和偏好匹配相应的干预策略，忽略了来访者在该倾向上的低偏好或不足对咨询选择的影响。对于低思考型问题解决风格的个体，除了减少思考取向干预外，还需寻找更适合的干预活动。本研究发现，对于低思考型问题解决风格的来访者，行动取向干预对咨询获益的预测作用的效应量达0.899，对总体咨询效果也有大效应量的预测作用（0.373），这提示行动取向干预是与低思考型问题解决风格来访者相匹配的干预方式。此外，研究还发现感受取向干预可显著预测低思考型问题解决风格的来访者的咨询获益、工作同盟、会谈评价和总体咨询效果，提示感受取向干预对低思考型问题解决风格的来访者也具有咨询的增值效应。对于低思考型问题解决风格的来访者，咨询师需要减少思考取向的干预活动，在会谈中增加对来访者行为的关注，并在行为层面上和来访者进行讨论，促进来访者用行动来解决问题。此外，适当的情感支持和情感探索，可以进一步提高咨询中的工作同盟，改善咨询效果。

对于高感受型问题解决风格来访者，本研究发现感受取向干预对咨询获益有中效应量的预测作用（0.196），对工作同盟、会谈评价和总体咨询效果也有显著的预测作用，思考取向干预仅对工作同盟有积极预测作用。Carskadon（1979）发现情感偏好的人更喜欢以人为中心疗法（以感受取向干预为主），Graff（1976）发现带有想象和感觉释放的系统脱敏疗法对情感偏好的女性更有效，这与本研究结果一致，也再次说明针对来访者明显的感受偏好和感受加工优势，匹配相应的干预对咨询效果有积极的影响。另外，本研究发现行动取向干预对高感受型问题解决风格的来访者也有积极的影响作用，行动取向干预对高感受型问题解决风格的来访者的咨询获益、工作同盟和总体咨询效果具有中效应量的预测作用，这是以往研究尚未发现的现象，因为以往研究只关注和特定倾向相一致或相反的干预策略，忽略了其他干预策略的影响。本研究的结果表明，对于高感受型问题解决风格来访者，在咨询中增加身体活动，帮助来访者学习新的行为，通过布置家庭作业请来访者在咨询之外参与某活动等策略，与感受取向干预一样都可以有效提高咨询效果。不仅如此，将感受取向干预和行动取向干预加以联合，如用空椅技术（咨询中的行动）进行角色扮演和情绪宣泄，可能是对高感受型问题解决风格来访者更合适的咨询方法。另外，对于低感受型问题解决风格来访者，本研究发现对咨询效果影响最大的是思考取向干预，其对工作同盟、会谈评价和总体效果均有中效应量的正向预测作用（0.159～0.217），对咨询获益预测作用的效应量为0.107。传统理论将思考和感受视为一组相对的心理功能，也即在一种功能上的偏好和优势会导致在另一个功能上为相对劣势和低偏好。本研究发现来访者的感受型问题解决风格与思考型问题解决风格呈显著负相关（$r = -0.33$），和抽象概念学习方式呈显著负相关（$r = -0.270$），和理性偏好、理性加工能力均呈显著负相关（$r = -0.418$，$r = -0.319$），这意味着低感受型问题解决风格来访者更倾向于理性加工和抽象概念学习方式，故而思考取向干预方法可以令其更有效地投入咨询活动，从中学习并最终解决问题。本研究还发现，对于低感受型问题解决风格来访者，感受取向干预对咨询效果也有一定的正向预测作用，感受取向干预对低感受型问题解决风格来访者的咨询获益、工作同盟、会谈评价和总体效果均有积极的影响。尽管效应量不大，该结果依然不符合通常理解的匹配原则。

本研究发现，总体而言感受取向干预和工作同盟及会谈评价的相关系数均大于0.4，进一步的回归分析发现，感受取向干预对工作同盟和会谈评价的方差解释量达到了18%和15%，这意味着感受取向对咨询会谈的影响可能超越了匹配的效果。对于低感受型来访者而言，提高思考取向干预与其功能模式一致，而会谈中的情感支持等感受取向干预可以让来访者感受到与咨询师的情感联结，并且带来会谈的积极评价，从而促进其咨询投入。

根据认知体验自我模型，个体存在2种既相互独立又相互影响的信息加工系统：分析-理性加工系统和直觉-体验加工系统，两者在某种程度上可能存在对立关系（Epstein et al., 1992）。本研究发现在思考和感受型问题解决风格方面，根据其优势功能匹配相一致的干预取向都可以得到积极的咨询效果，同时对于非优势功能则可以增强相对立的干预取向，从而激发其对应功能在咨询中的积极运作。此外，行动干预取向除了总体可以增加会谈效果外，对于高感受型来访者也有非常重要的影响作用，对于低感受型来访者，感受取向干预也非完全无效，这是过往研究未曾发现的规律，可以帮助咨询师更全面地根据来访者特征进行匹配咨询。

在行动型问题解决风格方面，本研究发现了与传统匹配原则不同的规律。具体而言，对于高行动型来访者，行动取向干预仅对咨询获益和工作同盟有显著预测作用（效应量分别为0.029、0.096），感受取向干预对高行动倾向者咨询获益和总体咨询效果的预测作用具有大效应量（效应量分别为0.401、0.357），对会谈评价也有中效应量的预测作用（效应量为0.290）。这提示感受取向干预是更适合高行动型来访者的干预取向，而行动取向干预的作用有限。本研究发现，对于高行动倾向的来访者，行动取向干预不影响来访者的会谈评价。本研究中，会谈评价由三方面的评价组成：会谈深度、顺畅和积极。会谈深度与来访者在会谈中分享感受和深化理解有关，而行动取向干预重在实际行为的计划和训练，故而对会谈深度的影响较小。另外，会谈顺畅是来访者在会谈中感知到的舒适性、放松性和愉悦性，与感受取向、关系取向的干预关联更大（Stiles & Snow, 1984）。本研究的回归分析也显示，总体而言，行动取向干预对会谈评价的方差解释率不到3%。本研究发现对于高感受型问题解决风格来访者，行为取向干预具有重要的影响作用，而对于高行动型问题解决风格来访者，感受取向干预在3种干预取向中对咨询效果的影响最大，这提示在感受-行动轴上可能存在一种未被前人发现的联系。高行动型问题解决风格来访者与外倾性人格特质有关，因此除了偏好以行动解决问题外，高行动型问题解决风格来访者也可能表现出外向、活泼、乐群和情感外化的特点（Kazdin，1994），以情感支持、情感表达和宣泄为主要策略的感受取向干预可能让高行动型问题解决风格来访者得到足够的机会外化感受，减少了内在感受对其行动的阻碍，从而令其可以更好地发挥本已具备的行动优势。此外，本研究还发现，思考取向干预对高行动型问题解决风格来访者的工作同盟、会谈评价和总体咨询效果也有一定的积极影响（效应量在0.079～0.090），其机制可能与感受取向干预类似，并非直接作用于来访者的行动，而是通过认知探索、认知领悟和认知改变等策略间接协助其改善。另外，对于低行动型问题解决风格来访者，本研究发现思考取向干预对其咨询效果影响的效应量相对最大，其对咨询获益、工作同盟和总体咨询效果均有中效应量的影响作用（效应量在0.182～0.226）。这一结果符合临床观察，低行动型问题解决风格来访者在行动力、行动偏好和行动果决性方面不足，以探索想法、分析反思为主要方式的思考取向干预与其自然的功能模式更为一致。

但本研究还发现，对于低行动型问题解决风格来访者，行动取向干预对其咨询获益、工作同盟、会谈评价和总体咨询效果均有一定的积极影响（效应量在0.033～0.131），这意味着对于不习惯和不擅长通过行为来解决问题的来访者，在咨询中适当地聚焦于来访者的行为，就如何解决问题和如何有效行动进行讨论，可以让来访者感受会谈的有益性，并对咨访关系和会谈本身产生积极评价。本研究还发现除了一致性匹配（干预和来访者的倾向一致）外，对于低行动型问题解决风格来访者，互补性匹配也能带来积极的效果（干预和来访者的倾向相反）。咨询干预与来访者的优势功能一致，激发来访者通过优势功能参与咨询和解决问题之外，对于某种劣势功能进行补偿可能也有积极的作用。低行动型问题解决风格来访者除了不偏好以行动解决问题外，通常存在缺乏问题解决技巧、行动力不足及缺少必要的行为指引等问题，而咨询师在会谈中和来访者讨论具体的问题解决，进行行为训练，指导其改变行为习惯，这恰好帮助低行动型问题解决风格来访者解决其核心问题，从而提高咨询效果。最后，本研究发现，对于低行动型问题解决风格来访者，感受取向干预的作用不显著（仅对会谈评价有积极作用，且效应量仅为0.023），甚至对咨询获益产生显著的负向影响。该结果再一次提示在感受和行动之间存在一致性的匹配规律。

四、基于调节作用分析推荐心理咨询干预取向与心理咨询疗法

综合3种干预取向和来访者3种问题解决风格的调节作用分析，可发现在思考-感受、思考-行动及感受-行动存在相应的来访者特征-咨询干预匹配规律。

（1）思考-感受在功能上通常呈对立关系，因此在来访者特征-干预取向的匹配上，存在"此消彼长"的现象。例如，对于低思考型问题解决风格来访者，需要匹配高感受取向干预；对于低感受型问题解决风格来访者，需要匹配高思考取向干预；对于高感受型问题解决风格来访者，思考取向干预作用不显著。唯一例外是，对于高思考型问题解决风格来访者，感受取向干预依然可以积极影响其咨询效果，本研究推测这是因为感受

取向干预本身对咨询效果的影响作用要大于匹配的影响。

（2）思考-行动在功能上呈互补关系，因此存在"低风格-高干预"的匹配规律。例如，对于低思考型问题解决风格来访者，行动取向干预对咨询效果具有最大的影响作用；对于低行动型问题解决风格来访者，思考取向干预对咨询效果具有最大的影响作用。这提示思考和行动在功能上可能互补，即当思考功能较弱时，加强行动功能是最有效的咨询策略，当来访者的行动功能较弱时，加强思考功能是一种有力的补偿。而当思考和行动功能占优势时，相应的行动取向干预和思考取向干预对咨询便不具显著优势。

（3）感受-行动可能具有共变因子，故而存在"同进退"的匹配模式。例如，对于高感受型问题解决风格来访者，行动取向干预是最有效的干预方式，对于高行动型问题解决风格来访者，感受取向干预是最有效的干预方式；相反，对于低感受型问题解决风格来访者，行动取向干预对咨询效果无显著影响，对于低行动型问题解决风格来访者，感受取向干预甚至会负向影响咨询获益。这提示感受功能和行动功能之间可能存在共同的相关特征，本研究推测外倾性是联系感受型问题解决风格和行动型问题解决风格的中间变量，这意味着高感受型问题解决风格来访者可以借有行动取向干预的外化活动来有效解决问题，而高行动型问题解决风格来访者也可以借由情感表达等感受取向干预来提升行动能力，低感受型问题解决风格来访者对感受的抑制、忽略可能使得要求积极在外部世界活动的行动干预取向难以生效，而低行动型问题解决风格来访者也会因为对情绪的聚焦、放大和沉浸而进一步加深其行为延缓、低效等问题。

（4）思考型问题解决风格和感受型问题解决风格存在"一致性"匹配规律，即对于高思考型问题解决风格来访者，可匹配高思考取向干预，对于高感受型问题解决风格来访者，可匹配高感受取向干预，对于低思考型问题解决风格来访者，思考取向干预无效甚至会妨碍咨询获益。唯一的例外是，对于低感受型问题解决风格来访者，感受取向干预依然有效，这再次反映了感受取向干预在总体上对咨询效果的积极作用。

（5）行动型问题解决风格和行动取向干预之间匹配具有特殊规律。对于高行动型问题解决风格来访者，行动取向干预并非咨询效果的主要影响因素，对于低行动型问题解决风格来访者，行动取向干预可以通过改善其行动而有效提高咨询效果。

根据以上匹配规律，再结合本书第四章所提取的9种主流心理咨询疗法代表咨询师在会谈中的干预取向特征，本研究可为咨询师在临床实践中如何选择干预取向和治疗方法提供实证指引。

第十四章

心理咨询风格偏好和心理咨询风格一致性对咨访关系的影响

在精准心理治疗多维匹配模型下，确定来访者适合的心理干预方法，明确干预取向选择后，临床决策最重要的问题是来访者"适合哪位心理治疗师"，即咨询风格选择问题。心理咨询风格反映了咨询师工作时的方式和特点，当来访者偏好和咨询师的咨询风格一致时，咨询互动更为顺畅，也会取得更好效果。

第一节　研究设计

一、研究目的

偏好一致性研究是来访者-咨询方法匹配研究常见范式。偏好反映了来访者喜欢什么样的心理咨询，是执行循证心理咨询的关键因素之一。一般认为，实际咨询和来访者偏好一致时，来访者参与会更主动，依从性会更强（Houle et al.，2013），咨访互动顺畅，脱落率会降低，咨询效果会提高。相反，假如心理咨询和来访者喜欢的咨询方式不一致，脱落率会升高，咨询满意度会降低（Swift et al.，2013；Lindhiem et al.，2014）。偏好成为选择适宜咨询、实现咨访匹配的一个重要参考依据。

早期偏好研究关注的是来访者对咨询师社会人口学特征和咨询方法的偏好，常用的研究方法有直接询问法、观看视频法（Devine & Fernald，1973）和阅读文字法（Garfield，1997）。直接询问法通过直接提问来确定来访者偏好。观看视频法中，来访者会观看一些咨询视频，从中选取自己最为偏好的一种方法。阅读文字法中，来访者阅读一些咨询过程记录文字，然后根据偏好做出选择。直接询问法要求来访者对心理咨询较为了解，否则无法做出回答。观看视频法和阅读文字法容易混淆无关变量，也无法测量偏好强度。另外，整合主义取向咨询师越来越多，咨询方法无法有效区分这些咨询师，心理咨询风格更能反映这些咨询师的特点（Cooper & Norcross，2016）。一些研究者开始关注心理咨询风格偏好，尝试编制心理咨询风格偏好量表来测量来访者偏好情况。不过，现有心理咨询风格研究关注了其与一些来访者特征的匹配效果，但并未将心理咨询风格和来访者偏好衔接起来。

本研究在澄清心理咨询风格概念内涵和结构的基础上，编制了维度相互对应的心理咨询风格量表和心理咨询风格偏好量表，为心理咨询风格偏好一致性研究提供了条件。心理咨询是咨询师和来访者互动的过程，心理咨询师的行为及其特点，以及来访者的特点对咨询过程顺利推进都有重要影响，Hill 等（1992）认为咨询师和来访者变量及环境变量已经为咨询中每一个时间发生什么做好了准备。若咨询师的心理咨询风格和来访者的偏好一致，来访者的参与热情和卷入程度会升高，会表现出更多的合作行为，其效果首先会表现在首次咨询的咨访关系方面。

咨访关系是预测咨询效果的一个重要指标（Norcross，2002），咨询初期良好的咨访关系会防止来访者脱落，为咨询顺利深入推进奠定基础。工作同盟是一种重要的咨访关系，它指咨访双方对咨询目标的同意程度，对如何达成这些目标的同意程度及由此建立的情感联结（Bordin，1979）。工作同盟反映了一种合作关系，与咨询效果有中等程度正相关（Martin et al.，2000）。心理咨询风格通过心理咨询行为表现出来，来访者偏好和咨询师的咨询风格一致，双方互动会更为顺畅，有利于咨询关系的形成、咨询目标的明确和咨询任务的制订。有研究发现，不同的来访者可能适合不同的工作同盟，有些来访者喜欢热情、支持的咨询师，而有些来访者反而喜欢客观的、公事公办的咨询师（Bachelor，1995）。这可能和来访者的心理咨询风格偏好有关。研究假设，心理咨询风格和心理咨询风格偏好一致会促进工作同盟的建立。研究将对假设进行检验，并探索心理咨询风格和心理咨询风格偏好一致对不同群体来访者咨询工作同盟的预测作用，为其选择更合适的心理咨询提供指导。

二、研究对象和方法

（一）研究对象

本研究在河南省1所本科院校、广东省6所本科院校心理咨询中心进行。邀请2017年11月至2018年1月这7所学校心理咨询中心来访者参加研究。参加研究来访者304人，其中女性占71.1%，男性占28.9%；来访者平均年龄为（21.03±2.02）岁，最小年龄为18岁，最大年龄为27岁；本科一年级学生占27.6%，本科二年级学生占11.8%，本科三年级学生占38.2%，本科四年级学生占21.1%，其他人群占1.3%；第一次预约心理咨询来访者占73.0%，非第一次预约来访者占27.0%；家庭经济条件较好的来访者占16.4%，家庭经济条件一般的来访者占74.0%，家庭经济条件贫困的来访者占9.6%。

心理咨询师纳入标准：咨询时长累计超过300小时，接收过系统的心理咨询训练，每周有专门时间从事心理咨询工作，有意愿参与本研究。邀请上述7所学校心理咨询中心咨询师参加本研究。共有17名符合纳入标准咨询师最终参与，其中女性9名，男性8名；累计咨询时长达300～500小时者1名，500～1000小时者4名，1000～1500小时者3名，2000小时以上者9名；咨询师接受过认知行为治疗取向、以人为中心取向、心理动力学取向、家庭治疗取向、沟通分析取向、沙盘治疗取向等训练。

（二）研究工具

1.心理咨询风格量表（counseling style scale，CSS）　采用第九章第四节研究所确定的心理咨询风格量表正式版。量表内部一致性系数为0.909，信效度较好。

2.心理咨询风格偏好量表（counseling style preference scale，CSPS）　采用第十章第四节研究所确定的心理咨询风格偏好量表正式版。量表内部一致性系数为0.807，信效度较好。

3.简版工作同盟问卷（working alliance inventory-short form，WAI-S）（秦旻，2010） 问卷详情见第十一章第一节。本研究内部一致性系数在0.90以上，具有较好的信效度。

4.健康问卷（schwartz outcome scale-10,SOS-10） 用于测量个体心理健康状况，量表包括10个条目，分别从身体状况、人际关系、未来希望、生活兴趣、趣味制造、心理健康、自我原谅、生活进展、矛盾处理和心态平和等方面进行7级自我评价，得分越高，代表心理健康水平越高。信度系数为0.753（张倩，2009）。

（三）统计分析

首先需要确立心理咨询风格和心理咨询风格偏好的一致性指标，常用反映2个变量匹配情况的指标来表示，包括2个变量相减的绝对值（倪聪，2016）和2个变量得分之积（Beutler et al.，2012），本研究采用2个变量得分之积来表示匹配情况：对2个量表各维度得分中心化，以相应维度乘积代表一致性程度，即指导性匹配＝指导性×指导性偏好，亲近性匹配＝亲近性×亲近性偏好，计划性匹配＝计划性×计划性偏好。通过相关分析、独立样本t检验等分析指导性匹配、亲近性匹配、计划性匹配与工作同盟的关系，通过回归分析检验指导性匹配、亲近性匹配和计划性匹配对工作同盟的预测作用及其余变量的调节作用。所有数据使用SPSS20.0进行分析处理。

（四）研究过程

委托7所高校心理咨询中心邀请来访者和咨询师参与研究。咨询师在咨询前填写心理咨询风格量表，获得咨询师心理咨询风格情况，来访者在心理咨询预约时填写心理咨询风格偏好量表和健康问卷，获得来访者心理咨询风格偏好情况和心理健康水平情况。将研究程序嵌入心理咨询中心现有预约咨询程序，来访者预约时按照现有程序（按照来访者和心理咨询师咨询时间及来访者意愿）约定咨询师进行咨询，首次咨询结束后来访者填写工作同盟问卷。课题组对7所心理咨询中心负责心理咨询管理人员进行培训，由其负责相关资料收集工作。

第二节 研究结果

一、心理咨询风格偏好和心理咨询风格一致性对工作同盟的影响

（一）心理咨询风格偏好和心理咨询风格一致性与工作同盟的相关分析

对心理咨询风格偏好和心理咨询风格一致性与首次咨询工作同盟及其各维度进行相关分析（表14-1）。指导性匹配（$r=0.160$，$P<0.01$）、亲近性匹配（$r=0.239$，$P<0.01$）和计划性匹配（$r=0.160$，$P<0.05$）与工作同盟呈显著正相关，指导性匹配与情感联结（$r=0.184$，$P<0.01$）和目标一致（$r=0.182$，$P<0.01$）呈显著正相关，亲近性匹配与情感联结（$r=0.148$，$P<0.01$）、目标一致（$r=0.183$，$P<0.01$）、

任务一致（$r=0.324$，$P<0.01$）呈显著正相关，计划性匹配和任务一致（$r=0.120$，$P<0.05$）、目标一致（$r=0.147$，$P<0.05$）呈显著正相关。

表14-1　心理咨询风格偏好和心理咨询风格一致性与工作同盟相关分析（$n=304$）

	指导性匹配	亲近性匹配	计划性匹配
工作同盟	0.160**	0.239**	0.069*
情感联结	0.184**	0.148**	0.079
目标一致	0.182**	0.183**	0.120*
任务一致	0.082	0.324**	0.147*

注：*$P<0.05$；**$P<0.01$。

（二）心理咨询风格偏好和心理咨询风格一致高低组工作同盟的差异比较

根据指导性匹配、亲近性匹配和计划性匹配大小将样本排序，以27%为界值将样本分为匹配高低两组，通过独立样本t检验比较高低两组工作同盟及其各维度得分差异。结果发现，指导性匹配高低两组在工作同盟（$t=-2.448$，$P=0.015$）、情感联结（$t=-3.277$，$P<0.001$）、目标一致（$t=-2.595$，$P=0.01$）上得分有显著差异（表14-2），亲近性匹配高低两组在工作同盟（$t=-3.923$，$P<0.001$）及情感联结（$t=-2.051$，$P=0.042$）、目标一致（$t=-4.534$，$P<0.001$）、任务一致（$t=-3.986$，$P<0.001$）上均有显著差异（表14-3），计划性匹配高低两组在工作同盟（$t=-2.618$，$P=0.01$）、目标一致（$t=-2.258$，$P=0.024$）和任务一致（$t=-2.962$，$P=0.004$）上有显著差异（表14-4）。

表14-2　指导性匹配高低组工作同盟差异比较（$n=304$）

	指导性匹配高	指导性匹配低	t	P
工作同盟	40.62±9.47	37.05±9.66	-2.448	0.015*
情感联结	13.52±3.14	11.73±3.18	-3.722	0.000***
目的一致	13.62±3.53	12.18±3.72	-2.595	0.010*
任务一致	13.48±3.72	13.13±3.39	-0.626	0.532

注：*$P<0.05$；***$P<0.001$。

表14-3　亲近性匹配高低组工作同盟差异比较（$n=304$）

	亲近性匹配高	亲近性匹配低	t	P
工作同盟	42.55±8.36	37.09±9.56	-3.923	0.000***
情感联结	13.55±2.98	12.59±3.07	-2.051	0.042*
目的一致	14.20±3.01	11.86±3.60	-4.534	0.000***
任务一致	14.80±3.52	12.64±3.50	-3.986	0.000***

注：*$P<0.05$；***$P<0.001$。

表14-4 计划性匹配高低组工作同盟差异比较（ $n=304$ ）

	计划性匹配高	计划性匹配低	t	P
工作同盟	42.95±8.33	39.55±8.09	-2.618	0.010*
情感联结	13.75±3.08	12.95±2.67	-1.754	0.081
目的一致	14.35±3.06	13.25±3.03	-2.285	0.024*
任务一致	14.85±3.15	13.35±3.25	-2.962	0.004**

注：*$P<0.05$；**$P<0.01$。

（三）心理咨询风格偏好和心理咨询风格一致性对工作同盟的预测

根据相关文献和研究假设，采用回归分析考察心理咨询风格偏好和心理咨询风格一致性对首次咨询工作同盟的预测作用，以工作同盟为因变量，以指导性匹配、亲近性匹配和计划性匹配为自变量。结果显示，指导性匹配、亲近性匹配和计划性匹配对工作同盟有显著预测作用（表14-5）。

表14-5 咨询风格偏好和咨询风格一致性对工作同盟的回归分析（ $n=304$ ）

因变量	自变量	df	MS	R^2/β	F/t	P
工作同盟		3	10.655	0.134	14.188	0.000***
	指导性匹配			0.217	4.082	0.000***
	亲近性匹配			0.243	4.840	0.000***
	计划性匹配			0.201	3.768	0.000***

注：***$P<0.001$。

二、来访者有无咨询经历的调节作用

（一）有无咨询经历来访者工作同盟的比较

与首次咨询来访者相比，有咨询经历来访者对心理咨询目标、过程和形式更为了解，能够形成合理预期，能更准确地知道什么样的咨询对自己帮助更大，更懂得如何配合咨询师形成工作目标，推进工作任务，在工作同盟上应该得分更高。为考察这一不同，对有无咨询经历来访者工作同盟进行独立样本t检验。结果显示，首次咨询来访者比有过咨询经历来访者的工作同盟（ $t=-2.959$ ， $P<0.01$ ）、目标一致（ $t=-2.789$ ， $P<0.01$ ）、任务一致（ $t=-3.907$ ， $P<0.01$ ）得分更低，差异有统计学意义，而两者在来访者和咨询师的情感联结上无显著差异（表14-6）。

表14-6 有无咨询经历来访者工作同盟比较（ $n=304$ ）

	无因变量	有因变量	t	P
工作同盟	38.72±10.18	42.10±8.11	-2.959	0.004**
情感联结	12.80±3.21	13.30±3.10	-1.210	0.227

续表

	无因变量	有因变量	t	P
目标一致	12.70±3.80	14.05±3.37	-2.789	0.006**
任务一致	13.22±3.88	14.75±2.58	-3.907	0.000***

注：**$P<0.01$；***$P<0.001$。

（二）来访者有无咨询经历的调节作用分析

首次咨询来访者和有过咨询经历来访者在工作同盟和心理咨询风格偏好上均有一定差异，为考察有无咨询经历在偏好和心理咨询风格一致与工作同盟的关系中是否存在调节作用，采用逐步分层回归分析对调节作用进行检验。首先，对有无咨询经历进行效应编码，对所有变量进行中心化处理。然后，以乘积项作为交互项，即有无咨询经历×指导性匹配、有无咨询经历×亲近性匹配、有无咨询经历×计划性匹配分别代表三组交互项。最后，考察来访者偏好和咨询风格一致性在咨询工作同盟预测中有无咨询经历的调节作用。采用逐步分层回归，分别以工作同盟及其各维度为因变量，将指导性匹配、亲近性匹配、计划性匹配、有无咨询经历纳入回归方程第一层，将3组交互项纳入回归方程第二层。

结果显示（表14-7），指导性匹配、亲近性匹配和计划性匹配显著正向预测来访者的工作同盟、情感联结、目标一致和任务一致，有无咨询经历与计划性匹配的乘积正向预测作用显著，即有无咨询经历对计划性匹配和工作同盟、情感联结、目标一致、任务一致起调节作用。

表14-7 有无咨询经历的调节作用分析（$n=304$）

因变量	步骤	自变量	B	β	F	R^2	ΔR^2
工作同盟	1	指导性匹配	0.143	0.164*	7.785***	0.137	0.137
		亲近性匹配	0.261	0.267***			
		计划性匹配	0.238	0.269***			
		是否首次咨询	0.050	0.052			
	2	是否首次咨询×计划性匹配	0.319	0.298*	10.550***	0.205	0.068
情感联结	1	指导性匹配	0.176	0.200**	5.620***	0.103	0.103
		亲近性匹配	0.152	0.155*			
		计划性匹配	0.244	0.274***			
		是否首次咨询	0.065	0.067			
	2	是否首次咨询×计划性匹配	0.298	0.276***	7.876***	0.162	0.059
目标一致	1	指导性匹配	0.154	0.181**	6.233***	0.112	0.112
		亲近性匹配	0.216	0.226***			
		计划性匹配	0.184	0.214**			
		是否首次咨询	0.042	0.045			

续表

因变量	步骤	自变量	B	β	F	R^2	ΔR^2
	2	是否首次咨询×计划性匹配	0.269	0.257***	7.988***	0.164	0.051
任务一致	1	指导性匹配	0.074	0.085	9.898***	0.167	0.167
		亲近性匹配	0.346	0.352***			
		计划性匹配	0.238	0.268***			
		是否首次咨询	0.033	0.035			
	2	是否首次咨询×计划性匹配	0.323	0.300***	12.014***	0.237	0.070

注：$*P < 0.05$；$**P < 0.01$；$***P < 0.001$。

变量的调节作用可以通过调节变量和自变量在因变量水平上的交互作用进行检验。为进一步了解有无咨询经历的调节作用模式，以27%为标准，将计划性匹配分为高低分两组，进行2×2方差分析。结果显示，计划性匹配对工作同盟的主效应显著（$F = 16.606$，$df = 1$，$P < 0.001$），有无咨询经历对工作同盟的主效应不显著（$F = 0.111$，$df = 1$，$P = 0.111$），有无咨询经历与计划性匹配交互作用显著（$F = 12.062$，$df = 1$，$P < 0.001$）（图14-1）。

计划性匹配对情感联结的主效应显著（$F = 10.893$，$df = 1$，$P = 0.001$），有无咨询经历对情感联结的主效应不显著（$F = 0.829$，$df = 1$，$P = 0.364$），有无咨询经历与计划性匹配交互作用显著（$F = 9.442$，$df = 1$，$P = 0.003$）（图14-2）。

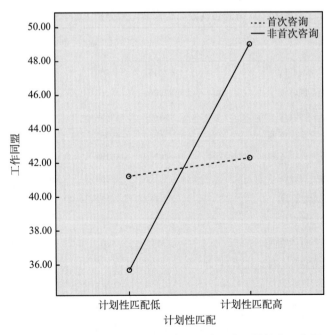

图14-1　有无咨询经历与计划性匹配对工作同盟的交互作用

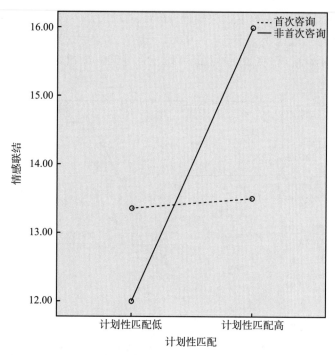

图14-2　有无咨询经历与计划性匹配对情感联结的交互作用

计划性匹配对目标一致的主效应显著（ $F = 10.876$ ，$\mathrm{d}f = 1$ ，$P = 0.001$ ），有无咨询经历对目标一致的主效应不显著（ $F = 0.001$ ，$\mathrm{d}f = 1$ ，$P = 0.971$ ），有无咨询经历与计划性匹配交互作用显著（ $F = 7.422$ ，$\mathrm{d}f = 1$ ，$P = 0.007$ ）（图14-3）。

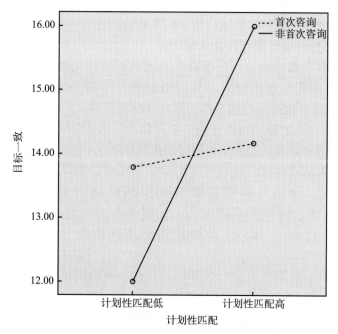

图14-3　有无咨询经历与计划性匹配对目标一致的交互作用

计划性匹配对任务一致的主效应显著（$F=18.297$，$df=1$，$P<0.001$），有无咨询经历对任务一致的主效应不显著（$F=0.001$，$df=1$，$P=0.991$），有无咨询经历与计划性匹配交互作用显著（$F=12.190$，$df=1$，$P=0.001$）（图14-4）。

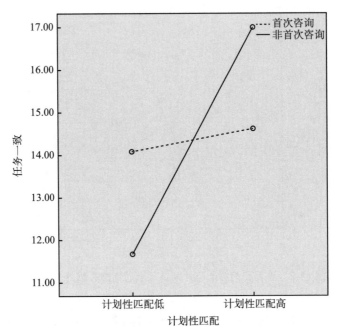

图14-4　有无咨询经历与计划性匹配对任务一致的交互作用

总体来看，有无咨询经历对计划性匹配和工作同盟及其各维度的关系均存在显著的交互作用。如图14-1～图14-4所示，非首次咨询组的计划性匹配对工作同盟、情感联结、目标一致和任务一致预测线的斜率更大。

进一步进行简单效应检验，分析首次咨询的调节作用模式。结果发现，对首次咨询来访者而言，计划性匹配对工作同盟的简单效应不显著（$F=0.566$，$df=1$，$P=0.453$），计划性匹配高低组的工作同盟没有显著差异（$t=-1.063$，$P=0.453$）。对非首次咨询来访者而言，计划性匹配对工作同盟的简单效应显著（$F=16.957$，$df=1$，$P<0.001$），计划性匹配高低组的工作同盟存在显著差异（$t=-13.333$，$P<0.001$）。

对首次咨询来访者而言，计划性匹配对情感联结的简单效应不显著（$F=0.081$，$df=1$，$P=0.776$），计划性匹配高低组的情感联结没有显著差异（$t=-0.143$，$P=0.776$）。对非首次咨询来访者而言，计划性匹配对情感联结的简单效应显著（$F=12.089$，$df=1$，$P=0.001$），计划性匹配高低组的情感联结存在显著差异（$t=-4.000$，$P=0.001$）。

对首次咨询来访者而言，计划性匹配对目标一致的简单效应不显著（$F=0.514$，$df=1$，$P=0.474$），计划性匹配高低组的目标一致没有显著差异（$t=-0.381$，$P=0.474$）。对非首次咨询来访者而言，计划性匹配对目标一致的简单效应显著（$F=10.794$，$df=1$，$P=0.001$），计划性匹配高低组的目标一致存在显著差异（$t=-4.000$，$P=0.001$）。

对首次咨询来访者而言，计划性匹配对任务一致的简单效应不显著（$F = 0.966$，$df = 1$，$P = 0.327$），计划性匹配高低组的任务一致没有显著差异（$t = -0.540$，$P = 0.327$）。对非首次咨询来访者而言，计划性匹配对任务一致的简单效应显著（$F = 17.963$，$df = 1$，$P < 0.001$），计划性匹配高低组的任务一致存在显著差异（$t = -5.333$，$P < 0.001$）。

由以上结果可知，有无咨询经历在计划性匹配对工作同盟及其各维度的关系上发挥调节作用。对于有咨询经历来访者而言，计划性匹配对工作同盟及其各维度的影响更有意义。

三、来访者心理健康水平的调节作用

（一）心理健康水平高低来访者工作同盟的比较

心理咨询是来访者和咨询师的双向互动，来访者自身心理健康水平高低与来访者自身人格特征、行为模式、心理资源等密切相关，影响心理咨询目标任务达成和咨询的难易程度。为考察在心理咨询风格偏好和心理咨询风格一致性与工作同盟关系中来访者心理健康水平是否有调节作用，以27%为临界值，将来访者心理健康水平分为高分组和低分组，通过独立样本 t 检验比较来访者工作同盟得分差异。结果显示（表14-8），心理健康水平高分组和低分组的工作同盟及各维度并无显著差异。

表14-8　心理健康水平高分组和低分组工作同盟比较（$n = 164$）

因变量	高分组	低分组	t	P
工作同盟	41.68±9.94	41.14±8.38	-0.373	0.709
情感联结	13.58±3.35	13.81±2.89	0.467	0.641
目标一致	14.00±3.85	13.57±3.02	-0.778	0.438
任务一致	14.11±3.96	13.76±2.96	-0.616	0.539

（二）来访者心理健康水平调节作用分析

基于来访者心理健康水平在心理咨询过程中有不同行为表现的假设，通过回归分析考察偏好和心理咨询风格一致性对心理健康水平不同来访者是否有不同作用。首先，对所有变量进行中心化处理。然后，以乘积项作为交互项，即心理健康水平×指导性匹配、心理健康水平×亲近性匹配、心理健康水平×计划性匹配分别代表三组交互项。最后，考察来访者偏好和咨询风格一致性对工作同盟预测中来访者心理健康水平的调节作用。采用逐步分层回归，分别以工作同盟及其各维度为因变量，将指导性匹配、亲近性匹配、计划性匹配、来访者心理健康水平纳入回归方程第一层，将三组交互项纳入回归方程第二层。

结果显示（表14-9），指导性匹配、亲近性匹配和计划性匹配显著正向预测来访者的工作同盟、情感联结和目标一致，亲近性匹配和计划性匹配显著正向预测任务一致，

心理健康水平与亲近性匹配的乘积对工作同盟及其各维度正向预测作用显著，即来访者心理健康水平对亲近性匹配和工作同盟及其各维度的关系起调节作用。

表14-9　来访者心理健康水平的调节作用（$n=304$）

因变量	步骤	自变量	B	β	F	R^2	ΔR^2
工作同盟	1	心理健康水平	0.008	0.009	7.785***	0.137	0.137
		指导性匹配	0.143	0.164*			
		亲近性匹配	0.261	0.267***			
		计划性匹配	0.238	0.269***			
	2	心理健康水平×亲近性匹配	0.222	0.192*	5.884***	0.162	0.025
情感联结	1	心理健康水平	−0.011	−0.012	5.620***	0.103	0.103
		指导性匹配	0.176	0.200**			
		亲近性匹配	0.152	0.155*			
		计划性匹配	0.244	0.274***			
	2	心理健康水平×亲近性匹配	0.203	0.175*	4.440***	0.128	0.025
目标一致	1	心理健康水平	0.030	0.035	6.233***	0.112	0.111
		指导性匹配	0.154	0.181**			
		亲近性匹配	0.216	0.226***			
		计划性匹配	0.184	0.214**			
	2	心理健康水平×亲近性匹配	0.229	0.203**	4.983***	0.141	0.028
任务一致	1	心理健康水平	−0.002	−0.002	9.898***	0.167	0.167
		指导性匹配	0.074	0.085			
		亲近性匹配	0.346	0.352***			
		计划性匹配	0.238	0.268***			
	2	心理健康水平×亲近性匹配	0.185	0.160*	6.826***	0.183	0.016

注：*$P<0.05$；**$P<0.01$；***$P<0.001$。

为进一步了解来访者心理健康水平的调节作用模式，以27%为临界值，将来访者按照亲近性匹配和来访者心理健康水平分组，进行2×2方差分析。结果显示，亲近性匹配对工作同盟的主效应显著（$F=13.109$，$df=1$，$P<0.001$），来访者心理健康水平对工作同盟的主效应不显著（$F=0.568$，$df=1$，$P=0.453$），来访者心理健康水平与亲近性匹配交互作用显著（$F=13.303$，$df=1$，$P<0.001$）（图14-5）。

亲近性匹配对情感联结的主效应显著（$F=4.573$，$df=1$，$P=0.035$），来访者心理健康水平对工作同盟的主效应显著（$F=4.573$，$df=1$，$P=0.035$），来访者心理健康水平与亲近性匹配交互作用显著（$F=10.290$，$df=1$，$P=0.002$）（图14-6）。

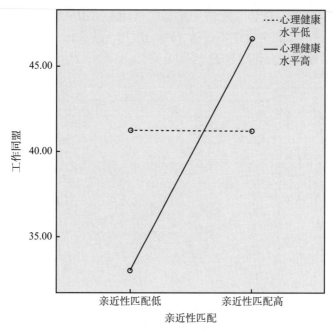

图14-5 来访者心理健康水平与亲近性匹配对工作同盟的交互作用

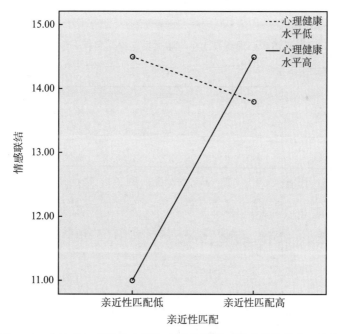

图14-6 来访者心理健康水平与亲近性匹配对情感联结的交互作用

亲近性匹配对目标一致的主效应显著（$F = 11.786$，$\mathrm{d}f = 1$，$P = 0.001$），来访者心理健康水平对目标一致的主效应不显著（$F = 0.398$，$\mathrm{d}f = 1$，$P = 0.530$），来访者心理健康水平与亲近性匹配交互作用显著（$F = 15.394$，$\mathrm{d}f = 1$，$P < 0.001$）（图14-7）。

亲近性匹配对任务一致的主效应显著（$F = 14.641$，$df = 1$，$P < 0.001$），来访者心理健康水平对任务一致的主效应不显著（$F = 0.325$，$df = 1$，$P = 0.570$），来访者心理健康水平与亲近性匹配交互作用显著（$F = 6.369$，$df = 1$，$P = 0.013$）（图14-8）。

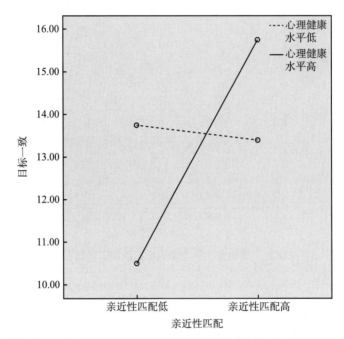

图14-7　来访者心理健康水平与亲近性匹配对目标一致的交互作用

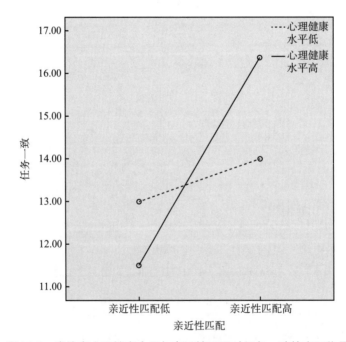

图14-8　来访者心理健康水平与亲近性匹配对任务一致的交互作用

以上结果表明，来访者心理健康水平对亲近性匹配和工作同盟及其各维度的关系存在显著的调节作用。由图14-5～图14-8可知，心理健康水平高者亲近性匹配对工作同盟的预测线的斜率更大。

进一步进行简单效应检验，分析来访者心理健康水平的调节作用模式。结果发现，对心理健康水平低的来访者而言，亲近性匹配对工作同盟的简单效应不显著（$F = 0.001$，$df = 1$，$P = 0.982$），亲近性匹配高分组和低分组的工作同盟没有显著差异（$t = 0.050$，$P = 0.982$）。对心理健康水平高分组来访者而言，亲近性匹配对工作同盟的简单效应显著（$F = 20.073$，$df = 1$，$P < 0.001$），亲近性匹配高分组和低分组的工作同盟存在显著差异（$t = -13.625$，$P < 0.001$）。

对心理健康水平低的来访者而言，亲近性匹配对情感联结的简单效应不显著（$F = 0.835$，$df = 1$，$P = 0.363$），亲近性匹配高分组和低分组的情感联结没有显著差异（$t = 0.700$，$P = 0.363$）。对于心理健康水平高分组来访者而言，亲近性匹配对情感联结的简单效应显著（$F = 10.861$，$df = 1$，$P = 0.001$），亲近性匹配高分组和低分组的情感联结存在显著差异（$t = -3.500$，$P = 0.001$）。

对心理健康水平低的来访者而言，亲近性匹配对目标一致的简单效应不显著（$F = 0.176$，$df = 1$，$P = 0.676$），亲近性匹配高分组和低分组的目标一致没有显著差异（$t = 0.350$，$P = 0.676$）。对心理健康水平高分组来访者而言，亲近性匹配对目标一致的简单效应显著（$F = 20.566$，$df = 1$，$P < 0.001$），亲近性匹配高分组和低分组的目标一致存在显著差异（$t = -5.250$，$P < 0.001$）。

对心理健康水平低的来访者而言，亲近性匹配对任务一致的简单效应不显著（$F = 1.240$，$df = 1$，$P = 0.269$），亲近性匹配高分组和低分组的任务一致没有显著差异（$t = -1.000$，$P = 0.269$）。对心理健康水平高分组来访者而言，亲近性匹配对任务一致的简单效应显著（$F = 15.323$，$df = 1$，$P < 0.001$），亲近性匹配高分组和低分组的任务一致存在显著差异（$t = -4.875$，$P < 0.001$）。

总体来看，来访者心理健康水平对亲近性匹配和工作同盟及其各维度的关系发挥调节作用，对心理健康水平高的来访者而言，亲近性匹配对工作同盟及其各维度的影响更大。

第三节　讨论与结论

一、心理咨询风格偏好和心理咨询风格一致性对咨访关系的影响

心理咨询是心理咨询师帮助来访者解决心理问题的过程，心理咨询师和来访者的双向互动是心理咨询顺利开展和取得效果的保证，也是心理咨询的本质特征。心理咨询风格反映了心理咨询师习惯化的工作特点，对来访者的行为表现和参与积极性会产生影响；心理咨询风格偏好反映了来访者对心理咨询师工作特点的偏好情况，对来访者自身行为、感受和咨询师的行为、感受都会产生影响。因此，研究心理咨询风格偏好和心理咨询风格一致性会对咨访互动产生积极影响。

工作同盟是心理咨询中的重要共同因素，被看作是有效咨询的传送带，也被认为是

咨访双方共同努力发生改变的关键因素，研究选择工作同盟作为咨访关系的反映指标。以大学心理咨询中心咨询师和来访者作为被试，以心理咨询风格偏好量表和心理咨询风格量表对应维度乘积，即指导性匹配、亲近性匹配和计划性匹配，作为两者一致性的反映指标，研究心理咨询风格偏好和心理咨询风格一致性对首次咨询工作同盟的影响。

结果表明，指导性匹配、亲近性匹配和计划性匹配与工作同盟存在相关性，指导性匹配、亲近性匹配和计划性匹配在工作同盟各维度上得分有显著差异，指导性匹配、亲近性匹配和计划性匹配对工作同盟有显著正向预测作用。这证实了原初假设，也进一步支持了前人的研究结论。Hill 等（1988）研究发现咨询师指导性并不直接影响咨询效果，而是和来访者某些特征结合共同影响咨询效果。Beutler 等也证实低阻抗的来访者和高指导的咨询，以及高阻抗的来访者和低指导的咨询会促进工作同盟和咨询效果。胡姝婧（2008）认为当来访者接受咨询师的指导时，指导性才会促进会谈效果。阻抗某种程度上反映了来访者对咨询师工作的接受程度，即其工作是否对自己的问题有所帮助，低阻抗的来访者对指导性更为接受，相反高阻抗的来访者对咨询师的指导更为不接受。胡姝婧的研究结论则与本研究结论相互印证，来访者的偏好与咨询师的指导一致时，来访者更愿意接受指导，咨询效果也会提升。

咨访双方的心理距离对工作同盟有重要影响，Wiseman 和 Tishby（2014）研究发现低依恋回避的咨询师和低依恋回避的来访者匹配时，来访者症状缓解更多。依恋回避和亲近性紧密相关，这种咨访匹配的一致性原则也支持偏好一致会促进工作同盟的结论。现有研究也认为，对早期咨访关系建立来说，咨访依恋模式的一致性匹配似乎更为恰当。本研究将首次工作同盟作为结果指标，同咨访依恋模式匹配的研究结论一致。不过，该结论能否适用于咨询中后期尚需要进一步检验。

以往心理咨询风格研究并未对计划性予以关注，本研究将计划性作为心理咨询风格的重要维度。研究也发现计划性匹配与工作同盟总分、目标一致和任务一致得分显著相关，计划性匹配高低组在工作同盟、目标一致和任务一致上有显著差异。计划性主要反映了咨询师在形成咨询计划、掌握咨询节奏方面的行为特征，其与情感表露关系不强，故而计划性匹配与情感联结得分相关不显著。计划性主要涉及如何实现目标、如何推进计划，故而其与目标一致和任务一致显著相关。

总体来看，偏好反映了来访者偏爱的心理咨询行为特点，来访者偏好和咨询师行为特征一致，满足了来访者需要，更有利于达成咨询目标、任务和形成情感联结，也更容易形成良好的咨访关系。

二、来访者有无咨询经历的调节作用

研究分析了心理咨询风格偏好和心理咨询风格一致性对工作同盟影响，有无咨询经历的调节作用。结果发现，首次咨询来访者比有咨询经历来访者的工作同盟（$t = -2.959$，$P < 0.01$）、目标一致（$t = -2.789$，$P < 0.01$）、任务一致（$t = -3.907$，$P < 0.01$）得分更低，差异有统计学意义。回归分析发现，指导性匹配、亲近性匹配和计划性匹配显著正向预测来访者的工作同盟、情感联结、目标一致和任务一致，有无咨询经历对计划性匹配和工作同盟、情感联结、目标一致、任务一致的关系起调节作用。方差分析发现，计划性匹配对工作同盟及其各维度主效应显著，有无咨询经历主效应不

显著，有无咨询经历与计划性匹配交互作用显著。简单效应分析发现，对有咨询经历的来访者，计划性匹配简单效应显著，对首次咨询来访者，计划性匹配简单效应不显著。对有咨询经历的来访者，计划性匹配对工作同盟的影响更大。

这种差异可能和两者对心理咨询的了解程度有关。研究发现，有心理咨询经历的人，对心理咨询动机更强，会预期自己能够维持咨询关系，能与咨询师愉快相处，对咨询预期更为客观，也更为重视咨询中的个人投入（张惠，2010）。因为经历过心理咨询，他们会更了解心理咨询师会通过怎样的行为帮助自己，对自己的问题也有一定的认识和思考，因而更懂得如何选择适合自己的心理咨询师，偏好反映了他们更合理、真实的需求和偏爱情况，偏好和实际情况一致对他们更有意义。首次咨询来访者对心理咨询不够了解，偏好虽然也能反映其情况，对其意义则不如有心理咨询经历的来访者重要，因而偏好与实际情况是否一致的影响也会降低。

三、来访者心理健康水平的调节作用

研究分析了心理咨询风格偏好和心理咨询风格一致对工作同盟的影响，来访者心理健康水平的调节作用。回归分析发现，指导性匹配、亲近性匹配和计划性匹配显著正向预测来访者的工作同盟、情感联结、目标一致和任务一致，来访者心理健康水平对亲近性匹配和工作同盟、情感联结、目标一致、任务一致的关系起调节作用。方差分析发现，亲近性匹配对工作同盟及其各维度主效应显著，来访者心理健康水平对工作同盟、目标一致、任务一致主效应不显著，对情感联结主效应显著，来访者心理健康水平与亲近性匹配交互作用显著。简单效应分析发现，对于心理健康水平较高的来访者，亲近性匹配简单效应显著，对于心理健康水平较低的来访者，亲近性匹配简单效应不显著。对于心理健康水平高的来访者，亲近性匹配对工作同盟的影响更大。

这种差异可能和来访者的自愈能力和咨询诉求有关。相对于心理健康水平较低的来访者，心理健康水平较高的来访者自愈能力较强，心理资源较多，能更好地与咨询师进行互动，进而符合其偏好的咨询行为特点，更有利于调动其自身资源，更愿意投入心理咨询过程，从而更有利于咨询目标、任务和工作同盟的建立。对于心理健康水平较低的来访者，心理问题更为严重，解决问题的动机和需求更为强烈，选择合适的心理咨询技术可能比选择合适的心理咨询风格意义更大，心理咨询风格和偏好一致性对其影响便会降低。另外，心理健康水平较低的来访者，自身感受性、对咨询的参与能力较弱，也许心理咨询风格和偏好一致性对来访者的影响需要更长时间才能显现，而本次调查仅限于首次咨询，故而偏好一致性对其咨访关系的影响较小。

总体来看，心理咨询风格与偏好一致会提升咨访关系。来访者有无咨询经历、心理健康水平对咨询风格匹配和工作同盟的关系有调节作用。对于有心理咨询经历的来访者和心理健康水平较高的来访者，偏好和心理咨询风格一致对提升咨访关系更为重要。该结论对于在临床实践中，了解来访者心理咨询风格偏好及咨询师咨询风格提供了依据，为进行来访者偏好和咨询师咨询风格匹配提供了基本原则。

第五篇
实 践 应 用

前四篇分别从精准心理治疗的溯源创新、理论构建、工具研制及实证研究进行了较为完整的介绍，形成了精准心理治疗多维匹配模型这一新的实践应用模式。本篇主要呈现了精准心理治疗多维匹配模型在医疗机构、个人执业及案例督导等若干场景的实践应用。

第十五章

精准心理治疗多维匹配模型的实践应用

精准心理治疗多维匹配模型实践应用的核心任务是"匹配与选择"，着重体现在"由合适的人在合适的时间用合适的方法"为来访者进行心理治疗。

目前，在绝大多数实际的临床工作中，关于心理治疗的匹配和选择主要凭借从业人员的工作经验及尊重来访者的个人意愿，甚至仅仅是靠碰运气，由此出现大量"不匹配"和"选择不当"的问题，从而导致医疗资源的浪费、来访者治疗信心的丧失及治疗效率和效果低下等问题。

在此背景下，来访者是否适合心理治疗，以及如何"匹配和选择"合适的心理治疗方法和心理治疗师成为精准心理治疗的关键。为此，笔者所在团队把精准心理治疗多维匹配模型应用到临床实践工作中，开启了一种新的可操作的精准心理治疗工作模式。

第一节 评估工具与工作流程

精准心理治疗多维匹配模型在临床应用过程中使用本研究团队自主研制并获国家发明专利的量表作为评估工具，主要围绕"什么人适合心理治疗？""什么人适合什么取向的心理治疗方法？""什么人适合什么风格的心理治疗师？"等临床心理治疗实践工作中的若干重要问题进行评估，判断来访者接受心理治疗的适宜性，以及对心理治疗师和来访者之间的关系和任务进行匹配，与之对应的评估工具分别为心理治疗适宜性量表、心理干预取向量表、问题解决风格量表、心理咨询风格量表和心理咨询风格偏好量表。

精准心理治疗多维匹配模型的评估工具类似于医院临床医疗工作中的辅助检查手段。检查、检验结果是帮助临床医生进行诊断和治疗的科学依据，供临床医生参考，帮助临床医生做出更优决策。同样，经过精准心理治疗多维匹配模型评估得出的结果可供心理治疗师参考，作为心理治疗师对来访者进行更为全面的心理诊断、分析和治疗的科学依据。精准心理治疗多维匹配模型在临床应用过程中的工作流程主要分为4个环节，如图15-1所示。

第一个环节 心理治疗适宜性评估。使用心理治疗适宜性量表评估来访者是否适合心理治疗及适合的程度。如果评估结果提示来访者的心理治疗适宜性良好，则推荐心理治疗，进入下一环节的评估；如果评估结果提示来访者的心理治疗适宜性一般，则需慎重推荐心理治疗；如果评估结果提示来访者的心理治疗适宜性不良，则推荐其他干预方式。

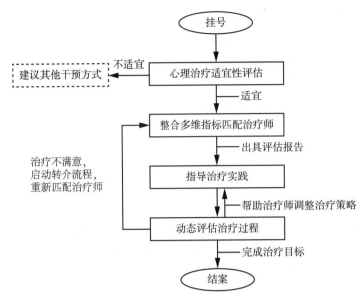

图15-1　精准心理治疗多维匹配模型

第二个环节　整合多维指标匹配治疗师。该环节包括任务匹配和关系匹配两个部分，任务匹配即与心理治疗方法的匹配，关系匹配即与心理治疗师的匹配。使用问题解决风格量表和心理咨询干预取向量表分别评估来访者和治疗师的"思考-感受-行动"类型，以此进行任务匹配，选取合适的治疗方法；使用心理咨询风格量表评估治疗师的风格，使用治疗风格偏好量表评估来访者在计划性、指导性、亲近性方面的治疗风格偏好进行关系匹配。

第三个环节　指导治疗实践。通过多维指标进行匹配后，结合来访者的临床医学诊断、循证心理治疗及心理访谈的证据出具精准心理治疗评估报告，此报告可用于指导心理治疗师根据来访者的多维心理特征进行治疗技术和风格的调整，以此适应来访者的个性化需求。

第四个环节　动态评估治疗过程。每次心理治疗结束后，对来访者进行随访，包括一次简单的访谈和相关问卷的填写，对治疗关系和治疗效果进行评价，以此来动态评估每次心理治疗的过程，同时，将结果反馈给治疗师，帮助治疗师进一步调整治疗策略。如果来访者对治疗不满意，需要进一步了解相关原因，如有必要，启动转介流程，重新回到第二个环节进行匹配。当完成治疗目标时，予以结案。

第二节　应用场景与实战案例

精准心理治疗多维匹配模型可以在医院、学校和社会心理健康服务机构等场景进行应用。对于医院、学校等机构，有助于合理分配资源，保障心理治疗效果，提高服务满意度，减轻心理疾病经济负担；对于个人执业的心理治疗师，有助于他们选择适合自己的来访者，在临床应用中根据来访者的心理特征调整自己的风格、技术与方法，快速建立良好的工作同盟，减少脱落率。同时，多维匹配模型还可以用于心理咨询与治疗的案例督导，避免治疗师因经验不足带来的方向缺失感，有助于灵活运用已掌握的理论和技术进行临床工作。

一、精准心理治疗多维匹配模型在医疗机构场景中的应用

当医疗机构配备有擅长不同流派和理论取向及不同风格的心理治疗师时，医生可以使用多维匹配模型对来访者进行评估，有助于初筛心理治疗适宜性良好的来访者，评估他们适合何种心理治疗方法及何种风格的心理治疗师，进而为其推荐最适合的心理治疗师。即使不是所有机构都能找到与来访者匹配的心理治疗师，来访者也可以根据评估结果另寻合适的心理治疗师。

（一）心理治疗适宜性

有些人产生了心理困扰或心理障碍，会试图寻求专业的心理治疗来解决问题，或者有些人会被周围的人建议去向心理医生求助。然而，他们并不知晓自己或他人是否真的适合接受心理治疗，因此在进入正式的心理治疗之前，针对心理治疗适宜性进行科学的评估非常重要。

案例1

L同学，青少年女性，近几年反复出现情绪不稳定，情绪波动大，与家人说话时稍有不顺意就大发脾气，平时睡眠也不好，有时候一连好几天兴奋得睡不着，有时候又总感到疲惫不堪，睡不够。该女生曾在朋友的介绍下，在某心理咨询机构接受心理咨询，她的情绪并没有因此好转，不得不到医院就诊。经过精神科医生的临床评估和检查，她被诊断为"双相情感障碍"，经过系统、规范的药物治疗，她的情绪逐渐稳定，日常作息也规律了很多。家长还希望进行心理辅助治疗，为此医生对其进行了心理治疗适宜性评估，结果见表15-1。

表15-1　案例1心理治疗适宜性评估结果

心理治疗适宜性及各维度	结果
治疗动机	低
治疗认同	低
开放性	低
坚持性	低
心理感受性	高
心理治疗适宜性	不良

分析与思考：

这是一位被诊断为"双相情感障碍"的青少年女性，通常精神科医生会按照治疗指南建议进行药物治疗，心理治疗可以作为一种辅助治疗手段。多维匹配模型评估显示，该来访者的心理治疗适宜性在治疗动机、治疗认同、开放性、坚持性等维度处于低水

平，一定程度上反映了当时该来访者对心理治疗的态度和意愿，提示她当时进行心理治疗的效率和效果不佳。因此，尽管家长有强烈的意愿，但是由于心理治疗需要来访者本人的参与，如果本人参与心理治疗的动机很低，也不认为心理治疗会对自己有帮助，还没有做好开放内心的准备，不能坚持治疗，那么心理治疗的效率就会很低，效果也会不好。根据心理治疗适宜性评估的结果，应告知家长当时可能还不是孩子接受心理治疗的良好时机，不如尊重孩子本人的意愿，先按照医生的建议接受药物治疗，等到时机成熟再考虑心理治疗。之后，该来访者没有接受心理治疗，但是一直在医生的指导下接受规范的药物治疗，病情得到明显改善。

在临床工作中常会遇到一些被家人、老师、朋友建议来寻求心理治疗的来访者，但是来访者本身的求助动机却比较低，内心对心理治疗是拒绝的，或是因为对心理治疗不太认同，或是还没有准备好吐露自己的心声，或是不愿意按照计划坚持治疗，又或是不具备一颗"心理学的头脑"。如果在这样的情况下进行心理治疗，治疗的效率和效果通常会大打折扣，甚至根本起不到任何作用。所以，当遇到这种情形的时候，通常建议其他人尊重来访者本人的意愿，等来访者自己有意愿了再进行心理治疗。有时候，来访者也会迫于人际关系的压力勉强答应接受心理治疗，但这时治疗师要特别注意，在治疗的初始阶段，首先提升来访者的治疗动机和治疗认同才是最重要的。

本案例特点：心理治疗适宜性不良，不建议心理治疗。

案例2

Z同学，青春期女性，性格内向，不善言辞，从小与人交往不主动，喜欢独处，但学习成绩还算不错。很长一段时间表现出不开心，会提到自己的童年不快乐，认为父母无法理解自己。她的父母曾带她到多家医院就诊，被认为可能是"孤独症谱系障碍"，父母对医生的判断不太接受，同时希望通过心理治疗来帮助孩子，为此医生对其进行了心理治疗适宜性评估，结果见表15-2。

表15-2　案例2心理治疗适宜性评估结果

心理治疗适宜性及各维度	结果
治疗动机	中
治疗认同	低
开放性	低
坚持性	低
心理感受性	中
心理治疗适宜性	不良

分析与思考：

该来访者是一位正处于青春期的中学生，存在社交和情绪方面的困扰，亲子关系也存在一定的问题，父母希望她接受心理治疗，但她本人对此并没有太大意愿。

评估结果显示，该来访者的心理治疗适宜性不良，其中治疗认同、开放性、坚持性

3个维度的水平低。本课题组前期研究结果提示，这类患者的治疗同盟可能不容易建立，从而导致治疗效果可能不好，通常不把心理治疗作为一种常规推荐。由于来访者父母的意愿特别强烈，非常希望来访者能够接受心理治疗，经过商议来访者同意尝试接受一次心理治疗。

完成一次家庭心理治疗之后，医生对其进行随访，来访者再次表达了不愿接受心理治疗的想法，因为她认为心理治疗对她没有帮助，对此没有信心。父母也就不再勉强，没有预约下一次的心理治疗。

本课题组前期研究结果显示，心理治疗适宜性中的治疗认同维度是一个影响治疗同盟和治疗结果的重要维度，加上来访者在开放性和坚持性这2个维度的水平也低，这会让原本不容易建立的治疗同盟关系变得更加困难。当医患之间无法建立良好的治疗同盟时，无论何种干预策略可能都很难实施。

本案例特点：心理治疗适宜性不良，被动心理治疗，效果不达预期。

案例3

H女士是一位医生，前几年丈夫意外去世后，生活中少了一些依靠，她也成了一位单亲妈妈。孩子在进入青春期后情绪出现了问题。由于她的职业关系，她特别希望通过自己的努力去帮助孩子摆脱困境，她会去搜索最新的专业文献，也会跟主诊医生讨论孩子的治疗方案。由于她平时的工作非常繁忙，她感到自己被压得喘不过气来，异常焦虑，又伴随着深深的无力感，她觉得自己快要生病了。于是，她选择求助心理治疗。医生给她做了多维匹配模型的评估，结果见表15-3。

表15-3 案例3心理治疗适宜性评估结果

心理治疗适宜性及各维度	结果
治疗动机	高
治疗认同	高
开放性	高
坚持性	高
心理感受性	高
心理治疗适宜性	良好

分析和思考：

这位来访者是一位医生，具有一定的获取医学资源的能力，非常希望通过科学的方法来治疗孩子的疾病。同时，作为一位母亲，她求治的心情也非常急切。当她感到自己的状态不太好的时候，希望得到心理治疗专业人员的帮助。

通过评估，医生发现这位来访者在心理治疗适宜性各维度的水平都高，高动机提示她参与心理治疗活动并做出改变的动力强烈，高认同提示她确信心理治疗对自己能起到帮助作用，高开放性提示她愿意向治疗师分享自己的经验和观点，高坚持性提示她在心理治疗的过程中愿意为达成求助目标而不懈努力，高心理感受性提示她具备良好的心理学头脑，对认知、情感、行为具有很大的兴趣和很好的洞察感悟能力。这些都是她接受心理治疗的积极特征。

由此可见，这位来访者具有良好的心理治疗适宜性，在建立治疗同盟方面相对轻松、容易，不需要耗费太多时间和精力，有可能较快在良好的治疗关系上推动治疗进程。

后来，正如评估和预期的那样，整个进程比较顺利，这位来访者对心理治疗有充分的认同、动机，在治疗过程中表现非常积极、主动，能够开放地向治疗师袒露自己的困扰，也能够坚持按计划和约定来治疗。

本案例特点：心理治疗适宜性良好，心理治疗是一种值得推荐的干预方式。

（二）整合多维指标匹配治疗师

精准心理治疗的本质是匹配和选择，并非所有心理治疗流派和方法适合所有患心理障碍的人。我们可以用"一把钥匙开一把锁"来形容心理干预取向和治疗方法需要与来访者的问题解决风格进行匹配的问题。不同的人在思考、感受、行动的不同维度上的倾向性不同，有的人善于思考，有的人感情丰富，有的人行动力缺乏，有的人上述维度比较平衡。医生需要根据来访者在思考、感受、行动这3个维度上的特点来选择合适的干预取向和治疗方法。

不同的心理治疗师有不同的治疗风格，不同的求助者偏好的治疗风格也不尽相同。有的人偏好有计划、有结构的治疗，有的人偏好没有明确计划、随意一些的治疗；有的人希望治疗师直接指导他如何做，有的人却不喜欢被人指导；有的人希望匹配亲和力强的治疗师，希望得到更多的关心与鼓励，有的人却不习惯这样，保持一定的心理距离反而让他更觉得舒适。

案例4

H女士，是一位留学十余年的海归人士。从中学时期起，她便独自在北美、欧洲等生活和学习，与父母的关系比较疏远，直到读完硕士研究生才回国工作。回国之后，不知为何，她发现自己难以适应国内的生活，感到很焦虑，尤其是在人际关系方面非常不适应，因此非常苦恼，前来求助。医生对其进行了心理治疗适宜性、问题解决风格及治疗风格偏好评估，结果见表15-4～表15-6。

表15-4　案例4心理治疗适宜性评估结果

心理治疗适宜性及各维度	结果
治疗动机	中
治疗认同	中
开放性	高
坚持性	中
心理感受性	高
心理治疗适宜性	良好

表15-5　案例4问题解决风格评估结果

问题解决风格	结果
思考型	高
感受型	低
行动型	低

表15-6　案例4治疗风格偏好评估结果

治疗风格偏好	结果
计划性	中
指导性	低
亲近性	中

分析和思考：

多维匹配模型评估显示，该来访者的心理治疗适宜性良好，其中治疗动机、治疗认同和坚持性这3个维度处于中等水平，开放性和心理感受性这2个维度处于高水平，提示心理治疗是一种可以推荐的干预方式。

在问题解决风格方面，该来访者是一个高思考、低感受、低行动的类型，综合来看，建议优先采用思考取向的干预，需注重治疗中的分析、解释，促进其思考功能，如心理动力学疗法、认知疗法。因此，从选择干预取向的角度来看，认知行为疗法和心理动力学疗法都是和该来访者相匹配的。

在治疗风格偏好方面，该来访者的计划性、亲近性处于中等水平，提示在心理治疗过程中需要保持适当的计划性、结构性，以及适当的心理距离，指导性维度处于低水平，提示该来访者并不希望在治疗过程中得到直接的指导建议。

该来访者在未成年时期已经出国留学，与父母关系比较疏远，目前存在人际关系方面的困扰。该来访者心理感受性维度处于高水平，提示具有良好的对认知、情感、行为的兴趣和洞察感悟能力，结合她的问题风格偏好及治疗风格偏好，医生认为为她匹配一位非指导性的心理动力学取向的心理治疗师更为合适。

本案例特点：心理治疗适宜性良好，思考型高，指导性低，建议匹配心理动力取向的治疗师。

案例5

Y女士，在别人眼里性格活泼、开朗，她却认为自己内心异常痛苦。大学毕业后，她来到梦寐以求的一线城市工作，已有2年多。虽然她进入职场时间不算长，但可以称得上是有着"丰富的"职场经验。这2年来，她基本上是不到3个月换一次工作。她觉得自己工作一段时间以后，能量很快就被消耗殆尽，觉得撑不下去，就把工作辞掉后休息。休息一段时间后为了生计，她又不得不再找一份新的工作。这个过程中，她也去寻求了专业的心理帮助。

她求助的是一位人本主义治疗的心理咨询师，她咨询了将近1年的时间，她非常希望从咨询师那里获取一些解决现实问题的方法，得到一些具体的行动建议和指导。然而，咨询师却秉持着非指导性原则，对她无条件积极的关注与支持。她认为这位咨询师人很好，从她那里得到了情感上的支持，但是她似乎又总是觉得没有得到自己想要的东西，身处职场的压力让她痛苦依旧。因此，她希望通过多维匹配模型来帮她找到一个合适的心理治疗师。医生对其心理治疗适宜性、问题解决风格、治疗风格偏好进行评估，结果见表15-7～表15-9。

表15-7　案例5心理治疗适宜性评估结果

心理治疗适宜性及各维度	结果
治疗动机	高
治疗认同	中
开放性	中
坚持性	高
心理感受性	高
心理治疗适宜性	良好

表15-8　案例5问题解决风格评估结果

问题解决风格	结果
思考型	中
感受型	高
行动型	中

表15-9　案例5治疗风格偏好评估结果

治疗风格偏好	结果
计划性	中
指导性	高
亲近性	中

分析和思考：

从评估结果可以看出，该来访者进行心理治疗的动机、坚持性、心理感受性这3个维度处于高水平，治疗认同和开放性这2个维度处于中等水平，提示该来访者心理治疗适宜性良好，可以为她推荐心理治疗。

该来访者究竟适合哪一种心理治疗方法？在问题解决风格方面，该来访者思考和行动维度处于中等水平，感受型处于高水平，根据本课题组已有的研究结论，对于这种类型的来访者，建议优先使用行动和感受取向的干预。

同时，该来访者在治疗风格偏好方面的指导性水平非常高，提示该来访者在心理治疗过程中是希望接受指导的。然而，人本主义治疗是一种以非指导性为原则的心理治疗方法，该来访者之前接受的人本主义治疗与该来访者的治疗风格偏好矛盾。因此，医生认为在注意适当共情的同时，具有较强指导性的行为治疗方法会更适合该来访者。而人本主义心理治疗师偏好采取非指导性的治疗原则与方法，与该来访者的治疗风格偏好有些矛盾。治疗师要注意根据来访者的需求灵活调整自己的治疗风格，采取一些指导性的策略。

因此，为该来访者匹配了一位偏好指导性的行为主义取向的心理治疗师。后来，心理治疗师根据该来访者的需求大胆地从行为角度进行指导，帮助该来访者建立一些新的行为方式。经过4次治疗，该来访者向心理治疗师反馈自己在行为方法上有了足够的储备，并且可以有效运用这些方法来应对职场上的困扰。

这一案例提示需要综合来访者的问题解决风格和治疗偏好来选择合适的方法和治疗师。

案例特点：心理治疗适宜性良好，感受型高，指导性高，匹配偏好指导性的行动干预取向治疗师。

二、精准心理治疗多维匹配模型在个人执业场景中的应用

如果心理治疗师遵从某一流派或取向的心理咨询与治疗的方法和技术，形成自己的独特治疗风格，根据评估结果为之匹配合适的来访者很重要。若是个人执业，心理治疗师选择与自己匹配的来访者也非常重要。同时，对于一部分折衷主义学派的个人执业心理治疗师来说，或许他们没有固定的流派，而是根据来访者的需要对方法和技术进行选择。以往他们更多的是凭借自己的经验去分析和判断，有了精准心理治疗多维匹配模型，他们可以快速了解来访者的治疗偏好和风格，根据其特征对治疗方法和技术进行有针对性的选择，同时还可以对自己的风格进行适当调整以适应来访者的需求。

案例6

F女士，是一位全职太太。自称睡眠不好已经有十多年，她已经不记得自己第一次失眠是因为什么，她告诉医生，近十多年来，几乎每天都要靠服用安眠药帮助入睡。就诊前的一段时间，令她感到不安的事情发生了，她发现安眠药已经不像之前那么有效果，即使增加安眠药的剂量仍然难以入睡。她为了多睡一会，上床的时间越来越早，躺在床上玩手机等待睡眠的来临，但她感觉整晚只能睡两三个小时；天亮之后，她也尽可能在床上多躺一会；白天有空的时候，她会上床补补觉。尽管如此，她认为自己的睡眠并没有变得更好，反而让她变得更加焦虑不安，甚至有想死的心。医生为她做了多维匹配模型评估，结果见表15-10～表15-12。

表15-10　案例6心理治疗适宜性评估结果

心理治疗适宜性及各维度	结果
治疗动机	高
治疗认同	高
开放性	高
坚持性	高
心理感受性	中
心理治疗适宜性	良好

表15-11　案例6问题解决风格评估结果

问题解决风格	结果
思考型	低
感受型	中
行动型	中

表15-12　案例6治疗风格偏好评估结果

治疗风格偏好	结果
计划性	高
指导性	高
亲近性	高

分析与思考：

该来访者因为睡眠不好长期服用安眠药，逐渐对安眠药产生耐药性，进而发展出一系列的不良睡眠行为习惯，形成慢性失眠。

从多维匹配模型评估的结果来看，她在心理治疗适宜性中的治疗动机、治疗认同、开放性、坚持性这4个维度处于高水平，提示该来访者的心理治疗适宜性良好。因此，对该来访者来说，心理治疗是一种值得推荐的干预方式。

失眠的认知行为治疗（CBT-I）在治疗慢性失眠方面有良好的循证心理治疗证据，已被多个指南推荐为一线非药物治疗方式。尽管如此，如果在临床工作中向每一位慢性失眠的患者推荐CBT-I的话，可能会发现并非适用所有的慢性失眠患者，部分患者的治疗结局不尽如人意。因此，医生还要评估该来访者到底是否适合CBT-I，甚至需要更进一步评估该来访者最适合CBT-I的哪个或哪些模块。

在问题解决风格方面，该来访者的思考型为低水平，感受型、行动型为中等水平，提示医生要减少使用思考取向干预，适度使用感受取向干预，优先使用行动取向干预。因此，医生在选择CBT-I治疗模块时需注意，认知疗法对于来访者来说并不推荐，而是应该把治疗重心放在行为模块，如睡眠限制、刺激控制等。另外，可以择时教给该来访者一些正念和放松训练的方法。

在治疗风格偏好方面，计划性、指导性、亲近性这3个维度都是高水平，提示该来访者偏好在有亲和力的治疗师的指导下进行有计划的心理治疗。

在正式心理治疗时，心理治疗师优先使用了CBT-I中的行为模块对该来访者进行指导。令人兴奋的是，在之后的随访时，该来访者很高兴地告诉医生，她没想到自己在进行一次包括睡眠限制和刺激控制的行为疗法后，睡眠时长与质量得到了大幅度改善。我们认为，这种明显的疗效与治疗前的精准匹配和选择是密切相关的，这位来访者具备了适合接受CBT-I的诸多特征：具备不良的睡眠行为习惯；具有良好的治疗动机、治疗认同和坚持性；偏好指导性、计划性的治疗方式；愿意采取行动解决问题等。

本案例特点：心理治疗适宜性良好，思考型低，结合循证心理治疗证据，优先选择CBT-I中的行为模块。

案例7

W同学，是一名在校大学生。性格内向，没什么朋友，与人也没什么矛盾，平时喜欢独来独往。某天在学校觉得心里特别难受，回到宿舍用美工刀割伤自己的手腕，流了很多血，刚好被宿舍的其他同学看到，陪她到医院急诊救治。她的父母得知此事后，陪她到医院精神心理科就诊，被诊断为"抑郁发作"，经过一段时间的药物治疗，她的情绪有所改善，医生建议联合心理治疗。她及其家人了解到，药物治疗联合心理治疗可能会给她带来更多的帮助，她本人对心理治疗并不排斥，表示在进行药物治疗的同时，愿意尝试接受心理治疗。

她的家人帮她找了一位非常具有亲和力且受到很多患者和家属肯定的心理治疗师。可是在第一次心理治疗后，她和父母说不愿意继续心理治疗。她觉得治疗师的亲和力反而让她觉得拘谨不安，这是她不想继续的原因。后来，向医生寻求进一步的帮助，医生给她做了多维匹配模型的评估，结果见表15-13～表15-15。

表15-13　案例7心理治疗适宜性评估结果

心理治疗适宜性及各维度	结果
治疗动机	高
治疗认同	高
开放性	低
坚持性	高
心理感受性	高
心理治疗适宜性	良好

表15-14　案例7问题解决风格评估结果

问题解决风格	结果
思考型	高
感受型	中
行动型	中

表15-15　案例7治疗风格偏好评估结果

治疗风格偏好	结果
计划性	高
指导性	高
亲近性	低

分析和思考：

该来访者被诊断为"抑郁发作"，药物治疗后有好转，已有大量循证证据显示药物-心理联合治疗通常会给患者带来更多的益处，在医生的建议下，该来访者也愿意进一步联合心理治疗。然而，实际情况中第一次心理治疗就让该来访者打了退堂鼓，她认为这位心理治疗师的亲和力让她感到不适。

心理治疗适宜性评估结果显示，该来访者的治疗动机、治疗认同、坚持性及心理感受性这4个维度都是高水平，但是开放性维度是低水平，所以该来访者的心理治疗适宜性总体良好，但是开放性与其他维度不一致，需要引起注意。这提示该来访者在治疗过程中的开放性可能不够，尤其在还没有充分信任治疗师时更是如此，治疗师的探索过程需要更多的耐心，不能操之过急。

在问题解决风格方面，她的思考维度处于高水平，感受和行动维度处于中等水平，建议优先采取思考取向的干预，适当采取感受和行为取向的干预。因此，可以考虑选择认知疗法和心理动力学疗法。

在治疗风格偏好方面，该来访者的计划性和指导性2个维度处于高水平，提示在心理治疗过程中需要注意有计划性、结构性，该来访者也愿意接受甚至希望得到治疗师的指导意见，所以选择认知疗法可能会比心理动力学疗法更好一些；同时，该来访者的亲近性维度水平低，提示该来访者平时不习惯人与人之间过近的距离，这也能解释为什么一个有亲和力的治疗师可能反而会让她感到不适应，导致容易退出治疗，这一点也与临床现象保持一致。

综上所述，评估的结果可以解释为什么该来访者面对具有亲和力的治疗师时，会在第一次治疗后打退堂鼓。这可能跟治疗师与个案在风格偏好上的冲突有关。为此，建议心理治疗师在面对该来访者时需要收敛一些自己的亲和力，因为对来访者来说，保持距离或许会让来访者在治疗过程中更舒适一些。

当该来访者第二次接受心理治疗时，心理治疗师特别留意了人际心理距离对治疗关系的影响，新的策略让来访者能够在一个相对舒适的人际关系中保持谈话，心理治疗得以继续进行。这一案例提醒我们，根据来访者的风格偏好，选择与之相匹配的治疗师，有利于治疗关系的建立。同时，作为心理治疗师，面对不同风格的来访者，或许可以适当调整自己的风格，以适应来访者的需要。

本案例特点：心理治疗适宜性良好，思考型高，计划性、指导性高，亲近性低，建议选择认知疗法，治疗师与来访者保持适当的人际距离。

三、精准心理治疗多维匹配模型在案例督导场景中的应用

在传统的临床心理治疗案例督导过程中，大部分督导师根据各自不同心理治疗流派的理论和方法对案例进行解读与分析，这种督导模式更多的是基于专家对心理治疗工作的理解和自身经验，缺乏充分的科学证据。精准心理治疗多维匹配模型可以为临床督导工作提供一个新的视角，在循证心理治疗的基础上，基于多维匹配指标证据，帮助督导师从咨访匹配和疗法选择的角度对临床心理治疗案例进行评估和思考，从而帮助治疗师发现和分析治疗过程中存在的问题，为下一步的心理治疗提出针对性的建议。

案例8

W先生，是一位职业经理人。刚刚过了不惑之年，事业开始进入上升期，持续的工作压力让他总是睡不好觉，几乎每天晚上总要在床上翻来覆去几小时才能睡着，有时候半夜醒来后就再也睡不着了。天亮以后，他不得不强打精神去工作。近几年，他开始服用安眠药，入睡困难的问题倒是改善了不少，他担心长期服用安眠药会对健康有影响，听说CBT-I可以治疗慢性失眠，所以他想尝试一下。经过6周的治疗，治疗效果没有达到预期。治疗师认为来访者依从性不好，不能很好地配合治疗过程中需要完成的一些家庭作业，如填写睡眠日记、调整作息时间、坚持放松训练等，导致治疗效果不满意。因此，治疗师提出案例督导，了解指南推荐的一线治疗方法效果不好的原因，治疗师给来访者进行了多维匹配模型评估，结果见表15-16。

表15-16　案例8心理治疗适宜性评估结果

心理治疗适宜性及各维度	结果
治疗动机	中
治疗认同	低
开放性	低
坚持性	低
心理感受性	中
心理治疗适宜性	不良

分析与思考：

该来访者是一个长期服用安眠药的中年男性，出于对药物副作用的担忧，希望尝试心理治疗。从该来访者心理治疗适宜性的评估结果来看，治疗认同、开放性和坚持性

3个维度处于低水平，提示心理治疗适宜性不良，心理治疗的效果可能不好，所以医生认为对于该来访者来说心理治疗并不是一种最佳的治疗方式。

尽管大量研究显示CBT-I具有较多的循证心理治疗证据，被推荐为治疗慢性失眠的一线治疗方法。同时，已有临床研究和实践也提示并非所有失眠患者都有良好的依从性，可能导致心理治疗效果不好。对于该来访者来说，医生评估他的心理治疗适宜性不良，进行系统的心理治疗需要更加谨慎一些。

本案例特点：心理治疗适宜性低，不推荐心理治疗。

案例9

Z先生，是一个青年个体工商户。中学毕业之后就一直和家人一起经营自己的店铺。多年以来，他被自己的一些行为习惯困扰。每次出门前，他都要反复检查门窗、水电、开关少则七八次，多则几十次；一旦触碰到一些他认为脏的东西，他都要清洗自己的双手，少则几分钟，多则几十分钟；平时他洗澡的时间也比较长，一般都在30分钟以上，如果出了一趟远门，回到家里一定要从头到脚清洗至少1.5小时。一方面，他觉得没有必要这样做；另一方面，他又控制不住自己这样做，这对他生活的影响越来越严重，令他非常苦恼。他在医院被诊断为"强迫症"，在药物治疗的同时，他接受认知疗法3个月，试图通过调整认知来改善他的症状，虽然症状有一些改善，但是他和治疗师认为治疗效果不理想，提出了案例督导。治疗师对他进行多维匹配模型评估，结果见表15-17～表15-19。

表15-17　案例9心理治疗适宜性评估结果

心理治疗适宜性及各维度	结果
治疗动机	高
治疗认同	高
开放性	高
坚持性	高
心理感受性	高
心理治疗适宜性	良好

表15-18　案例9问题解决风格评估结果

问题解决风格	结果
思考型	低
感受型	中
行动型	中

表15-19　案例9治疗风格偏好评估结果

治疗风格偏好	结果
计划性	中
指导性	高
亲近性	高

分析和思考：

这是一位深受强迫症状困扰多年的来访者，文化程度不高，接受认知疗法的效果不佳。从该来访者的多维匹配模型评估结果来看，他的心理治疗适宜性良好，各维度都处于高水平。

从问题解决风格来看，该来访者思考维度处于低水平，感受、行动维度处于中等水平，这提示优先采取行动干预取向，适度使用感受取向干预，减少使用思考取向干预。这一结果与临床一致，解释了认知疗法对于强迫症虽然具有一定的循证心理治疗证据，但是对于该来访者来说，效果不符合预期。本课题组认为，应当从具有循证证据的心理治疗方法和技术中选择一些行为治疗可能更合适。

从治疗风格偏好来看，计划性处于中等水平，指导性、亲近性处于高水平，提示在心理治疗的过程中，需要保持一定的计划性、结构性，保持较近的心理距离，及时共情，在来访者需要指导时应给予及时的指导。这些偏好的特征与选择行为治疗不矛盾。

因此，建议治疗师在建立工作同盟的基础上，调整治疗方向，将重心从认知的层面调整到行为的层面，继续治疗一段时间。从随访的情况来看，治疗3次后，来访者的强迫行为较之前有明显的减轻。

本案例特点：心理治疗适宜性良好，思考型低，指导性高，建议优先采用行为治疗。

案例10

F同学，是一名大专院校学生。她自认为从中学以来就陷入一种抑郁的情绪中，不但体验不到愉快的情绪，还经常独自哭泣，哭完之后会好一点。她说父母做生意，一直都很忙，在家的时间也很少。除了给钱和让她好好学习，很少有其他方面的沟通。但她的学习成绩并不是很好，达不到父母的期望，她会为此内疚，觉得自己没什么用，经常责怪自己，思考人生的价值和意义，不知道自己活着的意义。跑步是她唯一的爱好，她认为跑步是自己减压最好的方式，她几乎每天坚持到健身房跑5km。她在朋友的建议下选择了一位心理动力学取向的心理治疗师，进行了为期1年每周1次的心理治疗。在这一年的治疗过程中，她很希望治疗师能给她一些现实的指导建议，但是治疗师一直秉持非指导性的工作原则，这一点让她觉得有点沮丧。同样，心理治疗师对于治疗效果没有达到预期也存在困惑，不知问题出在哪里，为此提出了案例督导。治疗师对她进行多维匹配模型评估，结果见表15-20～表15-22。

表15-20　案例10心理治疗适宜性评估结果

心理治疗适宜性及各维度	结果
治疗动机	高
治疗认同	高
开放性	高
坚持性	高
心理感受性	中
心理治疗适宜性	良好

表15-21　案例10问题解决风格评估结果

问题解决风格	结果
思考型	高
感受型	中
行动型	中

表15-22　案例10治疗风格偏好评估结果

治疗风格偏好	结果
计划性	高
指导性	高
亲近性	高

分析和思考：

评估结果显示，该来访者的心理治疗适宜性良好，治疗动机、治疗认同、开放性、坚持性这4个维度处于高水平，对该来访者来说，心理治疗是一种适合推荐的干预方式。

在问题解决风格方面，该来访者为高思考、中感受、中行动的类型。综合来看，建议该来访者优先采取思考取向干预，需注重治疗中的分析、解释，促进其思考功能，如认知疗法、心理动力学疗法，同时建议适度采用行为取向干预，注重治疗中的行为目标，协助其学会用实际行动来解决问题。因此，从选择干预取向的角度来看，认知行为疗法和心理动力学疗法都是和该来访者匹配的治疗方法。

在治疗风格偏好方面，该来访者计划性、指导性、亲近性处于高水平，提示在心理治疗过程中需要保持较高的计划性、结构性、指导性，以及较近的心理距离。这与该来访者的主观报告中希望在治疗过程中得到治疗师的指导相一致。该来访者曾接受过1年的心理动力学取向的心理治疗，心理治疗师坚持以非指导性的原则进行工作，这与该来访者希望接受指导的需求和偏好不一致，可能会影响达成治疗目标的效率和效果。因此，为该来访者匹配一位指导性偏好的认知行为取向的治疗师可能更合适。

　　为此，医生启动转介机制，重新为该来访者选择了一位指导性偏好的认知行为治疗师。经过3个月的治疗，该来访者认为达到了预期效果，这位治疗师给予的指导符合她的期待，她也能够将在治疗中学习的方法应用于日常生活，随着治疗的进展，其抑郁情绪得到了明显的缓解。这在临床工作中也是很常见的现象，来访者非常适合心理治疗，由于匹配和选择不当，导致对心理治疗的效果不满意。这也提示医生除了关注个案的心理治疗适宜性，还需要根据来访者的偏好来匹配合适的心理治疗方法和治疗师，这或许有助于心理治疗的效率和效果的提升。

　　本案例特点：心理治疗适宜性良好，思考型高，指导性高，建议匹配认知行为取向的治疗师。

第三节　小　　结

　　精准心理治疗多维匹配模型开启了一种新的心理治疗工作模式，它如同一部心理治疗"导航仪"，不管是"老司机"，还是"新手上路"，在面对一个寻求专业帮助的来访者时，有利于医生快速做出临床判断和决策，选择一条最合适的临床路径开始接下来的进程，从而更有效地达到心理治疗的目标。

　　精准心理治疗多维匹配模型在临床实践中的应用，已经帮助大量求助者在已有有限治疗条件下获取了合适的心理干预方式、方法和治疗师，有效实现了心理治疗的个性化选择。同时，多维匹配模型在临床应用也有效避免了医疗资源的浪费，减少了因不适当干预引发的医源性伤害，推动了心理治疗工作的规范化建设。

参考文献

陈向明，2000. 质的研究方法与社会科学研究［M］. 北京：教育科学出版社.

戴晓阳，姚树桥，蔡太生，等，2004. NEO 个性问卷修订本在中国的应用研究［J］. 中国心理卫生杂志，18（3）：170-174.

方积乾，2000. 生存质量测定方法及应用［M］. 北京：北京大学医学出版社.

郝艳娜. 2016. 人际环形量表（IPIP-IPC）的修订［D］. 扬州：扬州大学.

侯艳飞，刘玎，张小远，2018. 抑郁症患者药物与心理治疗疗效调节变量的系统评价［J］. 中国心理卫生杂志，32（3）：200-206.

胡姝婧，2008. 心理咨询会谈中的当事人行为与咨询效果的关系［D］. 武汉：华中师范大学.

胡姝婧，江光荣，鲁艳桦，等，2014. 当事人对领悟的看法：质化分析［J］. 心理学报，46（7）：960-975.

贾晓明，师思，周玥，2012. 首次咨询中心理咨询师的言语反应类型［J］. 心理科学，35（5）：1261-1266.

金瑜，2001. 心理测量［M］. 上海：华东师范大学出版社.

李凌江，马辛，2015. 中国抑郁障碍防治指南. 2 版［M］. 北京：中华医学电子音像出版社.

刘贤臣，唐茂芹，胡蕾，等，1996. 匹兹堡睡眠质量指数的信度和效度研究［J］. 中华精神科杂志，29（2）：103-107.

刘诏薄，陈海峰，曹波，等，2013. 简明症状量表在高中学生中的试用［J］. 中国临床心理学杂志，21（1）：32-34.

倪聪，2016. 咨询会谈中的人际互补及其与工作同盟、会谈效果的关系［D］. 武汉：华中师范大学.

彭慧，张一英，季莹，等，2013. 农村地区女性自评抑郁量表中文版的信度效度分析［J］. 上海医药，34（14）：20-23.

秦旻，2010. 门诊心理治疗的效果评价研究［D］. 重庆：西南大学.

孙大强，郑日昌，2012. 心理测量理论［M］. 北京：开明出版社.

王春枝，斯琴，2011. 德尔菲法中的数据统计处理方法及其应用研究［J］. 内蒙古财经学院学报（综合版），9（4）：92-96.

王艳丽，陈红，杨超，等，2019. 社区认同：心理学视角下的前因后果［J］. 中国临床心理学杂志，27（6）：1287-1290.

王玥，吴冉，2019. 心理咨询副作用的评估与应对［J］. 医学与哲学，40（21）：59-63.

王征宇，1984. 症状自评量表（SCL-90）［J］. 上海精神医学，（2）：68-70.

王征宇，迟玉芬，1984. 焦虑自评量表（SAS）［J］. 上海精神医学，（2）：73，74.

温忠麟，张雷，侯杰泰，等，2004. 中介效应检验程序及其应用［J］. 心理学报，36（5）：614-620.

温忠麟，侯杰泰，马什赫伯特，2004. 结构方程模型检验：拟合指数与卡方准则［J］. 心理学报，36（2）：186-194.

温忠麟，侯杰泰，张雷，2005. 调节效应与中介效应的比较和应用［J］. 心理学报，37（2）：268-274.

吴明隆，2003．SPSS统计应用实务：问卷分析与应用统计［M］．北京：科学出版社．

吴明隆，2010a．结构方程模型：AMOS的操作与应用［M］．重庆：重庆大学出版社．

吴明隆，2010b．问卷统计分析实务：SPSS操作与应用［M］．重庆：重庆大学出版社．

吴明隆，2013．结构方程模型：Amos实务进阶［M］．重庆：重庆大学出版社．

吴文源，2010．焦虑障碍防治指南［M］．北京：人民卫生出版社．

辛自强，池丽萍，2020．当代中国人心理健康变迁趋势［J］．人民论坛，1：46-50．

许军，张金华，罗仁，等，2010．Delphi法在筛选亚健康评价指标体系中的应用研究［J］．中华行为医学与脑科学杂志，（6）：562-565．

杨家平，2019．来访者心理咨询会谈获益量表的编制及初步应用［D］．广州：南方医科大学．

杨家平，刘玎，张小远，2018．心理咨询与治疗中的会谈影响的研究进展［J］．中国全科医学，21（19）：2389-2394．

杨文登，李晓苗，张小远，2017．心理治疗循证实践中“证据”的四个基本问题［J］．心理学报，49（6）：841-852．

杨文登，张小远，2017．心理治疗中的共同要素理论与特殊成分说：争议与整合［J］．心理科学进展，25（2）：253-264．

杨雪岭．2017．个体心理危机征兆及其预警方案研究［D］．广州：南方医科大学．

叶斌．2006．影响力模式：对中国人心理咨询和治疗模式的探索［D］．上海：华东师范大学．

于欣，方贻儒，2015．中国双相障碍防治指南．2版．北京：中华医学电子音像出版社．

袁圣琇，陈庆福，2011．当事人的咨商期望，对咨商初期咨商师可信度与工作同盟之关系研究．中华辅导与咨商学报，（30）：1-23．

曾光，1994．现代流行病学方法与应用［M］．北京：北京医科大学、中国协和医科大学联合出版社．

曾兆圣，刘诏薄，2012．简明症状量表在综合医院住院患者中的应用［J］．中外医学研究，10（35）：151，152．

张惠，2010．内蒙古地区大学生心理咨询预期及其影响因素研究［D］．呼和浩特：内蒙古农业大学．

张倩．2009．学校心理辅导的效果评价研究［D］．重庆：西南大学．

张瑞星，王娟，李丽，等，2015．临床心理干预中咨询效果与咨询期望的相关性研究及其启示［J］．医学与哲学（B），36（2）：72-74．

张小远，2000．论心理治疗的范式［J］．医学与哲学，21（4）：51，52．

张智丰，易春丽，钱铭怡，等，2009．医疗与教育领域心理健康服务机构管理情况比较［J］．中国临床心理学杂志，17（6）：773-776．

赵丽，江光荣，王英，2011．大学生心理咨询信任度及与专业求助意向的关系［J］．中国心理卫生杂志，25（4）：249-253．

郑棒，李曼，王凯路，等，2016．匹兹堡睡眠质量指数在某高校医学生中的信度与效度评价［J］．北京大学学报（医学版），48（3）：424-428．

郑日昌，蔡永红，周益群，1999．心理测量学［M］．北京：人民教育出版社．

周晨琛，郭小迪，黎玮轩，等，2018．《精神卫生法》对高校心理咨询工作的影响初探：对北京高校心理咨询中心负责人的访谈研究［J］．中国心理卫生杂志，32（3）：220-226．

周晓虹，2008．认同理论：社会学与心理学的分析路径［J］．社会科学，（4）：46-53，187．

周玥，贾晓明，2012．网络心理咨询中咨询师言语反应类型［J］．中国心理卫生杂志，26（11）：858-863．

Ablon JS，Jones EE，2002．Validity of controlled clinical trials of psychotherapy：findings from the NIMH Treatment of Depression Collaborative Research Program［J］．The American Journal of Psychiatry，159（5）：775-783．

Abramowitz SI, 1981. Sex and case assignment: further evidence of a phenomenon in search of an explanation [J]. Psychological Reports, 48 (2): 644.

Addis ME, Carpenter KM, 1999. Why, why, why?: reason-giving and rumination as predictors of response to activation-and insight-oriented treatment rationales [J]. Journal of Clinical Psychology, 55 (7): 881-894.

Addis ME, Jacobson NS, 1996. Reasons for depression and the process and outcome of cognitive-behavioral psychotherapies [J]. Journal of Consulting and Clinical Psychology, 64 (6): 1417-1424.

Addis ME, Krasnow AD, 2000. A national survey of practicing psychologists' attitudes toward psychotherapy treatment manuals [J]. Journal of Consulting and Clinical Psychology, 68 (2): 331-339.

Allen ML, Cook BL, Carson N, et al, 2017. Patient-provider therapeutic alliance contributes to patient activation in community mental health clinics [J]. Administration and Policy in Mental Health and Mental Health Services Research: 431-440.

Alpher VS, Henry WP, Strupp HH, 1990. Dynamic factors in patient assessment and prediction of change in short-term dynamic psychotherapy [J]. Psychotherapy: Theory, Research, Practice, Training, 27 (3): 350-361.

Altenstein D, Krieger T, Holtforth MG, 2013. Interpersonal microprocesses predict cognitive-emotional processing and the therapeutic alliance in psychotherapy for depression [J]. Journal of Counseling Psychology, 60 (3): 445-452.

Andersen CF, Poulsen S, Fog-Petersen C, et al, 2021. Dropout from mentalization-based group treatment for adolescents with borderline personality features: a qualitative study [J]. Psychotherapy Research, 31 (5): 619-631.

Apfelbaum B, 1958. Dimensions of transference in psychotherapy [M]. Berkeley: University of California Press.

Arch JJ, Ayers CR, 2013. Which treatment worked better for whom? Moderators of group cognitive behavioral therapy versus adapted mindfulness based stress reduction for anxiety disorders [J]. Behaviour Research and Therapy, 51 (8): 434-442.

Armstrong PS, 2000. Opening gambits: the first session of psychotherapy [M]. Northvale: Jason Aronson, Incorporated.

Atkinson DR, 1985. A meta-review of research on cross-cultural counseling and psychotherapy [J]. Journal of Multicultural Counseling and Development, 13 (4): 138-153.

Atkinson DR, Matsushita YJ, 1991. Japanese-American acculturation, counseling style, counselor ethnicity, and perceived counselor credibility [J]. Journal of Counseling Psychology, 38 (4): 473-478.

Bachelor A, 1995. Clients' perception of the therapeutic alliance: a qualitative analysis [J]. Journal of Counseling Psychology, 42 (3): 323-337.

Bagby RM, Quilty LC, Segal ZV, et al, 2008. Personality and differential treatment response in major depression: a randomized controlled trial comparing cognitive-behavioural therapy and pharmacotherapy [J]. Canadian Journal of Psychiatry Revue Canadienne De Psychiatrie, 53 (6): 361-370.

Bandura A, Lipsher DH, Miller PE, 1960. Psychotherapists approach-avoidance reactions to patients' expressions of hostility [J]. Journal of Consulting Psychology, 24 (1): 1-8.

Barber JP, Crits-Christoph P, Luborsky L, 1996. Effects of therapist adherence and competence on patient outcome in brief dynamic therapy [J]. Journal of Consulting and Clinical Psychology, 64 (3): 619-622.

Barber JP, Krakauer I, Calvo N, et al, 1997. Measuring adherence and competence of dynamic therapists in the treatment of cocaine dependence [J]. The Journal of Psychotherapy Practice and Research, 6 (1): 12-24.

Barber JP, Muenz LR, 1996. The role of avoidance and obsessiveness in matching patients to cognitive and interpersonal psychotherapy: empirical findings from the treatment for depression collaborative research program [J]. Journal of Consulting and Clinical Psychology, 64 (5): 951-958.

Barlow DH, 2006. Psychotherapy and psychological treatments: the future [J]. Clinical Psychology: Science and Practice, 13 (3): 216-220.

Barth K, Havik OE, Nielsen G, et al, 1988. Factor analysis of the evaluation form for selecting patients for short-term anxiety-provoking psychotherapy. The Bergen Project on brief dynamic psychotherapy[J]. Psychotherapy and Psychosomatics, 49 (1): 47-52.

Beck AT, 2005. The current state of cognitive therapy: a 40-year retrospective [J]. Archives of General Psychiatry, 62 (9): 953-959.

Beck AT, Warman DM, 2004. Cognitive insight: theory and assessment [M] //Amador XF, David AS, Insight and Psychosis. Oxford: Oxford University Press.

Beck DF, Jones MA, 1973. Progress on family problems: a nationwide study of clients' and counselors' views on family agency services [M]. New York: Family Service Association of America.

Beckmann JS, Lew D, 2016. Reconciling evidence-based medicine and precision medicine in the era of big data: challenges and opportunities [J]. Genome Medicine, 8 (1): 134.

Begley CE, Lieberman LR, 1970. Patient expectations of therapists' techniques [J]. Journal of Clinical Psychology, 26 (1): 112-116.

Behn A, Davanzo A, Errázuriz P, 2018. Client and therapist match on gender, age, and income: does match within the therapeutic dyad predict early growth in the therapeutic alliance? [J]. Journal of Clinical Psychology, 74 (9): 1403-1421.

Bergin AE, Garfield SL, 1994. Handbook of psychotherapy and behavior change [M]. 4th ed. New York: John Wiley & Sons.

Bernier A, Dozier M, 2002. The client-counselor match and the corrective emotional experience: evidence from interpersonal and attachment research [J]. Psychotherapy: Theory, Research, Practice, Training, 39 (1): 32-43.

Beutler LE, 1979. Toward specific psychological therapies for specific conditions [J]. Journal of Consulting and Clinical Psychology, 47 (5): 882-897.

Beutler LE, 1991. Have all won and must all have prizes? Revisiting Luborsky et al. 's verdict [J]. Journal of Consulting and Clinical Psychology, 59 (2): 226-232.

Beutler LE, Castonguay LG, 2006. Principles of therapeutic change that work [M]. New York: Oxford University Press.

Beutler LE, Clarkin JF, 2014. Systematic treatment selection: toward targeted therapeutic interventions [M]. New York: Routledge.

Beutler LE, Clarkin JF, Bongar B, 2000. Guidelines for the systematic treatment of the depressed patient [M]. New York: Oxford University Press.

Beutler LE, Forrester B, 2014. What needs to change: moving from "research informed" practice to "empirically effective" practice [J]. Journal of Psychotherapy Integration, 24 (3): 168-177.

Beutler LE, Forrester B, Gallagher-Thompson D, et al, 2012. Common, specific, and treatment fit variables in psychotherapy outcome [J]. Journal of Psychotherapy Integration, 22 (3): 255-281.

Beutler LE, Forrester B, Holt H, et al, 2013. Common, specific, and cross-cutting psychotherapy interventions［J］. Psychotherapy, 50（3）: 298-301.

Beutler LE, Harwood TM, Bertoni M, et al, 2007. Systematic treatment selection and prescriptive therapy［M］//A casebook of psychotherapy integration. Washington: American Psychological Association.

Beutler LE, Harwood TM, Michelson A, et al, 2011. Resistance/reactance level［J］. Journal of Clinical Psychology, 67（2）: 133-142.

Beutler LE, Machado PP, Neufeldt SA, 1994. Therapist variables［M］//Bergin AE, Garfield SL. Handbook of psychotherapy and behavior change. New York: Wiley.

Beutler LE, Patterson KM, Jacob T, et al, 1993. Matching treatment to alcoholism subtypes［J］. Psychotherapy: Theory, Research, Practice, Training, 30（3）: 463-472.

Beutler LE, Someah K, Kimpara S, et al, 2016. Selecting the most appropriate treatment for each patient［J］. International Journal of Clinical and Health Psychology: IJCHP, 16（1）: 99-108.

Bickman L, Lyon AR, Wolpert M, 2016. Achieving precision mental health through effective assessment, monitoring, and feedback processes［J］. Administration and Policy in Mental Health and Mental Health Services Research, 43（3）: 271-276.

Bizzini L, Weber Rouget B, Zanello A, et al, 1997. Patients'suitability for cognitive therapy assessment in psychotherapy practice［J］. European Psychiatry, 12（S2）: 221s.

Blenkiron P, 1999. Who is suitable for cognitive behavioural therapy?［J］. Journal of the Royal Society of Medicine, 92（5）: 222-229.

Bøgwald KP, 2001. Do patients and their therapists agree on the content of treatments?［J］. The Journal of Nervous and Mental Disease, 189（12）: 830-837.

Bordin ES, 1979. The generalizability of the psychoanalytic concept of the working alliance［J］. Psychotherapy: Theory, Research & Practice, 16（3）: 252-260.

Bowlby J, 1969. Attachment and loss: Vol. 1. Attachment［M］. New York: Basic Books.

Bowlby J, 1988. A secure base: parent-child attachment and healthy human development［M］. London: Routledge.

Bowman D, Scogin F, Floyd M, et al, 2001. Psychotherapy length of stay and outcome: a meta-analysis of the effect of therapist sex［J］. Psychotherapy: Theory, Research, Practice, Training, 38（2）: 142-148.

Breckler SJ, 1984. Empirical validation of affect, behavior, and cognition as distinct components of attitude［J］. Journal of Personality and Social Psychology, 47（6）: 1191-1205.

Brodaty H, Andrews G, Grant WB, 1982. An attempt to predict who will benefit from brief psychotherapy in a general practice setting［J］. The Australian and New Zealand Journal of Psychiatry, 16（1）: 69-73.

Burns DD, Spangler DL, 2000. Does psychotherapy homework lead to improvements in depression in cognitive-behavioral therapy or does improvement lead to increased homework compliance?［J］. Journal of Consulting and Clinical Psychology, 68（1）: 46-56.

Buysse DJ, Reynolds CF, Monk TH, et al, 1989. The Pittsburgh sleep quality index: a new instrument for psychiatric practice and research［J］. Psychiatry Research, 28（2）: 193-213.

Bzdok D, Krzywinski M, Altman N, 2017. Machine learning: a primer［J］. Nature Methods, 14（12）: 1119, 1120.

Cacioppo JT, Petty RE, Kao CF, 1984. The efficient assessment of need for cognition［J］. Journal of Personality Assessment, 48（3）: 306, 307.

Carskadon TG, 1979. Clinical and counseling aspects of the myers-briggs type indicator: a research review

［J］. Research in Psychological Type，2（4）：2-31.

Carter JD，Luty SE，McKenzie JM，et al，2011. Patient predictors of response to cognitive behaviour therapy and interpersonal psychotherapy in a randomised clinical trial for depression［J］. Journal of Affective Disorders，128（3）：252-261.

Carvalho H，Corbella S，Matos P，2011. Confirmatory factor analysis of the portuguese brief version of the Personal Style of the Therapist Questionnaire（PST-Q）［J］. Revista Argentina de Clinica Psicologica，20（1）：79-90.

Casari L，Albanesi S，Maristany M，et al，2016. Estilo personal del terapeuta en psicoterapeutas de adicciones［J］. Revista Argentina de Clínica Psicológica，25（1）：17-26.

Casari LM，Ison MS，Gómez BMM，2019. Personal style of the therapist and personality dimensions in a sample of Argentinian therapists［J］. Research in Psychotherapy（Milano），22（2）：362.

Castañeiras C，García F，Lo Bianco J，et al，2006. Modulating effect of experience and theoretical-technical orientation on the personal style of the therapist［J］. Psychotherapy Research，16（5）：595-603.

Castonguay LG，Beutler LE，2006. Principles of therapeutic change：a task force on participants，relationships，and techniques factors［J］. Journal of Clinical Psychology，62（6）：631-638.

Castonguay LG，Constantino MJ，Holtforth MG，2006. The working alliance：where are we and where should we go?［J］. Psychotherapy，43（3）：271-279.

Castonguay LG，Eubanks CF，Goldfried MR，et al，2015. Research on psychotherapy integration：building on the past，looking to the future［J］. Psychotherapy Research，25（3）：365-382.

Castonguay LG，Goldfried MR，1994. Psychotherapy integration：an idea whose time has come［J］. Applied and Preventive Psychology，3（3）：159-172.

Chambless DL，Hollon SD，1998. Defining empirically supported therapies［J］. Journal of Consulting and Clinical Psychology，66（1）：7-18.

Chambless DL，Ollendick TH，2001. Empirically supported psychological interventions：controversies and evidence［J］. Annual Review of Psychology，52：685-716.

Chow N，Gallo L，Busse JW，2018. Evidence-based medicine and precision medicine：complementary approaches to clinical decision-making［J］. Precision Clinical Medicine，1（2）：60-64.

Clow DR，Hutchins DE，Vogler DE，1992. TFA systems：a unique group treatment of spouse abusers［J］. The Journal for Specialists in Group Work，17（2）：74-83.

Coleman D，2007. Further factorial validity of a scale of therapist theoretical orientation［J］. Research on Social Work Practice，17（4）：474-481.

Collins FS，Varmus H，2015. A new initiative on precision medicine［J］. The New England Journal of Medicine，372（9）：793-795.

Cook CR，Kilgus SP，Burns MK，2018. Advancing the science and practice of precision education to enhance student outcomes［J］. Journal of School Psychology，66：4-10.

Cook SC，Schwartz AC，Kaslow NJ，2017. Evidence-based psychotherapy：advantages and challenges［J］. Neurotherapeutics，14（3）：537-545.

Cooper M，Norcross JC，2016. A brief，multidimensional measure of clients' therapy preferences：the Cooper-Norcross Inventory of Preferences（C-NIP）［J］. International Journal of Clinical and Health Psychology：IJCHP，16（1）：87-98.

Costa PT，McCrae RR，2008. The revised NEO personality inventory（NEO-PI-R）［M］//Boyle GJ，Matthews G，Saklofske DH. The SAGE Handbook of Personality Theory and Assessment：Volume 2 — Personality Measurement and Testing. London：SAGE.

Crits-Christoph P，Barber J，Kurcias J，1993．The accuracy of therapists' interpretations and the development of the therapeutic alliance［J］．Psychotherapy Research，3（1）：25-35．

Cuijpers P，Ebert DD，Acarturk C，et al，2016．Personalized psychotherapy for adult depression：a meta-analytic review［J］．Behavior Therapy，47（6）：966-980．

Cuijpers P，Noma H，Karyotaki E，et al，2020．A network meta-analysis of the effects of psychotherapies，pharmacotherapies and their combination in the treatment of adult depression［J］．World Psychiatry，19（1）：92-107．

Cummings NA，O'Donohue WT，Cummings JL，2009．The financial dimension of integrated behavioral/primary care［J］．Journal of Clinical Psychology in Medical Settings，16（1）：31-39．

Davanloo H，1978．Basic principles and techniques in short-term dynamic psychotherapy：based on the proceedings［M］．New York：SP Medical and Scientific Books．

Davis LL，1992．Instrument review：getting the most from a panel of experts［J］．Applied Nursing Research，5（4）：194-197．

Defife JA，Hilsenroth MJ，Gold JR，2008．Patient ratings of psychodynamic psychotherapy session activities and their relation to outcome［J］．The Journal of Nervous and Mental Disease，196（7）：538-547．

DeGeorge J，Constantino MJ，Greenberg RP，et al，2013．Sex differences in college students' preferences for an ideal psychotherapist［J］．Professional Psychology：Research and Practice，44（1）：29-36．

Derogatis LR，1993．BSI brief symptom inventory．Administration，scoring，and procedures manual［M］．4th ed．Minneapolis：National Computer Systems．

DeRubeis RJ，Cohen ZD，Forand NR，et al，2014．The Personalized Advantage Index：translating research on prediction into individualized treatment recommendations．A demonstration［J］．PLoS One，9（1）：e83875．

Devine DA，Fernald PS，1973．Outcome effects of receiving a preferred，randomly assigned，or nonpreferred therapy［J］．Journal of Consulting and Clinical Psychology，41（1）：104-107．

Dolgin DL，Salazar A，Cruz S，1987．The hispanic treatment program：principles of effective psychotherapy［J］．Journal of Contemporary Psychotherapy：285-299．

Dozier M，Cue KL，Barnett L，1994．Clinicians as caregivers：role of attachment organization in treatment［J］．Journal of Consulting and Clinical Psychology，62（4）：793-800．

Driessen E，Smits N，Dekker JJM，et al，2016．Differential efficacy of cognitive behavioral therapy and psychodynamic therapy for major depression：a study of prescriptive factors［J］．Psychological Medicine，46（4）：731-744．

Duffy DJ，2016．Problems，challenges and promises：perspectives on precision medicine［J］．Briefings in Bioinformatics，17（3）：494-504．

Dunkle JH，Friedlander ML，1996．Contribution of therapist experience and personal characteristics to the working alliance［J］．Journal of Counseling Psychology，43（4）：456-460．

Dunlop BW，Kelley ME，McGrath CL，et al，2015．Preliminary findings supporting Insula metabolic activity as a predictor of outcome to psychotherapy and medication treatments for depression［J］．The Journal of Neuropsychiatry and Clinical Neurosciences，27（3）：237-239．

Dunlop BW，Kelley ME，Mletzko TC，et al，2012．Depression beliefs，treatment preference，and outcomes in a randomized trial for major depressive disorder［J］．Journal of Psychiatric Research，46（3）：375-381．

Dunlop BW，Rajendra JK，Craighead WE，et al，2017．Functional connectivity of the subcallosal cingulate cortex and differential outcomes to treatment with cognitive-behavioral therapy or antidepressant medication for major depressive disorder [J]. The American Journal of Psychiatry, 174 (6): 533-545.

Dunn H, Morrison AP, Bentall RP, 2006. The relationship between patient suitability, therapeutic alliance, homework compliance and outcome in cognitive therapy for psychosis [J]. Clinical Psychology & Psychotherapy, 13 (3): 145-152.

D'Zurilla TJ, Nezu AM, 1990. Development and preliminary evaluation of the Social Problem-Solving Inventory [J]. Psychological Assessment: A Journal of Consulting and Clinical Psychology, 2 (2): 156-163.

Epstein S, 1994. Integration of the cognitive and the psychodynamic unconscious [J]. The American Psychologist, 49 (8): 709-724.

Epstein S, 1998. Cognitive-experiential self-theory [M] //Barone DF, Hersen M, Van Hasselt VB. Advanced Personality. Boston: Springer.

Epstein S, 2012. Cognitive-experiential self-theory: an integrative theory of personality [M] //Weiner IB, Tennen HA, Suls JM. Handbook of Psychology. 2nd ed. New York: John Wiley & Sons.

Epstein S, Lipson A, Holstein C, et al, 1992. Irrational reactions to negative outcomes: evidence for two conceptual systems [J]. Journal of Personality and Social Psychology, 62 (2): 328-339.

Epstein S, Pacini R, Denes-Raj V, et al, 1996. Individual differences in intuitive-experiential and analytical-rational thinking styles [J]. Journal of Personality and Social Psychology, 71 (2): 390-405.

Exum HA, Lau EYW, 1988. Counseling style preference of Chinese college students [J]. Journal of Multicultural Counseling and Development, 16 (2): 84-92.

Eysenck HJ, 1952. The effects of psychotherapy: an evaluation [J]. Journal of Consulting Psychology, 16 (5): 319-324.

Falkenström F, Kuria M, Othieno C, et al, 2019. Working alliance predicts symptomatic improvement in public hospital-delivered psychotherapy in Nairobi, Kenya [J]. Journal of Consulting and Clinical Psychology, 87 (1): 46-55.

Farber BA, 2003. Patient self-disclosure: a review of the research [J]. Journal of Clinical Psychology, 59 (5): 589-600.

Farber BA, Berano KC, Capobianco JA, 2004. Clients' perceptions of the process and consequences of self-disclosure in psychotherapy [J]. Journal of Counseling Psychology, 51 (3): 340-346.

Fenton WS, Robinowitz CB, Leaf PJ, 1987. Male and female psychiatrists and their patients [J]. The American Journal of Psychiatry, 144 (3): 358-361.

Fernandes BS, Williams LM, Steiner J, et al, 2017. The new field of 'precision psychiatry' [J]. BMC Medicine, 15 (1): 80.

Fernández-Álvarez H, Consoli AJ, Gómez B, 2016. Integration in psychotherapy: reasons and challenges [J]. The American Psychologist, 71 (8): 820-830.

Fernández-Álvarez H, García F, Lo Bianco J, et al, 2003. Assessment questionnaire on the personal style of the therapist PST-Q [J]. Clinical Psychology & Psychotherapy, 10 (2): 116-125.

Fernández-Alvarez HM, García FS, Scherb E, 1998. The research program at AIGLE [J]. Journal of Clinical Psychology, 54 (3): 343-359.

Fisher AJ, Bosley HG, 2015. Personalized assessment and treatment of depression [J]. Current Opinion in Psychology, 4: 67-74.

Flaskerud JH, Liu PY, 1991. Effects of an Asian client-therapist language, ethnicity and gender match on utilization and outcome of therapy [J]. Community Mental Health Journal, 27 (1): 31-42.

Flückiger C, Del Re AC, Wampold BE, et al, 2018. The alliance in adult psychotherapy: a meta-analytic synthesis [J]. Psychotherapy, 55 (4): 316-340.

Fournier JC, DeRubeis RJ, Shelton RC, et al, 2008. Antidepressant medicationsv. cognitive therapy in people with depression with or without personality disorder [J]. British Journal of Psychiatry, 192 (2): 124-129.

Fournier JC, DeRubeis RJ, Shelton RC, et al, 2009. Prediction of response to medication and cognitive therapy in the treatment of moderate to severe depression [J]. Journal of Consulting and Clinical Psychology, 77 (4): 775-787.

Fraguas D, Díaz-Caneja CM, State MW, et al, 2017. Mental disorders of known aetiology and precision medicine in psychiatry: a promising but neglected alliance [J]. Psychological Medicine, 47 (2): 193-197.

Fujino DC, Okazaki S, Young K, 1994. Asian-American women in the mental health system: an examination of ethnic and gender match between therapist and client [J]. Journal of Community Psychology, 22 (2): 164-176.

Furukawa TA, Efthimiou O, Weitz ES, et al, 2018. Cognitive-behavioral analysis system of psychotherapy, drug, or their combination for persistent depressive disorder: personalizing the treatment choice using individual participant data network metaregression [J]. Psychotherapy and Psychosomatics, 87 (3): 140-153.

Garfield SL, 1997. The therapist as a neglected variable in psychotherapy research [J]. Clinical Psychology: Science and Practice, 4 (1): 40-43.

Gaudiano BA, Miller IW, 2013. The evidence-based practice of psychotherapy: facing the challenges that lie ahead [J]. Clinical Psychology Review, 33 (7): 813-824.

Gibbons MBC, Gallop R, Thompson D, et al, 2019. Predictors of treatment attendance in cognitive and dynamic therapies for major depressive disorder delivered in a community mental health setting [J]. Journal of Consulting and Clinical Psychology, 87 (8): 745-755.

Ginsburg GS, Willard HF, 2009. Genomic and personalized medicine: foundations and applications [J]. Translational Research, 154 (6): 277-287.

Glass CR, Arnkoff DB, 1996. Psychotherapy integration and empirically validated treatments: introduction to the special series [J]. Journal of Psychotherapy Integration, 6 (3): 183-189.

Goates-Jones M, Hill CE, 2008. Treatment preference, treatment-preference match, and psychotherapist credibility: influence on session outcome and preference shift [J]. Psychotherapy, 45 (1): 61-74.

Goldfried MR, 1980. Toward the delineation of therapeutic change principles [J]. The American Psychologist, 35 (11): 991-999.

Goldfried MR, 2019. Obtaining consensus in psychotherapy: what holds us back? [J]. The American Psychologist, 74 (4): 484-496.

Goldfried MR, Castonguay LG, Hayes AM, et al, 1997. A comparative analysis of the therapeutic focus in cognitive-behavioral and psychodynamic-interpersonal sessions [J]. Journal of Consulting and Clinical Psychology, 65 (5): 740-748.

Goldsamt LA, Goldfried MR, Hayes AM, et al, 1992. Beck, Meichenbaum, and Strupp: a comparison of three therapies on the dimension of therapist feedback [J]. Psychotherapy: Theory, Research, Practice, Training, 29 (2): 167-176.

Gorsuch RL, 2014. Factor Analysis: Classic Edition [M]. New York: Routledge.

Goz R, 1973. Women patients and women therapists: some issues that come up in psychotherapy [J].

International Journal of Psychoanalytic Psychotherapy, 2（3）: 298-319.

Gregory MA, Leslie LA, 1996. Different lenses: variations in clients' perception of family therapy by race and gender [J]. Journal of Marital and Family Therapy, 22（2）: 239-251.

Grundmann J, Lotzin A, Sehner S, et al, 2021. Predictors of attendance in outpatient group treatment for women with posttraumatic stress disorder and substance use disorder [J]. Psychotherapy Research, 31（5）: 632-643.

Hamilton KE, Dobson KS, 2002. Cognitive therapy of depression: pretreatment patient predictors of outcome [J]. Clinical Psychology Review, 22（6）: 875-893.

Hardert RA, Carson RC, 1970. Interaction concepts of personality [J]. American Sociological Review, 35（4）: 818.

Harman HH, 1976. Modern Factor Analysis [M]. 3rd ed. Chicago: University of Chicago Press.

Hatchett GT, 2015. Development of the preferences for college counseling inventory [J]. Journal of College Counseling, 18（1）: 37-48.

Hawley LL, Ho MHR, Zuroff DC, et al, 2006. The relationship of perfectionism, depression, and therapeutic alliance during treatment for depression: latent difference score analysis [J]. Journal of Consulting and Clinical Psychology, 74（5）: 930-942.

Haynes SN, Richard DCS, Kubany ES, 1995. Content validity in psychological assessment: a functional approach to concepts and methods [J]. Psychological Assessment, 7（3）: 238-247.

Heine RW, Trosman H, 1960. Initial expectations of the doctor-patient interaction as a factor in continuance in psychotherapy [J]. Psychiatry, 23（3）: 275-278.

Helms JE, 1984. Toward a theoretical explanation of the effects of race on counseling a black and white model [J]. The Counseling Psychologist, 12（4）: 153-165.

Herman SM, 1997. Therapist-client similarity on the multimodal Structural Profile Inventory as a predictor of early session impact [J]. The Journal of Psychotherapy Practice and Research, 6（2）: 139-144.

Herman SM, 2004. Predicting the differential effectiveness of relaxation training with the multimodal structural profile inventory [J]. Psychological Services, 1（1）: 48-55.

Hill CE, Corbett MM, Kanitz B, et al, 1992. Client behavior in counseling and therapy sessions: development of a pantheoretical measure [J]. Journal of Counseling Psychology, 39（4）: 539-549.

Hill CE, Helms JE, Tichenor V, et al, 1988. Effects of therapist response modes in brief psychotherapy [J]. Journal of Counseling Psychology, 35（3）: 222-233.

Hill CE, Knox S, Thompson BJ, et al, 2005. Consensual qualitative research: an update [J]. Journal of Counseling Psychology, 52（2）: 196-205.

Hill CE, O'Grady KE, 1985. List of therapist intentions illustrated in a case study and with therapists of varying theoretical orientations [J]. Journal of Counseling Psychology, 32（1）: 3-22.

Hill CE, Thompson BJ, Williams EN, 1997. A guide to conducting consensual qualitative research [J]. The Counseling Psychologist, 25（4）: 517-572.

Hilsenroth MJ, Blagys MD, Ackerman SJ, et al, 2005. Measuring psychodynamic-interpersonal and cognitive-behavioral techniques: development of the comparative psychotherapy process scale [J]. Psychotherapy: Theory, Research, Practice, Training, 42（3）: 340-356.

Høglend P, 1993. Suitability for brief dynamic psychotherapy: psychodynamic variables as predictors of outcome [J]. Acta Psychiatrica Scandinavica, 88（2）: 104-110.

Høglend P, Engelstad V, Sørbye O, et al, 1994. The role of insight in exploratory psychodynamic psychotherapy [J]. The British Journal of Medical Psychology, 67（Pt 4）: 305-317.

Høglend P，Sørbye O，Sørlie T，et al，1992. Selection criteria for brief dynamic psychotherapy：reliability，factor structure and long-term predictive validity［J］. Psychotherapy and Psychosomatics, 57（1/2）：67-74.

Høglend P，Sørlie T，Heyerdahl O，et al，1993. Brief dynamic psychotherapy：patient suitability，treatment length，and outcome［J］. The Journal of Psychotherapy Practice and Research，2（3）：230-241.

Holt H，Beutler LE，Kimpara S，et al，2015. Evidence-based supervision：tracking outcome and teaching principles of change in clinical supervision to bring science to integrative practice［J］. Psychotherapy，52（2）：185-189.

Horowitz LM，Wilson KR，Turan B，et al，2006. How interpersonal motives clarify the meaning of interpersonal behavior：a revised circumplex model［J］. Personality and Social Psychology Review，10（1）：67-86.

Horvath AO，Greenberg LS，1989. Development and validation of the working alliance inventory［J］. Journal of Counseling Psychology，36（2）：223-233.

Houle J，Villaggi B，Beaulieu MD，et al，2013. Treatment preferences in patients with first episode depression［J］. Journal of Affective Disorders，147（1/2/3）：94-100.

Howard GS，Nance DW，Myers P，1986. Adaptive counseling and therapy［J］. The Counseling Psychologist，14（3）：363-442.

Howard KI，Moras K，Brill PL，et al，1996. Evaluation of psychotherapy. Efficacy，effectiveness，and patient progress［J］. The American Psychologist，51（10）：1059-1064.

Howard KI，Orlinsky DE，Hill JA，1970. Patients' satisfactions in psychotherapy as a function of patient-therapist pairing［J］. Psychotherapy：Theory，Research & Practice，7（3）：130-134.

Huelsman TJ，Gagnon SG，Kidder-Ashley P，et al，2014. Preschool temperament assessment：a quantitative assessment of the validity of behavioral style questionnaire data［J］. Early Education and Development，25（1）：71-92.

Huibers MJH，Cohen ZD，Lemmens LHJM，et al，2015. Predicting optimal outcomes in cognitive therapy or interpersonal psychotherapy for depressed individuals using the personalized advantage index approach［J］. PLoS One，10（11）：e0140771.

Huijbers MJ，Spinhoven P，van Schaik DJF，et al，2016. Patients with a preference for medication do equally well in mindfulness-based cognitive therapy for recurrent depression as those preferring mindfulness［J］. Journal of Affective Disorders，195：32-39.

Hutchins DE，1982. Ranking major counseling strategies with the TFA/matrix system［J］. The Personnel and Guidance Journal，60（7）：427-431.

Hutchins DE，1984. Improving the counseling relationship［J］. The Personnel and Guidance Journal，62（10）：572-575.

Huys QJM，Maia TV，Frank MJ，2016. Computational psychiatry as a bridge from neuroscience to clinical applications［J］. Nature Neuroscience，19（3）：404-413.

Iacoviello BM，McCarthy KS，Barrett MS，et al，2007. Treatment preferences affect the therapeutic alliance：implications for randomized controlled trials［J］. Journal of Consulting and Clinical Psychology，75（1）：194-198.

Insel T，Cuthbert B，Garvey M，et al，2010. Research domain criteria（RDoC）：toward a new classification framework for research on mental disorders［J］. The American Journal of Psychiatry，167（7）：748-751.

Insel TR，2009. Translating scientific opportunity into public health impact：a strategic plan for research on mental illness [J]. Archives of General Psychiatry, 66（2）: 128-133.

Insel TR, 2014. The NIMH Research Domain Criteria（RDoC）Project: precision medicine for psychiatry [J]. The American Journal of Psychiatry, 171（4）: 395-397.

Insel TR, Cuthbert BN, 2009. Endophenotypes: bridging genomic complexity and disorder heterogeneity [J]. Biological Psychiatry, 66（11）: 988-989.

Iqbal O, 2017. Prakriti-based medicine to personalized precision medicine: a historical journey. Insights in Stem Cells, 3（1）: 1.

Jacobson NS, Dobson KS, Truax PA, et al, 1996. A component analysis of cognitive-behavioral treatment for depression [J]. Journal of Consulting and Clinical Psychology, 64（2）: 295-304.

Jinkerson J, Masilla A, Hawkins RC, 2015. Can MBTI dimensions predict therapy outcome: differences in the thinking-feeling function pair in CBT [J]. Research in Psychotherapy: Psychopathology, Process and Outcome, 18（1）: 21-31.

Johnson LA, Caldwell BE, 2011. Race, gender, and therapist confidence: effects on satisfaction with the therapeutic relationship in MFT [J]. The American Journal of Family Therapy, 39（4）: 307-324

Joines V, 2002. Joines personality adaptation questionnaire [M]. 3rd ed. Chapel Hill: Southeast Institute.

Joines V, Stewart I, 2002. Personality adaptations: a new guide to human understanding in psychotherapy and counselling [M]. Chapel Hill: Lifespace.

Jones EE, 1984. Some reflections on the Black patient and psychotherapy [J]. The Clinical Psychologist, 37（2）: 62-65.

Joyce PR, McKenzie JM, Carter JD, et al, 2007. Temperament, character and personality disorders as predictors of response to interpersonal psychotherapy and cognitive-behavioural therapy for depression [J]. The British Journal of Psychiatry, 190: 503-508.

Kamenov K, Twomey C, Cabello M, et al, 2017. The efficacy of psychotherapy, pharmacotherapy and their combination on functioning and quality of life in depression: a meta-analysis [J]. Psychological Medicine, 47（3）: 414-425.

Kayes DC, 2005. Internal validity and reliability of kolb's learning style inventory version 3（1999）[J]. Journal of Business and Psychology, 20（2）: 249-257.

Kazdin AE, 1994. Methodology, design, and evaluation in psychotherapy research [M] //Bergin AE, Garfield SL. Handbook of psychotherapy and behavior change. New Jersey: John Wiley & Sons.

Kazdin AE, 2009. Understanding how and why psychotherapy leads to change [J]. Psychotherapy Research, 19（4/5）: 418-428.

Kealy D, Sierra-Hernandez CA, Piper WE, et al, 2017. Psychological mindedness and psychotherapy process in short-term group therapy [J]. Psychodynamic Psychiatry, 45（3）: 343-361.

Kessler RC, van Loo HM, Wardenaar KJ, et al, 2017. Using patient self-reports to study heterogeneity of treatment effects in major depressive disorder [J]. Epidemiology and Psychiatric Sciences, 26（1）: 22-36.

Kiesler DJ, 1966. Some myths of psychotherapy research and the search for a paradigm [J]. Psychological Bulletin, 65（2）: 110-136.

Kiesler DJ, 1986. Interpersonal methods of diagnosis and treatment [J]. Psychiatry, 1（4）: 1-23.

Kiesler DJ, Watkins LM, 1989. Interpersonal complementarity and the therapeutic alliance: a study of relationship in psychotherapy [J]. Psychotherapy: Theory, Research, Practice, Training, 26（2）: 183-194.

Kirshner LA, Genack A, Hauser ST, 1978. Effects of gender on short-term psychotherapy [J]. Psychotherapy：Theory，Research & Practice，15（2）：158-167.

Kivlighan D M，Hill CE，Ross K，et al，2019. Testing a mediation model of psychotherapy process and outcome in psychodynamic psychotherapy：previous client distress，psychodynamic techniques，dyadic working alliance，and current client distress［J］. Psychotherapy Research，29（5）：581-593.

Klee MR，Abeles N，Muller RT，1990. Therapeutic alliance：early indicators，course，and outcome［J］. Psychotherapy：Theory，Research，Practice，Training，27（2）：166-174.

Knutsen ML，Sachser C，Holt T，et al，2020. Trajectories and possible predictors of treatment outcome for youth receiving trauma-focused cognitive behavioral therapy［J］. Psychological Trauma：Theory，Research，Practice and Policy，12（4）：336-346.

Koch S，1964. Psychology and emerging conceptions of knowledge as unitary［M］//Wann TW. Behaviorism and Phenomenology. Chicago：The University of Chicago Press.

Kolb AY，2005. The Kolb learning style inventory-version 3.1 2005 technical specifications［J］. Boston，200（72）：166-171.

Kolb DA，Boyatzis RE，CM，2001. Experiential learning theory：previous research and new directions［J］. Perspectives on Thinking，Learning，and Cognitive styles，1（8）：227-247.

Kozak MJ，Cuthbert BN，2016. The NIMH research domain criteria initiative：background，issues，and pragmatics［J］. Psychophysiology，53（3）：286-297.

Krischer M，Smolka B，Voigt B，et al，2020. Effects of long-term psychodynamic psychotherapy on life quality in mentally disturbed children［J］. Psychotherapy Research，30（8）：1039-1047.

Kvarstein EH，Nordviste O，Dragland L，et al，2017. Outpatient psychodynamic group psychotherapy-outcomes related to personality disorder，severity，age and gender［J］. Personality and Mental Health，11（1）：37-50.

Kwee M，1997. Better，deeper，and more enduring brief therapy：the rational emotive behavior therapy approach［J］. Behaviour Research and Therapy，35（11）：1057.

Laaksonen MA，Lindfors O，Knekt P，et al，2012. Suitability for psychotherapy scale（SPS）and its reliability，validity，and prediction［J］. The British Journal of Clinical Psychology，51（4）：351-375.

Laaksonen MA，Sirkiä C，Knekt P，et al，2014. Self-reported immature defense style as a predictor of outcome in short-term and long-term psychotherapy［J］. Brain and Behavior，4（4）：495-503.

Lambert MJ，1992. Psychotherapy outcome research：implications for integrative and eclectic therapists［M］//Norcross JC，Goldfried MR. Handbook of psychotherapy integration. New York：Oxford University Press.

Lambert MJ，2013. Bergin and Garfield's Handbook of Psychotherapy and Behavior Change［M］. 6th ed. New York：John Wiley & Sons.

Lambert MJ，Barley DE，2001. Research summary on the therapeutic relationship and psychotherapy outcome［J］. Psychotherapy：Theory，Research，Practice，Training，38（4）：357-361.

Lambert MJ，Shimokawa K，2011. Collecting client feedback［J］. Psychotherapy，48（1）：72-79.

Lambert MJ，Whipple JL，Bishop MJ，et al，2002. Comparison of empirically-derived and rationally-derived methods for identifying patients at risk for treatment failure［J］. Clinical Psychology & Psychotherapy，9（3）：149-164.

Larson D，1980. Therapeutic schools，styles，and schoolism：a national survey［J］. Journal of Humanistic Psychology，20（3）：3-20.

Lazarus AA，2005. Multimodal therapy［M］//Norcross JC，Goldfried MR. Handbook of Psychotherapy Integration. Oxford：Oxford University Press.

Lazarus AA，2006．Brief but Comprehensive Psychotherapy［M］．New York：Springer．

LeCun Y，Bengio Y，Hinton G，2015．Deep learning［J］．Nature，521（7553）：436-444．

Lee DJ，Schnitzlein CW，Wolf JP，et al，2016．Psychotherapy versus pharmacotherapy for posttraumatic stress disorder：systemic review and meta-analyses to determine first-line treatments［J］．Depression and Anxiety，33（9）：792-806．

Lee JA，Neimeyer GJ，Rice KG，2013．The relationship between therapist epistemology，therapy style，working alliance，and interventions use［J］．American Journal of Psychotherapy，67（4）：323-345．

Lenz ER，2010．Measurement in nursing and health research［M］．New York：Springer．

Leong FT，1986．Counseling and psychotherapy with Asian-Americans：review of the literature［J］．Journal of Counseling Psychology，33（2）：196-206．

Levy KN，2012．Commentary on Beutler et al.'s common，specific，and treatment fit variables in psychotherapy outcome［J］．Journal of Psychotherapy Integration，22（3）：282-286．

Levy KN，Ellison WD，Scott LN，et al，2011．Attachment style［J］．Journal of Clinical Psychology，67（2）：193-203．

Leykin Y，Derubeis RJ，Gallop R，et al，2007．The relation of patients'treatment preferences to outcome in a randomized clinical trial［J］．Behavior Therapy，38（3）：209-217．

Liff ZA，1992．Psychoanalysis and dynamic techniques［M］//Freedheim DK，Freudenberger HJ，Kessler JW，et al．History of psychotherapy：a century of change．Washington：American Psychological Association．

Lindfors O，Knekt P，Heinonen E，et al，2014．Self-concept and quality of object relations as predictors of outcome in short-and long-term psychotherapy［J］．Journal of Affective Disorders，152/153/154：202-211．

Lindhiem O，Bennett CB，Trentacosta CJ，et al，2014．Client preferences affect treatment satisfaction，completion，and clinical outcome：a meta-analysis［J］．Clinical Psychology Review，34（6）：506-517．

Love M，Farber BA，2019．Honesty in psychotherapy：results of an online survey comparing high vs. low self-concealers［J］．Psychotherapy Research，29（5）：607-620．

Lutz W，Böhnke JR，Köck K，2011．Lending an ear to feedback systems：evaluation of recovery and non-response in psychotherapy in a German outpatient setting［J］．Community Mental Health Journal：311-317．

Lutz W，Leach C，Barkham M，et al，2005．Predicting change for individual psychotherapy clients on the basis of their nearest neighbors［J］．Journal of Consulting and Clinical Psychology，73（5）：904-913．

Madill A，Sermpezis C，Barkham M，2005．Interactional positioning and narrative self-construction in the first session of psychodynamic-interpersonal psychotherapy［J］．Psychotherapy Research，15（4）：420-432．

Magnani M，Sasdelli A，Bellino S，et al，2016．Treating depression：what patients want；findings from a randomized controlled trial in primary care［J］．Psychosomatics，57（6）：616-623．

Malan DH，1976．The frontier of brief psychotherapy：an example of the convergence of research and clinical practice［M］．New York：Plenum Medical Book．

Mallinckrodt B，Nelson ML，1991．Counselor training level and the formation of the psychotherapeutic working alliance［J］．Journal of Counseling Psychology，38（2）：133-138．

Mander J，2015．The individual therapy process questionnaire：development and validation of a revised measure to evaluate general change mechanisms in psychotherapy [J]. Clinical Psychology & Psychotherapy, 22 (4): 328-345.

Marmarosh CL, Kivlighan DM, Bieri K, et al, 2014. The insecure psychotherapy base: using client and therapist attachment styles to understand the early alliance [J]. Psychotherapy, 51 (3): 404-412.

Marshall MB, Zuroff DC, McBride C, et al, 2008. Self-criticism predicts differential response to treatment for major depression [J]. Journal of Clinical Psychology, 64 (3): 231-244.

Martin DJ, Garske JP, Davis MK, 2000. Relation of the therapeutic alliance with outcome and other variables: a meta-analytic review [J]. Journal of Consulting and Clinical Psychology, 68 (3): 438-450.

McAleavey AA, Castonguay LG, 2014. Insight as a common and specific impact of psychotherapy: therapist-reported exploratory, directive, and common factor interventions [J]. Psychotherapy, 51 (2): 283-294.

McCarthy KS, Barber JP, 2009. The Multitheoretical List of Therapeutic Interventions (MULTI): initial report [J]. Psychotherapy Research, 19 (1): 96-113.

McClintock AS, Anderson T, Petrarca A, 2015. Treatment expectations, alliance, session positivity, and outcome: an investigation of a three-path mediation model [J]. Journal of Clinical Psychology, 71 (1): 41-49.

McConnaughy EA, 1987. The person of the therapist in psychotherapeutic practice [J]. Psychotherapy: Theory, Research, Practice, Training, 24 (3): 303-314.

McGrath CL, Kelley ME, Holtzheimer PE, et al, 2013. Toward a neuroimaging treatment selection biomarker for major depressive disorder [J]. JAMA Psychiatry, 70 (8): 821-829.

McHugh RK, Whitton SW, Peckham AD, et al, 2013. Patient preference for psychological vs pharmacologic treatment of psychiatric disorders [J]. The Journal of Clinical Psychiatry, 74 (6): 595-602.

McLellan LF, Peters L, Rapee RM, 2016. Measuring suitability for cognitive behavior therapy: a self-report measure [J]. Cognitive Therapy and Research: 687-704.

McLellan LF, Stapinski LA, Peters L, 2019. Pre-treatment CBT-mindedness predicts CBT outcome [J]. Cognitive Therapy and Research: 303-311.

McNair DM, Lorr M, 1964. An analysis of professed psychotherapeutic techniques [J]. Journal of Consulting Psychology, 28: 265-271.

McNeilly CL, Howard KI, 1991. The Therapeutic Procedures Inventory: psychometric properties and relationship to phase of treatment [J]. Journal of Psychotherapy Integration, 1 (3): 223-234.

Meinlschmidt G, Tegethoff M, 2017. Psychotherapie: quo vadis? [J]. Fortschritte Der Neurologie Psychiatrie, 85 (8): 479-494.

Menchetti M, Rucci P, Bortolotti B, et al, 2014. Moderators of remission with interpersonal counselling or drug treatment in primary care patients with depression: randomised controlled trial [J]. The British Journal of Psychiatry, 204 (2): 144-150.

Messer SB, 2004. Evidence-based practice: beyond empirically supported treatments [J]. Professional Psychology: Research and Practice, 35 (6): 580-588.

Messer SB, Wampold BE, 2002. Let's face facts: common factors are more potent than specific therapy ingredients [J]. Clinical Psychology: Science and Practice, 9 (1): 21-25.

Miller SD, Hubble MA, Chow D, et al, 2015. Beyond measures and monitoring: realizing the potential of feedback-informed treatment [J]. Psychotherapy, 52 (4): 449-457.

Miranda J, Hepner KA, Azocar F, et al, 2010. Development of a patient-report measure of psychotherapy for depression [J]. Administration and Policy in Mental Health and Mental Health Services Research,

37（3）：245-253.

Mogul KM, 1982. Overview: the sex of the therapist [J]. The American Journal of Psychiatry, 139（1）: 1-11.

Mohr JJ, Gelso CJ, Hill CE, 2005. Client and counselor trainee attachment as predictors of session evaluation and countertransference behavior in first counseling sessions [J]. Journal of Counseling Psychology, 52（3）: 298-309.

Moradveisi L, Huibers M, Renner F, et al, 2014. The influence of patients' preference/attitude towards psychotherapy and antidepressant medication on the treatment of major depressive disorder [J]. Journal of Behavior Therapy and Experimental Psychiatry, 45（1）: 170-177.

Mount MK, Baumann BD, Holdwick DJ, et al, 2001. The capacity for dynamic process scale: an examination of reliability, validity, and relation to therapeutic alliance [J]. Psychotherapy Research, 11（3）: 275-294.

Mueller RO, Hutchins DE, Vogler DE, 1990. Validity and reliability of the Hutchins behavior inventory: a confirmatory maximum likelihood analysis [J]. Measurement and Evaluation in Counseling and Development, 22（4）: 203-214.

Myhr G, Talbot J, Annable L, et al, 2007. Suitability for short-term cognitive-behavioral therapy [J]. Journal of Cognitive Psychotherapy, 21（4）: 334-345.

Nemeroff CB, Heim CM, Thase ME, et al, 2003. Differential responses to psychotherapy versus pharmacotherapy in patients with chronic forms of major depression and childhood trauma [J]. Proceedings of the National Academy of Sciences of the United States of America, 100（24）: 14293-14296.

Newman MG, Castonguay LG, Jacobson NC, et al, 2015. Adult attachment as a moderator of treatment outcome for generalized anxiety disorder: comparison between cognitive-behavioral therapy（CBT）plus supportive listening and CBT plus interpersonal and emotional processing therapy [J]. Journal of Consulting and Clinical Psychology, 83（5）: 915-925.

Nezu AM, Nezu CM, Lombardo ER, 2004. Cognitive-behavioral case formulation and treatment design: a problem-solving approach [M]. New York: Springer.

Ng MY, Weisz JR, 2016. Annual research review: building a science of personalized intervention for youth mental health [J]. Journal of Child Psychology and Psychiatry, and Allied Disciplines, 57（3）: 216-236.

Nguyen TT, Bertoni M, Charvat M, et al, 2007. Systematic treatment selection（STS）: a review and future directions [J]. International Journal of Behavioral Consultation and Therapy, 3（1）: 13-29.

Norcross JC, Alexander EF, 2019. A primer on psychotherapy integration [M] //Norcross JC, Goldfried MR. Handbook of Psychotherapy Integration. Oxford: Oxford University Press.

Norcross JC, Goldfried MR, 2005. Handbook of psychotherapy integration [M]. New York: Oxford University Press.

Ogrodniczuk JS, Joyce AS, Piper WE, 2005. Strategies for reducing patient-initiated premature termination of psychotherapy [J]. Harvard Review of Psychiatry, 13（2）: 57-70.

Ogrodniczuk JS, Joyce AS, Piper WE, 2009. Development of the readiness for psychotherapy index [J]. The Journal of Nervous and Mental Disease, 197（6）: 427-433.

Ogrodniczuk JS, Piper WE, Joyce AS, et al, 2000. Different perspectives of the therapeutic alliance and therapist technique in 2 forms of dynamically oriented psychotherapy [J]. Canadian Journal of Psychiatry Revue Canadienne De Psychiatrie, 45（5）: 452-458.

Ollendick TH, 2014. Advances toward evidence-based practice: where to from here? [J]. Behavior Therapy，45（1）：51-55.

Orlinsky DE，Grawe K，Parks BK，1994. Process and outcome in psychotherapy: noch einmal ［M］// Bergin AE，Garfield SL. Handbook of psychotherapy and behavior change. New York: Wiley.

Orvati AM，Mehrinejad SA，Hashemian K，et al，2020. Integrative therapy（short-term psychodynamic psychotherapy & cognitive-behavioral therapy）and cognitive-behavioral therapy in the treatment of generalized anxiety disorder: a randomized controlled trial ［J］. Complementary Therapies in Clinical Practice，39：101122.

Pacini R，Epstein S，1999. The relation of rational and experiential information processing styles to personality，basic beliefs，and the ratio-bias phenomenon ［J］. Journal of Personality and Social Psychology，76（6）：972-987.

Parker G，Blanch B，Paterson A，et al，2013. The superiority of antidepressant medication to cognitive behavior therapy in melancholic depressed patients: a 12-week single-blind randomized study ［J］. Acta Psychiatrica Scandinavica，128（4）：271-281.

Pattee D，Farber BA，2008. Patients' experiences of self-disclosure in psychotherapy: the effects of gender and gender role identification ［J］. Psychotherapy Research，18（3）：306-315.

Paul GL，1967. Strategy of outcome research in psychotherapy ［J］. Journal of Consulting Psychology，31（2）：109-118.

Paul H，2018. Process-based CBT: the science and core clinical competencies of cognitive behavior therapy ［J］. Child & Family Behavior Therapy，40：320-326.

Pelletier LG，Tuson KM，Haddad NK，1997. Client motivation for therapy scale: a measure of intrinsic motivation，extrinsic motivation，and amotivation for therapy ［J］. Journal of Personality Assessment，68（2）：414-435.

Perepletchikova F，Kazdin AE，2005. Treatment integrity and therapeutic change: issues and research recommendations ［J］. Clinical Psychology: Science and Practice，12（4）：365-383.

Perna G，Grassi M，Caldirola D，et al，2018. The revolution of personalized psychiatry: will technology make it happen sooner? ［J］. Psychological Medicine，48（5）：705-713.

Persons RW，Persons MK，Newmark I，1974. Perceived helpful therapists' characteristics，client improvements，and sex of therapist and client ［J］. Psychotherapy: Theory，Research & Practice，11（1）：63-65.

Persson G，Alstrom JE，1983. A scale for rating suitability for insight-oriented psychotherapy ［J］. Acta Psychiatrica Scandinavica，68（2）：117-125.

Pesale FP，Hilsenroth MJ，2009. Patient and therapist perspectives on session depth in relation to technique during psychodynamic psychotherapy ［J］. Psychotherapy，46（3）：390-396.

Pesale FP，Hilsenroth MJ，Owen JJ，2012. Patient early session experience and treatment outcome ［J］. Psychotherapy Research，22（4）：417-425.

Piper WE，Joyce AS，McCallum M，et al，1998. Interpretive and supportive forms of psychotherapy and patient personality variables ［J］. Journal of Consulting and Clinical Psychology，66（3）：558-567.

Piper WE，Joyce AS，McCallum M，et al，2002. Interpretive and supportive psychotherapies: matching therapy and patient personality ［M］. Washington: American Psychological Association，2002.

Podsakoff PM，MacKenzie SB，Lee JY，et al，2003. Common method biases in behavioral research: a critical review of the literature and recommended remedies ［J］. The Journal of Applied Psychology，88（5）：879-903.

Polit DF，Beck CT，Owen SV，2007. Is the CVI an acceptable indicator of content validity? Appraisal and recommendations [J]. Research in Nursing & Health, 30 (4): 459-467.

Posner J, 2018. The role of precision medicine in child psychiatry: What Can we expect and when? [J]. Journal of the American Academy of Child & Adolescent Psychiatry, 57 (11): 813-817.

Poznanski JJ, McLennan J, 1995. Conceptualizing and measuring counselors' theoretical orientation [J]. Journal of Counseling Psychology, 42 (4): 411-422.

Poznanski JJ, McLennan J, 1999. Measuring counsellor theoretical orientation [J]. Counselling Psychology Quarterly, 12 (4): 327-334.

Preacher KJ, Hayes AF, 2008. Asymptotic and resampling strategies for assessing and comparing indirect effects in multiple mediator models [J]. Behavior Research Methods, 40 (3): 879-891.

Price JL, 2016. College students' therapy preferences: the role of psychological mindedness [J]. Journal of College Student Psychotherapy, 30 (3): 206-217.

Principe JM, Marci CD, Glick DM, et al, 2006. The relationship among patient contemplation, early alliance, and continuation in psychotherapy [J]. Psychotherapy, 43 (2): 238-243.

Rahimian BI, Safarzade S, Talepasand S, 2019. Premature termination of psychotherapy in outpatient clinic settings: structural effects of patients' expectations, treatment tolerance, therapists' competencies and therapeutic alliance [J]. Iranian Journal of Health Psychology, 2 (2): 33-44.

Renaud J, Russell JJ, Myhr G, 2014. Predicting who benefits most from cognitive-behavioral therapy for anxiety and depression [J]. Journal of Clinical Psychology, 70 (10): 924-932.

Ricks DF, 1974. Supershrink: methods of a therapist judged successful on the basis of adult outcomes of adolescent patients [M] //Ricks DF, Roff M, Thomas A. Life History Research in Psychopathology. Minneapolis: University of Minnesota Press.

Rockland LH, 1989. Psychoanalytically oriented supportive therapy: literature review and techniques [J]. The Journal of the American Academy of Psychoanalysis, 17 (3): 451-462.

Romano V, Fitzpatrick M, Janzen J, 2008. The secure-base hypothesis: global attachment, attachment to counselor, and session exploration in psychotherapy [J]. Journal of Counseling Psychology, 55 (4): 495-504.

Rosenbaum B, Selzer MA, Valbak K, et al, 1997. The dynamic assessment interview: testing the psychodynamic assessment variables [J]. Acta Psychiatrica Scandinavica, 95 (6): 531-538.

Rosenzweig S, 1936. Some implicit common factors in diverse methods of psychotherapy [J]. American Journal of Orthopsychiatry, 6 (3): 412-415.

Rubin A, Dolev T, Zilcha-Mano S, 2018. Patient demographics and psychological functioning as predictors of unilateral termination of psychodynamic therapy [J]. Psychotherapy Research, 28 (5): 672-684.

Ryan RM, Lynch MF, Vansteenkiste M, et al, 2011. Motivation and autonomy in counseling, psychotherapy, and behavior change: a look at theory and practice [J]. The Counseling Psychologist, 39 (2): 193-260.

Ryu E, 2015. Multiple-group analysis approach to testing group difference in indirect effects [J]. Behavior Research Methods, 47 (2): 484-493.

Sackett DL, Rosenberg WM, Gray JA, et al, 1996. Evidence based medicine: what it is and what it isn't [J]. BMJ, 312 (7023): 71-72.

Safran JD, Greenberg LS, 1988. Feeling, thinking, and acting: a cognitive framework for psychotherapy integration [J]. Journal of Cognitive Psychotherapy, 2 (2): 109-131.

Safran JD, Segal ZV, Shaw BF, et al, 1990. Patient selection for short-term cognitive therapy [M] //

Safran JD, Segal ZV. Interpersonal process in cognitive therapy. New York: Basic Books.

Safran JD, Segal ZV, Vallis TM, et al, 1993. Assessing patient suitability for short-term cognitive therapy with an interpersonal focus [J]. Cognitive Therapy and Research, 17 (1): 23-38.

Sandell R, Clinton D, Frövenholt J, et al, 2011. Credibility clusters, preferences, and helpfulness beliefs for specific forms of psychotherapy [J]. Psychology and Psychotherapy, 84 (4): 425-441.

Satterfield WA, Lyddon WJ, 1995. Client attachment and perceptions of the working alliance with counselor trainees [J]. Journal of Counseling Psychology, 42 (2): 187-189.

Sauer-Zavala S, Boswell JF, Bentley KH, et al, 2018. Expectancies, working alliance, and outcome in transdiagnostic and single diagnosis treatment for anxiety disorders: an investigation of mediation [J]. Cognitive Therapy and Research, 42 (2): 135-145.

Scheier MF, Carver CS, 2009. Self-regulatory processes and responses to health threats: effects of optimism on well-being [J]. Social Psychological Foundations of Health and Illness: 395-428.

Schindler A, Hiller W, Witthöft M, 2013. What predicts outcome, response, and drop-out in CBT of depressive adults? a naturalistic study [J]. Behavioural and Cognitive Psychotherapy, 41 (3): 365-370.

Schork NJ, 2015. Personalized medicine: time for one-person trials [J]. Nature, 520 (7549): 609-611.

Shands HC, 1958. An approach to the measurement of suitability for psychotherapy [J]. Psychiatric Quarterly, 32 (3): 500-521.

Siddique J, Chung JY, Brown CH, et al, 2012. Comparative effectiveness of medication versus cognitive-behavioral therapy in a randomized controlled trial of low-income young minority women with depression [J]. Journal of Consulting and Clinical Psychology, 80 (6): 995-1006.

Sifneos PE, 1972. Short-term psychotherapy and emotional crisis [M]. Cambridge: Harvard University Press.

Sigal JJ, Paris J, Kardos M, et al, 1999. Evaluation of some criteria used to select patients for brief psychodynamic therapy. Psychotherapy and Psychosomatics, 68 (4): 193-198.

Silove D, Parker G, Manicavasagar V, 1990. Perceptions of general and specific therapist behaviors [J]. The Journal of Nervous and Mental Disease, 178 (5): 292-299.

Simon GE, Perlis RH, 2010. Personalized medicine for depression: can we match patients with treatments? [J]. American Journal of Psychiatry, 167 (12): 1445-1455.

Sotsky SM, Glass DR, Shea MT, et al, 1991. Patient predictors of response to psychotherapy and pharmacotherapy: findings in the NIMH Treatment of Depression Collaborative Research Program [J]. The American Journal of Psychiatry, 148 (8): 997-1008.

Spiegler MD, 2015. Contemporary Behavior Therapy [M]. 6th ed. Boston: Cengage Learning.

Stallard P, Udwin O, Goddard M, et al, 2007. The availability of cognitive behaviour therapy within specialist child and adolescent mental health services (CAMHS): a national survey [J]. Behavioural and Cognitive Psychotherapy, 35 (4): 501-505.

Steketee G, Siev J, Yovel I, et al, 2019. Predictors and moderators of cognitive and behavioral therapy outcomes for OCD: a patient-level mega-analysis of eight sites [J]. Behavior Therapy, 50 (1): 165-176.

Steurer J, 2011. The Delphi method: an efficient procedure to generate knowledge [J]. Skeletal Radiology, 40 (8): 959-961.

Stewart RE, Chambless DL, 2007. Does psychotherapy research inform treatment decisions in private practice? [J]. Journal of Clinical Psychology, 63 (3): 267-281.

Stewart RE, Chambless DL, Baron J, 2012. Theoretical and practical barriers to practitioners' willingness to seek training in empirically supported treatments [J]. Journal of Clinical Psychology, 68 (1): 8-23.

Stiles WB, Reynolds S, Hardy GE, et al, 1994. Evaluation and description of psychotherapy sessions by clients using the Session Evaluation Questionnaire and the Session Impacts Scale [J]. Journal of Counseling Psychology, 41 (2): 175-185.

Stiles WB, Snow JS, 1984. Counseling session impact as viewed by novice counselors and their clients [J]. Journal of Counseling Psychology, 31 (1): 3-12.

Sue S, 1988. Psychotherapeutic services for ethnic minorities. Two decades of research findings [J]. The American Psychologist, 43 (4): 301-308.

Sue S, Lam AG, 2002. Cultural and demographic diversity [M] //Norcross JC. Psychotherapy relationships that work: therapist contributions and responsiveness to patients. New York: Oxford University Press.

Swift JK, Callahan JL, Ivanovic M, et al, 2013. Further examination of the psychotherapy preference effect: a meta-regression analysis [J]. Journal of Psychotherapy Integration, 23 (2): 134-145.

Swift JK, Callahan JL, Vollmer BM, 2011. Preferences [J]. Journal of Clinical Psychology, 67 (2): 155-165.

Swift JK, Stewart TJ, Whipple JL, et al, 2013. Asian American preferences for an ideal mental health treatment provider [J]. Asia Pacific Journal of Counselling and Psychotherapy, 4 (1): 44-56.

Tanenbaum S, 2003. Evidence-based practice in mental health: practical weaknesses meet political strengths [J]. Journal of Evaluation in Clinical Practice, 9 (2): 287-301.

Tartakovsky E, 2016. The motivational foundations of different therapeutic orientations as indicated by therapists' value preferences [J]. Psychotherapy Research, 26 (3): 352-364.

Thornton CI, Carter JH, 1988. Treating the black female alcoholic: clinical observations of black therapists [J]. Journal of the National Medical Association, 80 (6): 644-647.

Tolin DF, 2010. Is cognitive-behavioral therapy more effective than other therapies? a meta-analytic review [J]. Clinical Psychology Review, 30 (6): 710-720.

Tompkins KA, Swift JK, Callahan JL, 2013. Working with clients by incorporating their preferences [J]. Psychotherapy, 50 (3): 279-283.

Tracey TJ, Kokotovic AM, 1989. Factor structure of the working alliance inventory [J]. Psychological Assessment: A Journal of Consulting and Clinical Psychology, 1 (3): 207-210.

Tracey TJ, Ray PB, 1984. Stages of successful time-limited counseling: an interactional examination [J]. Journal of Counseling Psychology, 31 (1): 13-27.

Tracey TJG, Sherry P, Albright JM, 1999. The interpersonal process of cognitive-behavioral therapy: an examination of complementarity over the course of treatment [J]. Journal of Counseling Psychology, 46 (1): 80-91.

Trijsburg RW, Frederiks GCFJ, Gorlee M, et al, 2002. Development of the comprehensive psychotherapeutic interventions rating scale (CPIRS) [J]. Psychotherapy Research, 12 (3): 287-317.

Trijsburg RW, Lietaer G, Colijn S, et al, 2004. Construct validity of the comprehensive psychotherapeutic interventions rating scale [J]. Psychotherapy Research, 14 (3): 346-366.

Truant GS, 1999. Assessment of suitability for psychotherapy II. Assessment based on basic process goals [J]. American Journal of Psychotherapy, 53 (1): 17-34.

Tyrrell CL，Dozier M，Teague GB，et al，1999．Effective treatment relationships for persons with serious psychiatric disorders：the importance of attachment states of mind［J］．Journal of Consulting and Clinical Psychology，67（5）：725-733．

Vail A，1978．Factors influencing lower-class black patients remaining in treatment［J］．Journal of Consulting and Clinical Psychology，46（2）：341．

Valbak K，2004．Suitability for psychoanalytic psychotherapy：a review［J］．Acta Psychiatrica Scandinavica，109（3）：164-178．

Valbak K，Køster A，Larsen KA，et al，2003．The Danish national multicenter schizophrenia project：assessment of psychotic patients for dynamic psychotherapy（APPP）［J］．Nordic Journal of Psychiatry，57（5）：333-338．

Valbak K，Rosenbaum B，Hougaard E，2004．Suitability for psychoanalytic psychotherapy：validation of the Dynamic Assessment Interview（DAI）［J］．Acta Psychiatrica Scandinavica，109（3）：179-186．

Vázquez L，Vázquez MG，2015．Theoretic-technical orientation and personal style of the therapist［J］．Rev Argent Clin Psic，24（2）：133-142．

Vieta E，2015．Personalised medicine applied to mental health：precision psychiatry［J］．Revista De Psiquiatria y Salud Mental，8（3）：117，118．

Vîslă A，Constantino MJ，Newkirk K，et al，2018．The relation between outcome expectation，therapeutic alliance，and outcome among depressed patients in group cognitive-behavioral therapy［J］．Psychotherapy Research，28（3）：446-456．

Vittengl JR，Jarrett RB，Weitz E，et al，2016．Divergent outcomes in cognitive-behavioral therapy and pharmacotherapy for adult depression［J］．The American Journal of Psychiatry，173（5）：481-490．

Wampold BE，2001．Contextualizing psychotherapy as a healing practice：culture，history，and methods［J］．Applied and Preventive Psychology，10（2）：69-86．

Wampold BE，2010．The research evidence for the common factors models：a historically situated perspective［M］//Brown GS，Minami T．The heart and soul of change：Delivering what works in therapy．2nd ed．Washington：American Psychological Association．

Wampold BE，2012．Humanism as a common factor in psychotherapy［J］．Psychotherapy，49（4）：445-449．

Wampold BE，Bhati KS，2004．Attending to the omissions：a historical examination of evidence-based practice movements［J］．Professional Psychology：Research and Practice，35（6）：563-570．

Wampold BE，Minami T，Baskin TW，et al，2002．A meta-（re）analysis of the effects of cognitive therapy versus 'other therapies' for depression［J］．Journal of Affective Disorders，68（2/3）：159-165．

Wang MT，Eccles JS，2012．Adolescent behavioral，emotional，and cognitive engagement trajectories in school and their differential relations to educational success［J］．Journal of Research on Adolescence，22（1）：31-39．

Ware P，1983．Personality adaptations：doors to therapy［J］．Transactional Analysis Journal，13（1）：11-19．

Watson JC，Greenberg LS，1996．Pathways to change in the psychotherapy of depression：relating process to session change and outcome［J］．Psychotherapy：Theory，Research，Practice，Training，33（2）：262-274．

Watzke B，Rueddel H，Koch U，et al，2008．Comparison of therapeutic action，style and content in cognitive-behavioural and psychodynamic group therapy under clinically representative conditions［J］．

Clinical Psychology & Psychotherapy, 15 (6): 404-417.

Wedding D, Corsini RJ, 2013. Current psychotherapies [M]. Pittsburgh: Cengage Learning.

Weersing VR, Weisz JR, Donenberg GR, 2002. Development of the therapy procedures checklist: a therapist-report measure of technique use in child and adolescent treatment [J]. Journal of Clinical Child & Adolescent Psychology, 31 (2): 168-180.

Weil TP, 2015. Insufficient dollars and qualified personnel to meet United States mental health needs [J]. Journal of Nervous & Mental Disease, 203 (4): 233-240.

Weiner IB, 2003. Psychotherapy relationships that work: therapist contributions and responsiveness to patients [J]. Psychotherapy Research, 13 (4): 529-532.

Weisz JR, Gray JS, 2008. Evidence-based psychotherapy for children and adolescents: data from the present and a model for the future [J]. Child and Adolescent Mental Health, 13 (2): 54-65.

Weisz JR, Kuppens S, Eckshtain D, et al, 2013. Performance of evidence-based youth psychotherapies compared with usual clinical care: a multilevel meta-analysis [J]. JAMA Psychiatry, 70 (7): 750-761.

Wilkinson WC, Auld F, 1975. Measurement of openness and awareness in psychotherapy [J]. Psychotherapy: Theory, Research & Practice, 12 (2): 129-137.

Wilt J, Revelle W, 2015. Affect, behaviour, cognition and desire in the big five: an analysis of item content and structure [J]. European Journal of Personality, 29 (4): 478-497.

Wiseman H, Tishby O, 2014. Client attachment, attachment to the therapist and client-therapist attachment match: how do they relate to change in psychodynamic psychotherapy? [J]. Psychotherapy Research: Journal of the Society for Psychotherapy Research, 24 (3): 392-406.

Witkin HA, Goodenough DR, 1981. Cognitive styles: essence and origins [M]. New York: International University Press.

Wolitzky-Taylor KB, Arch JJ, Rosenfield D, et al, 2012. Moderators and non-specific predictors of treatment outcome for anxiety disorders: a comparison of cognitive behavioral therapy to acceptance and commitment therapy [J]. Journal of Consulting and Clinical Psychology, 80 (5): 786-799.

Woody SR, Sanderson WC, 1998. Manuals for empirically supported treatments: 1998 update [J]. The Clinical Psychologist, 51 (1): 17-21.

Woody SR, Weisz JR, Mclean C, 2005. Empirically supported treatments: ten years later [J]. The Clinical Psychologist, 58: 5-11.

Worthington RL, Dillon FR, 2003. The theoretical orientation profile scale—revised: a validation study [J]. Measurement and Evaluation in Counseling and Development, 36 (2): 95-105.

Wu IH, Windle C, 1980. Ethnic specificity in the relative minority use and staffing of community mental health centers [J]. Community Mental Health Journal, 16 (2): 156-168.

Yoon E, Jepsen DA, 2008. Expectations of and attitudes toward counseling: a comparison of Asian international and U. S. graduate students [J]. International Journal for the Advancement of Counselling, 30 (2): 116-127.

Zeldow PB, 1978. Sex differences in psychiatric evaluation and treatment [J]. Archives of General Psychiatry, 35 (1): 89.

Zilcha-Mano S, 2019. Major developments in methods addressing for whom psychotherapy may work and why [J]. Psychotherapy Research, 29 (6): 693-708.

Zillig LMP, Hemenover SH, Dienstbier RA, 2002. What do we assess when we assess a big 5 trait? A content analysis of the affective, behavioral, and cognitive processes represented in big 5 personality inventories [J]. Personality and Social Psychology Bulletin, 28 (6): 847-858.

Zorzella KPM, Muller RT, Cribbie RA, 2015. The relationships between therapeutic alliance and internalizing and externalizing symptoms in Trauma-Focused Cognitive Behavioral Therapy [J]. Child Abuse & Neglect, 50: 171-181.

Zung WW, 1967. Factors influencing the self-rating depression scale [J]. Archives of General Psychiatry, 16 (5): 543-547.

Zunino N, Agoos E, Davis WN, 1991. The impact of therapist gender on the treatment of bulimic women [J]. International Journal of Eating Disorders, 10 (3): 253-263.

Zuroff DC, Koestner R, Moskowitz DS, et al, 2012. Therapist's autonomy support and patient's self-criticism predict motivation during brief treatments for depression [J]. Journal of Social and Clinical Psychology, 31 (9): 903-932.